Pflegeprobleme formulieren - Pflegemaßnahmen planen

Leitfaden zur Dokumentation pflegerischer Interventionen

Pia Wieteck
Hans-Jürgen Velleuer

RECOM

CIP-Kurztitelaufnahme der Deutschen Bibliothek

Wieteck, Pia / Velleuer, Hans-Jürgen
Pflegeprobleme formulieren
- Pflegemaßnahmen planen
- Leitfaden zur Dokumentation
pflegerischer Interventionen -
Bad Emstal: RECOM, 2000
ISBN 3-89752-084-2

Wieteck, Pia
Velleuer, Hans-Jürgen
Pflegeprobleme formulieren
- Pflegemaßnahmen planen
- Leitfaden zur Dokumentation
pflegerischer Interventionen -

7. Auflage 2001

Bad Emstal 2001 RECOM Verlag

ISBN 3-89752-084-2

Druck: Druckerei + Verlag Ahrend, Baunatal

Inhaltsverzeichnis

Inhaltsverzeichnis

Vorwort

Handwerkszeuge sind zur praktischen Anwendung gedacht. Der Umgang mit ihnen erfordert Geschick und oft das Einüben manueller Fertigkeiten. Mit dem vorliegenden Buch zur Pflegeplanung wollen wir ein Hilfsmittel vorlegen, das zur praktischen Anwendung im Pflegealltag bestimmt ist. Leider ist die Einführung einer geplanten Pflege in vielen Bereichen noch keine Wirklichkeit obwohl die Akzeptanz unter den Pflegenden sehr beachtlich ist. Vielfach fehlt es an den Grundlagen, oft aber an konkreten Hilfen in der Pflegepraxis. Hier erschien uns ein Handlungsbedarf zu bestehen, so daß wir im folgenden Pflegeprobleme und deren Lösungsmöglichkeiten aufgezeigt haben.
Das breite Spektrum an Pflegezielen und Pflegemaßnahmen ist allerdings nur als Ausgangsbasis gedacht, der sich die Pflegenden bedienen können. Da Pflege auch einen kreativen Anteil hat, sind wir überzeugt, daß die Pflegemaßnahmen individuell ausgewählt, ergänzt und vervollständigt werden.

Dieses Buch ist kein Ersatz für ein Lehrbuch, sondern als Ergänzung, Zusammenfassung und Orientierungshilfe zur Planung pflegerischer Maßnahmen gedacht. Es erweitert daher die Palette der vorliegenden Lehr-/Lernmaterialien.

Wir sind davon überzeugt, daß dieses Buch nicht nur dem Unerfahrenen im Umgang mit der Pflegeplanung eine Orientierung ist, sondern als Handbuch im täglichen Umgang eine praxisnahe Hilfe sein wird. Daher sollte es auf keiner Station und in keiner Einrichtung fehlen, wo Menschen gepflegt und PflegeschülerInnen ausgebildet werden.

Besonderen Dank möchten wir Oliver Schuler für die Bildbearbeitung und das Layout aussprechen.

Rinteln und Gaimersheim im Sommer 1998

Pia Wieteck
Hans-Jürgen Velleuer

Daß die Pflegeplanung ein kompetentes fachliches Mittel zur professionellen Pflege sein kann, bedarf keiner Diskussion. Mit diesem Handbuch wollen wir ein konkretes Hilfsmittel bereitstellen, um die Planung der Pflege zu erleichtern. Die Grundlagen der Pflegeplanung werden aufgezeigt und durch eine Reihe von Beispielen an Pflegemaßnahmen verdeutlicht.

Mit diesem Buch werden nicht nur **Vorschläge und Beispiele zur Pflegeplanung** vorgelegt, sondern ergänzend auch die **Wirkungsweise** beschrieben und **fachspezifische Methoden** und Hinweise gegeben. Hier soll der pflegerische Arbeitsstil (der Pflegeprozeß) mit Fachwissen verbunden werden und so zu einer professionellen Handlungsweise in der Pflege alter und kranker Menschen beitragen. Dies kann sowohl in der Sozialstation als auch in Krankenhäusern und in Heimen sein.

Voraussetzung sind natürlich ein eigenes Verständnis von Pflege und Grundkenntnisse im Umgang mit kranken Menschen. Werden nur festgelegte Maßnahmen ausgewählt, so besteht die Gefahr, den Patienten als Objekt zu betrachten. Daher bedarf es des Fachwissens und der Erfahrung, um individuelle Situationen analysieren und erfassen zu können. So stellt dieses Buch eine Ergänzung zur bestehenden Fachliteratur dar. Die individuelle Auswahl der Pflegeziele und der Pflegemaßnahmen ist und bleibt immer Bestandteil einer ganzheitlichen und bedürfnisorientierten Pflegeplanung.

Die aufgeführten Pflegeprobleme sind nach den Aktivitäten des täglichen Lebens (ATLs) geordnet, um dadurch eine pflegerische Orientierung zu geben. (Vgl. Juchli, L.: *Krankenpflege,* Stuttgart 1991). Wir haben bewußt auf eine **„Pflege bei ...“** verzichtet, da dies eine medizinische Orientierung verstärken und dem Anspruch einer ganzheitlichen, bedürfnisorientierten Pflege nicht gerecht würde. Zudem würden sich bei einer krankheitsorientierten Pflege bei den einzelnen Krankheitsbildern viele Probleme wiederholen.

Das Handbuch soll ein breites Spektrum an Maßnahmen aufzeigen, um die **Entscheidungskompetenz** der Pflegenden zu erweitern. Es hilft, **Pflegeprobleme zu erfassen,** die nicht bewußt wahrgenommen und erkannt werden. Es kann als **Formulierungshilfe** dienen**,** um die Erstellung von individuellen Pflegeplänen zu erleichtern.

Gedacht ist es als:

- **Lernhilfe** während der Ausbildung in Pflegeberufen.
- **Stationshandbuch** zur Unterstützung auf Pflegestationen und in Heimen.
- Hilfsmittel zur **Unterrichtsvorbereitung**.
- Orientierung bei der **praktischen Anleitung** von Pflegeschülern durch Mentoren und Anleiter.

Einen Weg gehen, bedeutet, einzelne Schritte auszuführen.

Ein Ziel erreichen kann man, indem man einen Weg geht.

Einen Weg gehen, kann die Planung einzelner Schritte bedeuten.

Einen Schritt ausführen, kann der Anfang eines Weges sein.

Den Ablauf einzelner Schritte zu beschreiben, bezeichnet man auch als Prozeß. Der Begriff Pflegeprozeß versucht, pflegerische Arbeit als einen **systematischen Handlungsablauf** zu verdeutlichen. Die Urheber des Prozeßgedanken sind Pflegetheoretiker, die den Pflegeprozeßgedanken aus den Entscheidungsfindungs- und Problemlösungstheorien der Wirtschaftswissenschaften abgeleitet haben. Dadurch wird die Pflege planbar, systematisierbar, zielorientiert und nachprüfbar. Der Pflegeprozeß kann auch als **pflegeplanerischer Arbeitsstil** verstanden werden. Bei der pflegeplanerischen Arbeit mit dem Patienten entsteht eine professionelle Beziehung zwischen dem Patienten und dem Pflegenden. Bei diesem sich anbahnenden **Beziehungsprozeß** wird deutlich, daß die Pflege nicht nur auf ein traditionelles Erfahrungswissen zurückgreifen kann. Pflege bekommt hier eine neue professionelle Eigenständigkeit.

In dem Werk von Fiechter und Meier, das im deutschsprachigen Bereich als Standardwerk gilt, wird der Pflegeprozeß in sechs Schritte eingeteilt:

1. Informationssammlung
2. Erfassen der Probleme und Ressourcen des Patienten
3. Festlegen von Pflegezielen
4. Planung der Pflegemaßnahmen
5. Durchführung der Pflege
6. Beurteilung der Pflegewirkung

Der Pflegeprozeß allein beschreibt nur das systematische, logische und auch wissenschaftliche Vorgehen. Pflegeplanerisches Arbeiten bedient sich des **Instruments der Pflegeplanung als Werkzeug im Pflegealltag**.

1. Schritt - Informationssammlung

Die Informationssammlung hat zum Ziel, pflegerelevante Informationen zu erfassen. Quellen der Informationssammlung[1] können:

* **Direkt sein**
- Eigene Beobachtung und Wahrnehmung
- Aussagen des Patienten
- Aussagen der Angehörigen
- Gespräche mit Angehörigen, Begleitern, Kollegen, mit dem ärztlichen Personal

* **Indirekt sein**
- Arztanamnese
- Schriftliche Unterlagen des Hausarztes
- Krankengeschichte
- Bereits erstellte frühere Pflegeanamnesen, Überleitungsbögen

Möglichkeiten der Informationssammlung:

* Erstgespräch oder Aufnahmegespräch
* Gespräch mit den Angehörigen, Bezugspersonen und Lebenspartnern
* Inspektion, Wahrnehmung und Beobachtung

Erfaßt werden dabei:

* **Objektive Daten**
- meßbar - (Temperatur, Puls)
- beobachtbar

* **Subjektive Daten**
- Empfindungen
- Werte und Ängste des Patienten

Ziel der Informationssammlung ist:

* Der/die Patient/in fühlt sich in der neuen Umgebung angenommen und verstanden.
* Die Pflegekraft ist über pflegerelevante Belange informiert.
* Es ist eine konstruktive Beziehung zum Patienten entstanden.
* Die Pflegekraft stellt eine Pflegediagnose.

Was einzuschätzen ist, kann anhand von Checklisten geschehen. Dabei dürfen jedoch die individuellen Bedürfnisse nicht übergangen werden.

1 Vgl. Stiller S., Unterrichtseinheit Pflegeplanung, Düsseldorf 1989

In einem zweiten Schritt im Pflegeprozeß werden die Probleme und Ressourcen des Patienten formuliert und festgehalten. Anhand der Aktivitäten des täglichen Lebens (ATLs) kann die Pflegebedürftigkeit festgestellt und abgeleitet werden.
Sinnvoll ist zuerst eine Erfassung der Bedürfnisse. Zur Ermittlung des Abhängigkeitsgrades eignen sich Checklisten, um eine willkürliche Sammlung zu vermeiden.

Zur besseren Übersicht und Gewichtung teilt man die Probleme ein in:

* **Aktuelle (tatsächliche) Probleme**

Dort wo ein aktueller, sichtbarer Handlungsbedarf besteht, werden die Probleme aufgedeckt durch:
- gezielte Fragen und Wahrnehmungen am Patienten seitens der Pflegenden.
- direkte Äußerungen des Patienten.

Z. B.: akute Atemnot, Unsicherheit beim Gehen.

* **Potentielle (wahrscheinliche) Probleme**

Sie können aufgrund von Disposition, Risikofaktoren und Krankheitsbild des Patienten auftreten. Häufig sind prophylaktische Maßnahmen notwendig. Sie sind dem Kranken selbst möglicherweise nicht bewußt. Erfaßt werden sie:
- durch fachliches Wissen, Erfahrung und eigene Überlegungen
- durch laufende Beobachtung bzw. Wahrnehmung

Z. B. bei Gefahr der Thrombose aufgrund des Bewegungsmangels.

* **Verdeckte (vermutete) Probleme**

Sie werden vom Patienten nicht direkt geäußert, sondern können vom Verhalten und der Stimmungslage abgeleitet werden. Erfaßt werden diese Probleme durch:

- dieWahrnehmung des Verhaltens und der Stimmungslage des Patienten.
- den Aufbau einer professionellen zwischenmenschlichen Beziehung.
- den Einsatz gezielter Gesprächstechniken.

Beispiel:
Der/die Patient/in befindet sich in einer depressiven Stimmungslage, wahrscheinlich aufgrund persönlicher Probleme mit dem Lebenspartner.

* **Generelle Probleme**

Bei bestimmten Erkrankungen treten typischerweise Probleme auf, die sich gut standardisieren lassen. Daher sind sie typische, voraussehbare Probleme, die für die meisten Patienten unter gleichen Bedingungen ein Risiko bedeuten.

Z. B.: Der/die Patient/in hat Fieber. Er/sie ist appetitlos und geschwächt.

* **Individuelle Probleme**

Diese Probleme sind für den einzelnen Patienten spezifisch. Er wird mit Ihnen nicht alleine fertig, sondern bedarf einer individuellen Hilfe.

Zum Beispiel: Der/die Patient/in leidet darunter, daß der Lebenspartner depressiv ist. Er hat keine Zukunftsperspektive.

Wie sollen Probleme formuliert werden ?

Die Darstellung eines Problems sollte möglichst

* kurz, deutlich und genau sein.
* frei von Emotionen, d.h. frei von persönlichen Entscheidungen und Deutungen gehalten werden.
* eine Begründung oder einen Zusammenhang aufzeigen.

Folgende Fragen können hilfreich sein, um die Situation zu erfassen:

Was ist eingeschränkt?
Was kann, was kann nicht ausgeführt werden?
Welchen Umfang hat die Störung?
Wie kam es zu dieser Einschränkung, worin liegt die Ursache?

Pflegerische Probleme sind in der Regel keine medizinischen Symptome. Es sind die Beeinträchtigungen, die sich aus letzeren ergeben.

Ressourcen

Ressourcen (*engl.: natürlicher Reichtum, Hilfsmittel, franz.: Quelle*) sind Reserven, Kräfte, Fähigkeiten und Möglichkeiten, die dem Kranken zur Förderung seines Heilungsprozesses und zur Bewältigung seiner Situation zur Verfügung stehen. Die Beschwerden und Probleme des Patienten liegen meist offen zutage, während die Ressourcen oft im Verlauf der Pflege ermittelt werden müssen. Hier gilt es, vermehrt den Blick für die Integration der Ressourcen in die Pflege zu fördern und zu schulen.
Grundsätzlich kann man die Ressourcen eines/r Patienten/in an seinen/ihren (unterschiedlich ausgeprägten) **Fähigkeiten** erkennen, in Pflegesituationen **die ATLs zu bewältigen**, positive Beziehungen zu Menschen aufzubauen, aber auch an Lebenskräften, Lebensmotivation und Lebensenergien, die zusammen mit Werten wie Hoffnung, Freude, Humor und Kreativität die lebenserhaltenden und heilungsfördernden Kraftquellen des menschlichen Lebens sind. Die Aktivierung dieser Ressourcen und ihre Integration in den Pflegeprozeß fördern die Selbständigkeit der Patienten und vermeiden Gefühle der Entmündigung.

Pflegeziele beschreiben einen **Zustand,** der durch pflegerische Aktivitäten angestrebt wird.

Dabei gilt die Forderung, daß Pflegeziele
* realistisch
* erreichbar
* überprüfbar sein sollen.

Eine Einteilung kann über **Nah- und Fernziele** erfolgen:

Nahziele beschreiben einen Zustand, der in einem kurzen Zeitraum erreicht werden kann.
Sie beschreiben einen kurzen Pflegeschritt und enthalten eine genaue Zeitangabe.

Fernziele dagegen sind über einen längeren Zeitraum gesteckt und beschreiben einen Pflegeerfolg nach Abschluß des Pflegeprozesses.

Die **Integration des Patienten/der Patientin** ist bei der Festlegung von Pflegezielen so weit wie möglich zu fördern, um eine bedürfnisorientierte Pflege zu praktizieren.

Die Zielsetzung[1] kann Bezug nehmen auf:

* **Leistungen**

  Der/die Patient/in geht selbständig über den Gang.

* **Wissen**

  Der/die Patient/in ist über einen Ernährungsplan informiert.

* **Verhalten und Persönlichkeitsmerkmale**

  Der/die Patient/in kann über seine persönlichen Probleme sprechen.

* **Befunde und Ergebnisse**

  Der/die Patient/in trinkt die Tagesmenge Flüssigkeit von 1,5 Liter Tee.

* **Zustände und körperliche Fähigkeiten**

  Der/die Patient/in kann seine/ihre Gelenke frei bewegen.

* **Emotionales Erleben und subjektives Empfinden**

  Der/die Patient/in hat eine Zukunftsperspektive.

* **Gefahren und Veränderungen**

  Eine Veränderung der Körpertemperatur wird frühzeitig erkannt.

1 Vgl. Juchli L.: Krankenpflege, Stuttgart 1991, S. 107-108.

Pflegeziele werden **aus der Sicht des/der Patienten/in** beschrieben. Sie beziehen sich nicht nur auf den Patienten, sondern stellen auch die Situation des Pflegepersonals dar. So muß die/der Pflegende in bestimmten Situationen potentielle Gefahren sehen, erkennen und beschreiben können. Aufgrund des Fachwissens können dann Präventivmaßnahmen ergriffen werden. Risikofaktoren und Veranlagungen können ohne pflegerisches Handeln zur Verschlechterung des Krankheitsbildes bzw. zu Komplikationen führen. So sind z.B. Adipositas und Bettlägerigkeit wahrscheinliche Ursachen für einen Dekubitus. Hier sind pflegerisches Wissen und regelmäßige Krankenbeobachtung erforderlich.

Wie sind Pflegeziele zu planen?

Bei der Planung von Pflegezielen sind die Erwartungen des Patienten/der Patientin und des Pflegeteams zu klären. Daher kann hier von einer **Zielanalyse** gesprochen werden, wenn zunächst die Wünsche aller am Pflegeprozeß Beteiligten gesammelt werden. Als nächster Schritt wird eine **Situationsanalyse** erstellt, bei der alle Möglichkeiten abgeschätzt werden, die zur Verfügung stehen. Berücksichtigt werden die Umgebung, die Stärken und Schwächen sowie die Ressourcen aller Beteiligten. Danach folgt eine präzise und klare **Zielformulierung**. Zielformulierungen sind verständlich und hilfreich, wenn sie konkret sind.

Pflegeziel:	*Der/die Patient/in geht selbständig von seinem Bett in die Naßzelle.*
Nicht:	*Der/die Patient/in will selbständig gehen.*
Pflegeziel:	*Der/die Patient/in hat in einer Woche 5 kg abgenommen.*
Nicht :	*Der/die Patient/in nimmt ab.*
	Hier wird ein Vorgang beschrieben

Dabei ist zu beachten, daß Pflegeziele:

* lebensnah
* durchführbar
* kontrollierbar

sind und daß ein **Zeitpunkt** (soweit wie möglich) festgelegt wird, zu dem das Ziel erreicht werden soll.

Bei der Formulierung der Pflegeziele sind Globalziele berücksichtigt. Sie werden nicht neu formuliert, sondern können als Pflegeverständnis oder Pflegephilosophie verstanden werden. Für Einrichtungen ist es hilfreich, wenn sich Pflegende auf eine Pflegephilosophie einigen und diese schriftlich festhalten.

Durch Planung und Auswahl der pflegerischen Aktivitäten sollen die geplanten Pflegeziele erreicht werden. Planung der Pflege bedeutet, im voraus festzulegen - wer, wann, wo und wie oft Pflegemaßnahmen ausführt. Dazu gehören

* problem-, ressourcen- und zielorientierte Auswahl der

  Pflegemaßnahmen

* Planung und Auswahl der Hilfsmittel

* Intensität der Ausführung

* Zeitplanung

Die Auswahl der Pflegemaßnahmen und Mittel orientiert sich an den Ressourcen und Problemen des Patienten/der Patientin sowie den Zielformulierungen. Der Pflegeplan legt somit pflegerische Maßnahmen und die Art der Vorgehensweise fest. Ärztliche Verordnungen fließen in die Planung mit ein. Standardisierte Pflegepläne sind bei generellen Problemen eine sinnvolle Unterstützung, um die Pflege qualifiziert und einheitlich auszuführen. Vorraussetzung ist aber, daß sie in die individuelle Pflegeplanung einfließen. Nur so ist eine bedürfnisorientierte und individuell ganzheitliche Pflege möglich.

Beispiel:

* Waschutensilien bereitstellen.
  Persönliche Körperpflegeutensilien
  im Kulturbeutel in der Naßzelle.
  Unterstützung beim Waschen des Rückens und der Beine.

* 2 x tgl. Atemgymnastik mit Atemtrainer,
  gegen 11.00 Uhr und 19.00 Uhr
* Weichlagerung bis zur Mobilisation auf Quadermatratze.
* 2 x tgl. passive Bewegungsübungen,
  gegen 10.00 Uhr und 18.00 Uhr

An den Pflegemaßnahmen kann das Spektrum pflegerischer Leistung gemessen werden. Dieser Parameter wird zum Beispiel bei der Festlegung von Personalbemessungen angewandt. Berücksichtigt werden muß aber auch der Anteil pflegerischer Arbeit, der aufgrund des sich anbahnenden Beziehungsprozesses entsteht.

Pflegerisch professionelles Handeln wird von verschiedenen Faktoren bestimmt:

1. Fähigkeit zur Wahrnehmung von Patientenbedürfnissen und Erkennen von Pflegeproblemen.
2. Beherrschung von Pflegetechniken und Fachwissen.
3. Fähigkeit zur Kommunikation mit Menschen (Patient, Pflegeteam).
4. Persönliches Pflegeverständnis der Pflegenden.

1. Die **Fähigkeit zur Wahrnehmung** von Patientenbedürfnissen und Erkennen von Pflegeproblemen ist Voraussetzung zur ganzheitlichen Pflege. Wahrnehmung erfolgt über unsere Sinne (taktil, olfaktorisch, akustisch, visuell, gustatorisch, kinästhetisch). Weiter wird sie von der eigenen Interpretation bestimmt. Reaktion und eigenes Handeln sind bestimmt durch:

* **Wahrnehmung:** *Er verzieht sein Gesicht.*
* **Interpretation:** *Er ist nicht einverstanden mit dem, was ich sage.*
* **Gefühl:** *Ich bin enttäuscht.*

Um kompetent zu pflegen, ist diese Differenzierung der einzelnen Schritte notwendig. Dadurch wird eine wertfreie Interaktion möglich, und Beobachtung kann „objektiv" werden.

2. **Pflegetechniken** und **fachliches Wissen** werden in diesem Buch in einer zusätzlichen Spalte beschrieben. Damit wird deutlich, daß Techniken und Prinzipien ein Bestandteil pflegerischer Planung sind. Ohne eine Festlegung und Abstimmung auf bestimmte Techniken und Prinzipien wird Pflege zur willkürlichen und ineffektiven Pflege.

3. Die **Kommunikationsfähigkeit** der Pflegenden ist ein wesentlicher Faktor in dem sich entwickelnden Beziehungsprozeß. Die Interaktion wird dabei wesentlich von den Pflegenden bestimmt. Einflußfaktoren sind:

* Die Beziehung zu sich selbst. Die Achtung und Akzeptanz der eigenen Persönlichkeit („*Ich bin ich.*"). Ausprägung eines eigenen Hygiene- und Schönheitsbewußtseins.
* Ausprägung einer eigenen Persönlichkeit mit:

- Fähigkeiten zur Kontaktaufnahme: verständliche Sprache, Harmonie der Körpersprache und verbalen Äußerungen. Verwendung von Gesprächstechniken.
- Wertschätzung gegenüber Menschen.
- Problem- und Konfliktlösefähigkeiten.
- Gesundheits- und Krankheitsverständnis.

4. Ein persönliches Pflegeverständnis ist hilfreich für die berufliche Situation. Ein Pflegeverständnis kann:

* eine Standpunktbestimmung bewirken
* abgrenzen und die Kooperation im Behandlungsteam klären
* Prioritäten festlegen (Pflege ist nicht nur das Mädchen für alles)
* berufliches Handeln reflektieren und eine berufliche Perspektive vermitteln.

Die Pflegemaßnahmen werden nun anhand des aufgestellten Pflegeplanes durchgeführt. Dabei werden Veränderungen erfaßt, differenziert und gegebenenfalls weitergeleitet. Die Erstellung des Pflegeberichtes dient dazu, die Wirkungen und Veränderungen zu dokumentieren.

Der Pflegebericht umfaßt:

* die Auswirkung der Pflege
* Veränderungen im Pflege-, Gesundheits-, Krankheitszustand
* Wahrnehmung der Bedürfnisse
* Verhalten und Motivation des Patienten/der Patientin.

Beispiel:

Montag 26.08.96
15.00 Uhr
Nach dem Besuch der Angehörigen ist die Atemnot verstärkt. Wirkt unruhig und kann nur unter Anstrengung sprechen.
18.30 Uhr
Kann jetzt ohne große Anstrengung sprechen.
20.00 Uhr
Ist verwirrt, weiß nicht, wo er ist und will ständig im Büro anrufen.
20.55 Uhr
Wirkt nach der Medikation ruhiger und möchte schlafen.

Dienstag 27.08.96
6.00 Uhr
Hat ohne Störungen durchgeschlafen, möchte sich heute selbst waschen.

6. Schritt - Beurteilung

Die Beurteilung der Pflegemaßnahmen wird in einem im voraus festgesetzten Zeitraum durchgeführt. Dabei werden Veränderungen am Patienten festgehalten und der geplante Pflegeerfolg auf seine Erreichbarkeit hin überprüft. Sind die gesteckten Ziele erreicht, hat der Patient seine Selbständigkeit wiedererlangt oder das Problem ist gelöst und der Plan erfüllt. Ist das gesteckte Ziel nicht erreicht, werden Ziele oder Probleme angepaßt und gegebenenfalls alternative Maßnahmen ausgewählt. Wie oft eine Beurteilung geschieht, muß anhand des akuten Pflegeverlaufs festgelegt werden.

Eine umfassende Beurteilung kann nach folgenden Kriterien geschehen:

* *Ist das gesteckte Pflegeziel erreicht?*
* *Sind die geplanten bzw. durchgeführten Pflegemaßnahmen angemessen?*
* *Sind zusätzliche Probleme und Bedürfnisse entstanden?*
* *Sind alle Ressourcen genutzt?*

Schablonenhaftes Festlegen von erwarteten Ergebnissen läßt sich in der Pflege schwerlich durchführen. Praktischer erscheint eine wöchentliche Kontrolle.

Aufbau und inhaltliche Gestaltung des Pflegeprozesses in den einzelnen ATLs:

Pflegeproblem:

Was ist eingeschränkt?

Was kann und was kann nicht ausgeführt werden?

In welchem Umfang besteht die Störung?

Wie kam es zu dieser Einschränkung oder worin liegt die Ursache?

Pflegeziel:

Was wollen wir mit der pflegerischen Unterstützung erreichen?

Wann soll ein Pflegeerfolg erkennbar sein?

Ist das gewünschte Ziel realistisch und durchführbar?

Kann der Pflegeerfolg überprüft werden?

Pflegemaßnahmen/*Wirkung:*

Wie soll die pflegerische Unterstützung ausgeführt werden?

In welchem Umfang?
Wie oft?
Von wem?
Zu welcher Zeit?

Hinweise zur Durchführung:

In dieser Spalte finden Sie genauere Hinweise zu den einzelnen Maßnahmen.

Pflegebericht:

Welche Reaktionen sind bei der pflegerischen Aktivität aufgetreten?

Ist die Auswahl der Pflegemaßnahmen effektiv und sinnvoll?

In welcher Stimmungslage befindet sich der/die Patient/in?

LITERATURLISTE ZUM PFLEGEPROZESS

Fiechter,V., Meier, M., Pflegeplanung, Eine Anleitung für die Praxis, Recom Verlag, Basel 1981

Gnamm, E., Köther, I., Altenpflege in Ausbildung und Praxis, Thieme Verlag, Stuttgart 1990

Kistner, W., Der Pflegeprozeß in der Psychiatrie, G. Fischer Verlag, Stuttgart 1992

Langer, R., Krankenpflege, Verlag Haus & Gross, Stuttgart 1991

Meier, M., Juchli, L., Krankenpflege, Thieme Verlag, Stuttgart 1991

Mischo-Kelling, M., Zeidler, H., Innere Medizin und Krankenpflege, Verlag Urban & Schwarzenberg, München 1992

Müller, U., Der Krankenpflegeprozeß, Recom Verlag, Basel 1986

Poletti, R., Wege zur ganzheitlichen Krankenpflege, Recom Verlag, Basel 1985

Roper, N. u.a., Die Elemente der Krankenpflege, Recom Verlag, Basel 1987

Schomburg, I., Bänfer, W. und R., Pflegeplanung und Dokumentation, Institiut für Sozialforschung, Bielefeld 1988

Schomburg, I. u.a., Individuelle Pflegeplanung, W. Pabst Verlag, Lengerich 1988

Seel, M., Die Pflege des Menschen, Brigitte Kunz Verlag, Hagen 1992

Stiller, S., Unterrichtseinheit Pflegeplanung, Optiplan GmbH, Düsseldorf 1989

Auf unserem Planeten leben ganz unterschiedliche Kulturen. Jede einzelne dieser Kulturen hat und hatte eigene Auffassungen, Rituale und Vorstellungen zur Aktivität "sich waschen und kleiden".

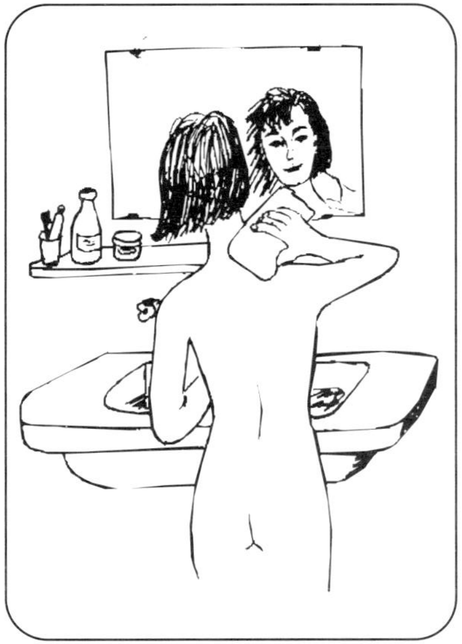

Ziele und somit Motivation zur Körperhygiene sind unterschiedlich und vielfältig. Baderituale zur Entspannung und Geselligkeit, Gesunderhaltung des Organismus und Verhütung von Hautkrankheiten und Infektionen, Ausdruck für Körperempfinden und Selbstpflege, soziale Akzeptanz und Vorstellungen von Gepflegtsein, Gerüche und Ekelgefühle - können die Körperpflege in ihrer Ausführung beeinflussen. Viele Waschrituale haben sich aus der Erfahrung entwickelt und zur Gesunderhaltung des Organismus bewährt. Das individuelle Bedürfnis nach Sauberkeit und Erfrischung wird von der jeweiligen Kultur, aus der der einzelne Mensch stammt, beeinflußt. Ebenso haben das soziale Umfeld, Klima und Umwelt, Erziehung, eigene Erfahrungen, Selbstbild und Körperempfinden Einfluß auf die Körperpflege des einzelnen Individuums. Jeder von uns entwikkelt im Laufe seines Lebens sein ganz persönliches Waschritual. Ähnlich ist es mit der Kleidung, die wir auswählen. Wir kleiden uns unterschiedlich, abhängig von Klima, Kultur, sozialem Umfeld, persönlichem Geschmack und Einstellungen, die wir haben.

Die **Körperpflege hat in der Krankenpflege eine zentrale Rolle!** Es ist keinesfalls so, daß jeder Mensch einen Patienten/eine Patientin waschen kann. Hierzu werden differenzierte Techniken, Fertigkeiten und Fähigkeiten benötigt. Die Unterstützung bzw. Durchführung der Körperpflege muß individuell und situationsgerecht, geplant und unter Anwendung theoretischer Kenntnisse durchgeführt werden. Nur dann ist gewährleistet, daß der/die Patient/in keinen Schaden nimmt und auch Sicherheit und Selbständigkeit gefördert werden, psychische Faktoren die Gesundung nicht beeinträchtigen und die Lebensqualität und das Wohlbefinden des Patienten/der Patientin optimal unterstützt werden. Pflegende benötigen hierzu eine differenzierte Fähigkeit im Bereich der Beobachtung und Wahrnehmung, um die Probleme des Patienten/der Patientin zu erkennen. Psychologisches Geschick, Einfühlungsvermögen und Fertigkeiten in Gesprächsführung werden den Ausschlag dafür geben, ob sich der/die Patient/in wohl- und akzeptiert fühlt. Ferner ist entscheidend, ob Pflegende Machtpositionen ausspielen und Patienten Aggressionen, Resignation und Wut gegen das Personal entwickeln. Die Bedeutung von Nähe und Distanz, Intimsphäre und individueller psychischer Betreuung bleiben entweder Schlagworte, oder Pflegende haben die Fähigkeiten entwickelt, diese Begriffe praktisch umzusetzen und somit einen großen Schritt zur "Ganzheitlichen Pflege" beigetragen.

Körperpflege darf keine routinemäßige Reinigung des Patienten sein!

Liste zur Erfassung der ATL "Sich Waschen und Kleiden"

Selbständigkeit im Bereich Waschen und Kleiden

- Wo und wie ist die Selbständigkeit eingeschränkt?
- Wie kann sie gefördert werden? (Ressourcen berücksichtigen)
- Ist der Einsatz von Hilfsmitteln sinnvoll? (Wenn ja, welche?)
- Welche Körperteile kann der/die Patient/in selbständig waschen?
- ____________________

Übernahme der Körperpflege von einer Pflegekraft

- Ist der/die Patient/in informiert?
- Wann ist die Waschung sinnvoll?
- Ist der Raum vorbereitet?
- Ist es dem Patienten/der Patientin unangenehm auf fremde Hilfe angewiesen zu sein?
- Wie kann die Intimsphäre möglichst geschützt werden?
- ____________________

Gewohnheiten und Wünsche

- Möchte er/sie zu einer bestimmten Zeit gewaschen werden?
- Hat er/sie ein Waschritual?
- Benutzt er/sie gerne spezielle Seifen Deodorants, Cremes?
- Welche Reihenfolge bevorzugt er/sie?
- Möchte er/sie zuerst die Zähne reinigen?
- ____________________

Mundpflege

- Ist der/die Patient/in Gebißträger/in?
- Ist die Mundschleimhaut intakt?
- Ist die Zunge belegt?
- Bevorzugt der/die Patient/in spezielle Mundwasser ect.

Hautpflege

- Wie ist die Haut des Patienten/ der Patientin beschaffen?
- Bestehen Hauterkrankungen?
- Welche Hautpflegemittel sind für den Patienten/die Patientin geeignet?
- Wird Hautschutz benötigt?

Besonderheiten

- Reagiert der/die Patient/in auf bestimmte Dinge aggressiv?
- Darf er/sie bestimmte Gelenkspositionen nicht verändern?
- Muß eine bestimmte Lagerung eingehalten werden?
- Ist der Kreislauf stabil?
- Treten unter Umständen Schmerzen auf?
- Hat der/die Patient/in Wunden?
- ____________________

Sonstige Fragen

- Ist der/die Patient/in schwerhörig?
- Ist er/sie sehbehindert?
- Ist er/sie kitzelig?
- Soll das Haar auf eine bestimmte Art und Weise gekämmt werden?
- Wie sehen die Nägel des/der Pat. aus?
- ____________________

Pflegeprobleme in der ATL "Sich Waschen und Kleiden"

Seite

Pflegeproblem/ Körperpflege:

Pflegeprobleme in der ATL "Sich Waschen und Kleiden"

Seite

Pflegeproblem/ Mundpflege

Pflegeproblem/ Haut

Seite

Pflegeproblem/ Haare, Nägel, Hände und Füße, Nase

Grundsätze, die bei einer aktivierenden Körperpflege zu beachten sind.

Pflegeproblem:

Der/die Patient/in **kann sich nicht selbständig waschen.**

Pflegeziel:

Der/die Patient/in fühlt sich wohl. Körperhygiene ist gewährleistet.
Führt die Körperpflege selbständig durch.
Wochenweise werden genaue Ziele angegeben, die der Patient erreichen soll.

Z.B. Der Patient wäscht den Oberkörper selbständig am Bettrand. Bei Intimbereich und Beinen wird er unterstützt.

Pflegemaßnahmen/*Wirkung:*

* **Individuelle Durchführung der Körperpflege** (siehe unter den betreffenden Problemen)
Der/die Patient/in fühlt sich akzeptiert und verstanden.

* **Planvolles Vorgehen bei der Durchführung der Körperwäsche**
Dem Patienten/ der Patientin wird durch planvolles Vorgehen Sicherheit vermittelt.

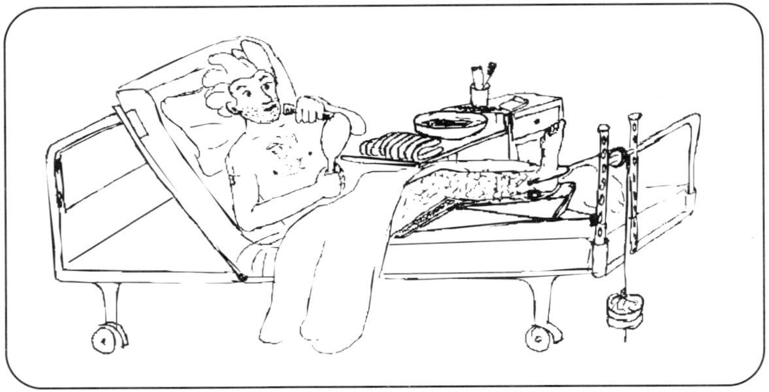

Hinweise zur Durchführung:

Die Körperpflege wird individuell auf die Wünsche, Gewohnheiten und Ressourcen des Patienten/ der Patientin abgestimmt.
z.B. - Ganzwaschung im Bett
- Teilwaschung am Waschbecken
- Duschen oder Baden

Die Vorbereitung, Durchführung und Nachbereitung der Körperpflege wird geplant:

Vorbereitungen:
- Situationseinschätzung
- Einschätzung des Abhängigkeitsgrades (Ressourcen beachten)
- Pflegeutensilien, Hilfsmittel, und Räumlichkeiten werden vorbereitet
- Planung einer sinnvollen Durchführung

Möglichkeiten der Durchführung:
- In einem Arbeitsgang (siehe Reihenfolge)
- Im geteilten Arbeitsgang
  Z.B. werden Intimbereich, Beine und Füße im Bett gewaschen. Nach dem Anziehen von Antithrombosestrümpfen wird der Patient an das Waschbecken geführt, wo er die restliche Körperpflege selbständig durchführt
- Waschutensilien für den/die Patient/in vorbereiten.
- Unterstützung beim Duschen
- Durchführen eines Vollbades

Grundsätze, die bei einer aktivierenden Körperpflege zu beachten sind.

Pflegeproblem:	Pflegeziel:	Pflegemaßnahmen/*Wirkung:*	Hinweise zur Durchführung:
			Nachbereitung: - Benötigt der/die Patient/in noch etwas? - Pflegeutensilien, Raum usw. aufräumen - Bettglocke, Nachtkästchen wieder in erreichbare Nähe plazieren - Hygienische Maßnahmen durchführen
*Gefahr **der Hautschädigung** durch das Waschen.*	Die Haut des/der Patienten/ Patientin ist intakt.	* **Auswahl von Waschzusätzen** *Der/die Patient/in bekommt keinen Juckreiz und fühlt sich wohl.* * **Gründliches Nachtrocknen der Haut** *Somit kann Intertrigo vorgebeugt werden.*	**Waschzusätze:** - Seifen, flüssige Waschlotionen, Duschgel usw. müssen nachgewaschen werden - Ölbäder dürfen auf der Haut verbleiben - Beobachtung auf Hautveränderungen **Intertrigo:** Wundsein, juckende und brennende Herde in Körperfalten (siehe unter Hautpflege).
***Beeinträchtigung der Intimsphäre** durch die Übernahme der Körperpflege.*	Der/die Patient/in fühlt sich trotz der beeinträchtigten Intimsphäre wohl.	* **Wahrung der Intimsphäre** *Der/die Patient/in entwickelt weniger Schamgefühl und kann sich besser entspannen und erholen.*	**Intimsphäre achten:** * Sichtschutz gewährleisten: - Der/die Pflegende stellt sich zwischen Patient/in und Nachbarpatient/in - Gardinen zuziehen * Intimbereich und entblößte Körperregionen immer wieder abgedecken * Bewußte Berührungen, um Mißdeutungen zu vermeiden und, um das Gefühl der Sicherheit zu vermitteln.

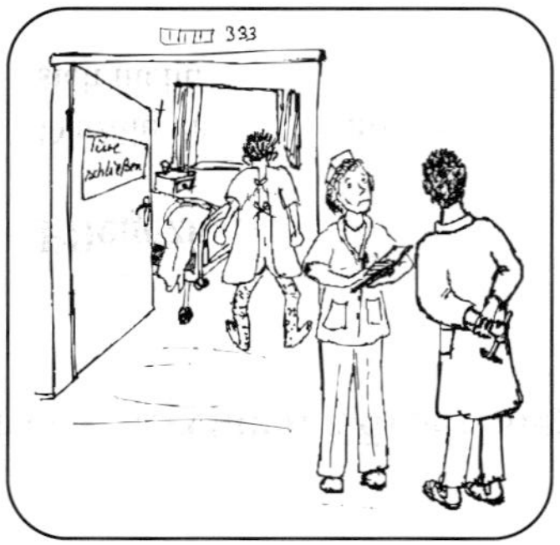

Grundsätze, die bei einer aktivierenden Körperpflege zu beachten sind.

Pflegeproblem:

Gefahr ***der Keimverschleppung*** *durch die Körperwaschung.*

Pflegeziel:

Der/die Patient/in infiziert sich nicht.

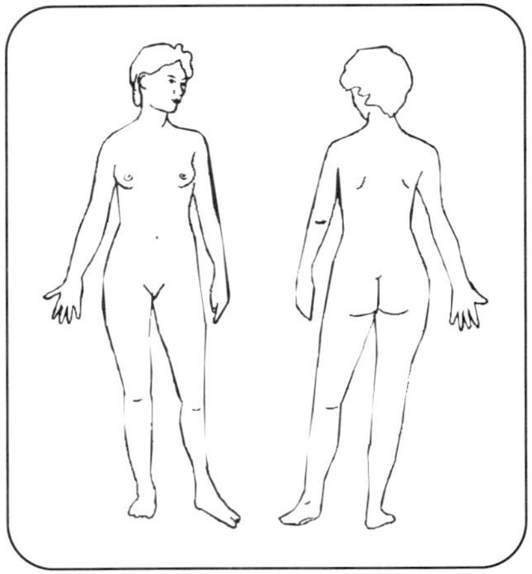

Pflegemaßnahmen/*Wirkung:*

* **Einhaltung hygienischer Aspekte:**
Wird auch auf die Keimverschleppung beim täglichen Waschen geachtet, können die im Krankenhaus erworbenen Infektionen reduziert werden. Der Krankenhausaufenthalt des Patienten/der Patientin wird nicht unnötig verlängert.

a) Reihenfolge beim Waschen des Patienten/der Patientin beachten

b) Sorgfältige Beobachtung der Haut auf Veränderungen

Hinweise zur Durchführung:

a) Mögliche Reihenfolge mit <u>einem</u> <u>Wasserwechsel:</u>

Augen mit Gesicht, Ohren, Hals, Brust, Arme und Hände, (Handbad ist sinnvoll, da die Hände die stärksten Keimträger sind) Bauch und Rücken, Beine und Füße. Anschließend **Wasserwechsel** und Wechsel von Handtuch und Waschlappen. Jetzt werden Intimbereich und zum Schluß das Gesäß gewaschen.

Mögliche Reihenfolge mit <u>zwei</u> <u>Waschwasserwechseln:</u>

Augen mit Gesicht, Ohren, Hals, Brust, Arme und Hände, Bauch (bis etwa zum Bauchnabel), Beine und Füße, **Wasserwechsel** mit dem Wechsel von Handtuch und Waschlappen, Intimbereich vorne, **Wasserwechsel** frisches Handtuch und Waschlappen, Rücken waschen und anschließend Gesäß.

b) Beobachtung:

Bei Hautveränderungen entscheiden die Pflegenden individuell, ob sie die betroffene Körperregion aussparen oder die Reihenfolge der Waschung ändern. So können Keimverschleppung und Infektion vermieden werden.

Beobachtungskriterien der Haut:

Kriterien:	**Zeichen:**
Veränderungen	- Schuppenbildung - Blasenbildung - Rötung - Sekret oder Schweißabsonderung
Hautzustand	- trocken, fett, glänzend

Grundsätze, die bei einer aktivierenden Körperpflege zu beachten sind.

Pflegeproblem:

*Gefahr der **Keimverschlep-pung** durch die Körper-waschung.*

Pflegeziel:

Der/die Patient/in hat eine intakte Bindehaut.

Pflegemaßnahmen/*Wirkung:*

c) Augenpflege

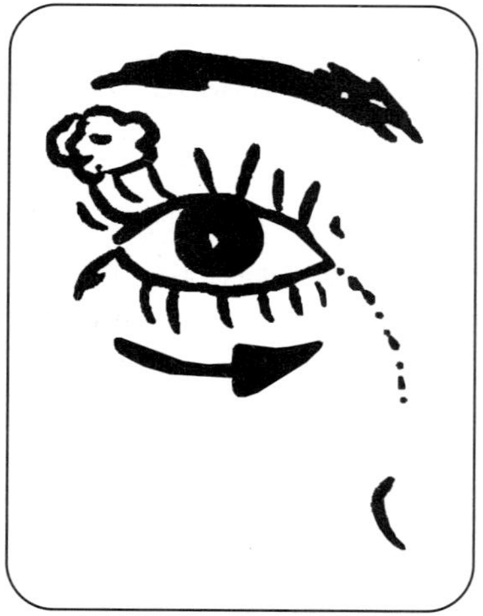

Hinweise zur Durchführung:

c) Augenpflege beim gesunden Auge:

- Frischen Waschlappen und Waschwasser ohne Seifenzusätze verwenden.
- Information des Patienten/der Patientin.
- Auffordern, die Augen zu schließen.
- Von **außen nach innen,** Richtung Nasenwurzel wischen.
- Dann den Waschlappen auswaschen und mit dem zweiten Auge fortfahren.
- Bei **bestehender Bindehautentzündung**, mit dem intakten Auge beginnen.

- **Spezielle Augenpflege:**
  Ist im Rahmen der Körperpflege unter normalen Umständen nicht notwendig. Bei der speziellen Augenpflege wird mit sterilen Materialien gearbeitet. Sterile Tupfer werden mit physiologischer Kochsalzlösung angefeuchtet. Mit dem leicht angefeuchteten Tupfer wird der untere Lidrand gereinigt. Der/die Patient/in sieht dabei nach oben und der Tupfer kommt nicht über den Lidrand. Bei jedem Ansatz einen neuen Tupfer verwenden. Das obere Lid wird bei geschlossenem Auge gereinigt. Diese Vorgehensweise ist bei starken Verklebungen notwendig, da so gewährleistet ist, daß durch die Manipulation keine Keime in das Auge kommen.

Grundsätze, die bei einer aktivierenden Körperpflege zu beachten sind.

Pflegeproblem:	Pflegeziel:	Pflegemaßnahmen/*Wirkung:*	Hinweise zur Durchführung:
Gefahr der ***Keimverschleppung*** *durch die Körperpflege.*	Keimverschleppung ist vorgebeugt.	**d) Waschen des Intimbereiches** * **Auswahl von Waschzusätzen: Zm Beispiel bei:** **- starker Verschmutzung** **- Dauerkatheter** *Werden zuviel Seife und andere waschaktive Substanzen verwendet, so wird die natürliche Hautflora im Intimbereich zerstört. Der/die Patient/in ist anfälliger für Infektionen.*	**d) Intimbereich:** * **Bei der Frau:** Die Patientin hat die Beine leicht gespreizt und aufgestellt. Die großen Schamlippen spreizen, und von vorne nach hinten (Richtung Anus) waschen. Eine Wischrichtung mit einem Waschlappen machen, dann den Waschlappen drehen oder gut auswaschen. Äußeren Genitalbereich waschen, (gleiche Wischrichtung) und anschließend vorsichtig trockentupfen. Bei **Infektionen** im Vaginalbereich zuerst den äußeren Genitalbereich waschen und anschließend im Vaginalbereich. * **Beim Mann:** Bei vorhandener Vorhaut, diese zurückziehen, Eichel säubern und zwar von der Harnröhrenöffnung weg waschen. Vorhaut vorstreichen, Penis und Skrotum waschen und abtrocknen (bei Infektionen Reihenfolge ändern). * **Bei Mann und Frau:** - Gesäß bis zur Hüfte waschen. - Zum Schluß im Bereich des Anus waschen u. trocknen.

Grundsätze, die bei einer aktivierenden Körperpflege zu beachten sind.

Pflegeproblem:	Pflegeziel:	Pflegemaßnahmen/*Wirkung:*	Hinweise zur Durchführung:
Der/die Patient/in ist in der ***körperlichen Belastbarkeit eingeschränkt.*** *Es besteht die Gefahr von* ***Kreislaufveränderungen*** *bei der Körperpflege.*	Krankhafte Veränderungen werden frühzeitig erkannt.	* **Vitalzeichenkontrolle des Patienten/der Patientin** *Somit ist gewährleistet, daß ein Kreislaufkollaps rechtzeitig erkannt wird.* * **Regelmäßig nach dem Befinden des Patienten/der Patientin erkundigen (Siehe ATL "Sicherheit")** *Fördert die Zusammenarbeit und das Vertrauen zum Pflegepersonal.*	**Vitalzeichenkontrolle:** * Vor und nach der Körperpflege * Beobachtung auf Veränderungen: - Zyanosezeichen - Schweiß - Atmung usw.
Der/die Patient/in ist in der Beweglichkeit eingeschränk. ***Durch Manipulationen*** *bei der Körperpflege kann es zu* ***Verletzungen kommen.***	Die Sicherheit ist gewährleistet.	* **Fachgerechtes Heben, Drehen und Bewegen. (Siehe ATL "Bewegen")** *Somit können zusätzliche Schmerzen und Schäden verhindert werden.*	**Schaden vermeiden:** - Schädigende Belastungen vermeiden - Bei Bedarf Patienten/Patientin mit mehreren Pflegepersonen lagern und heben - Unterstützung und Halten betroffener Extremitäten, um Gelenkpositionen nicht zu verändern (siehe ATL "Bewegen" unter den jeweiligen Problemen) - Zug auf OP-Wunden vermeiden
Beim Duschen, Baden besteht ***Rutschgefahr.***		* **Rutschgefahr beachten und vorbeugen**	**Ausrutschen vermeiden:** - Badematten verwenden - Beim Mobilisieren Hausschuhe und festes Schuhwerk anziehen - Der Fußboden ist immer trocken wenn der/die Patient/in in das Bad geführt wird - Beim Duschen die Füße des Patienten/der Patientin nur im Sitzen einseifen.

Grundsätze, die bei einer aktivierenden Körperpflege zu beachten sind.

Pflegeproblem:	Pflegeziel:	Pflegemaßnahmen/*Wirkung:*	Hinweise zur Durchführung:
*Der **Ablauf der Körperpflege ist unkoordiniert.** Der/die Patient/in reagiert gereizt.*	Die Körperpflege und die Durchführung gemeinsamer Tätigkeiten ist harmonisch.	* **Individuellen Ablauf der Körperpflege mit dem/der Patienten/in planen** *Die Angst wird reduziert und das Vertrauen gefördert, Widerstände werden abgebaut.*	**Information desPatienten/der Patientin:** - Über jede Pflegetätigkeit, die durchgeführt wird (Sinn und Zweck der Maßnahmen) - Der/die Patient/in bekommt genaue Instruktionen über Ablauf, Ziel und die ***einzelnen Arbeitsschritte*** Dabei ist darauf zu achten, den/die Patienten/Patientin nicht zu bevormunden - Bewußte Aufklärung über hygienische Richtlinien ***Präventiver Auftrag der Pflegenden!***
		* **Genaue Anweisungen bei der Durchführung gemeinsamer Pflegetätigkeiten** *Zusätzlich können so Schmerzen des Patienten/der Patientin reduziert werden. Pflegetätigkeiten lassen sich schneller und mit weniger Kraftaufwand durchführen.*	**Die genaue Anweisung gliedert sich in mehrere Schritte:** - Der/die Pflegende weiß, was er/sie erreichen möchte - Der/die Patient/in ist informiert - Die einzelnen Schritte zum gemeinsamen Ziel sind bekannt - Bei der Durchführung gibt der/die Pflegende genaue Anweisungen und Kommandos

Pflegeproblem:	Pflegeziel:	Pflegemaßnahmen/*Wirkung:*	Hinweise zur Durchführung:
Der/die Patient/in läßt sich **schwer drehen** bzw. darf nur en bloc gedreht werden. Zum Beispiel bei: - Schwerkranken - Nach OP	Unnötige Belastungen und Gefahrenpunkte sind reduziert.	* **Körperwaschung im Bett, bei der der/die Patient/in einmal gedreht werden muß**	**Mögliche Reihenfolge des Waschvorgangs mit zwei Waschwasserwechsel:** Augen ohne Seifenzusätze, Gesicht, Ohren, Hals, Brust, Hände und Arme, Beine und Füße, ***Waschwasserwechsel*** mit Wechsel von Handtuch und Waschlappen, Intimbereich vorne, ***Waschwasserwechsel*** mit Wechsel von Handtuch und Waschlappen, Rücken, Gesäß und Analbereich.
Der/die Patient/in kann aufgrund seiner/ihrer Bewegungseinschränkung nur einen **Teil der Körperwaschung selbständig übernehmen.** Zum Beispiel: - bei Schmerzen - bei Extension - bei Sonden, Infusionen - nach OP - bei Schwäche	Der/die Patient/in ist in der Körperpflege unterstützt.	* **Feststellen der Einschränkung** *Der/die Patient/in fühlt sich ernstgenommen. Die Selbständigkeit wird gefördert.* * **Absprachen und Anleitung bei selbständig durchgeführten Pflegetätigkeiten im Bereich der Körperpflege** * **Waschschüssel stellen, Pflegeutensilien bereitstellten** * **Teilwaschung Übernahme von:** ________________ ________________ ________________	**Genaue Analyse der Einschränkungen** verhindert, daß der/die Patient/in unterfordert ist und sich vielleicht verwöhnen läßt. Auch einer Überforderung wird vorgebeugt, es kann nicht vorkommen, daß einem Patienten/einer Patientin Faulheit unterstellt wird. **Pflegeutensilien, die bereitgestellt werden:** Waschschüssel, 2 Handtücher und 2 Waschlappen, Zahnputzzeug - abhängig davon, ob der/die Patient/in Gebißträger/in ist oder nicht, Hautpflegemittel, frisches Nachthemd, Kamm oder Bürste, Rasierapparat usw. **Übernahme von Pflegetätigkeiten:** Es ist wichtig, im Team genau festzulegen, welche Tätigkeiten übernommen werden, und in welchen Bereichen der/die Patient/in in der Selbständigkeit gefördert werden soll. (Dokumentieren!)

Pflegeproblem:	Pflegeziel:	Pflegemaßnahmen/*Wirkung:*	Hinweise zur Durchführung:
Der/die Patient/in ist **im Bereich der Körperpflege voll abhängig.** Zum Beispiel: - Schwerkranke - Bewußtlose	Die Körperpflege ist gewährleistet.	* **Im Bett Ganzkörperwäsche**	* Regelmäßige **Vitalzeichenkontrolle.** * Unterbrechung der Körperpflege bei Verschlechterung der Vitalzeichen. * (siehe Grundsätzliches zur Körperpflege)
Der/die Patient/in ist **bewußtlos.**	Der/die Patient/in ist informiert.	* **Der/die Patient/in wird über jede Pflegetätigkeit und -handlung informiert** *So bekommt der/die Patient/in verbal und taktil Informationen über seinen/ihren Körper. Die neuronalen Verknüpfungen werden gefördert. Der/die Patient/in ist entspannter und weniger aufgeregt.*	**Bewußtlosigkeit:** Die Bewußtlosigkeit eines Patienten/einerPatientin machen wir an der Reaktionsfähigkeit fest - (Output). Inwieweit die Reizaufnahme (Input) und die Reizverarbeitung (Throughput) beeinträchtigt sind, wissen wir nicht. Die Erfahrung zeigt, daß Patienten/Patientinnen wesentlich mehr mitbekommen, als wir annehmen.
*Die **Körperwahrnehmung** des bewußtlosen Patienten **ist eingeschränkt.***	Die Körperwahrnehmung ist stimuliert.	* **Stimulation der Körperwahrnehmung durch die Körperpflege** [1] 1 **Bewußtmachen der Körperform** *So bekommt der/die Patient/in Informationen über seine/ihre Körperform.* 2 **Verbal und taktil klare Informationen vermitteln** *Diffuse Empfindungen rufen eine Abwehrhaltung hervor. Wenn der/die Patient/in weiß, was mit ihm/ihr geschieht (bzw. eindeutig spürt), wird die Abwehr reduziert.*	**Körperform bewußt machen:** - Handfläche der Pflegenden paßt sich der Körperform des Patienten/der Patientin an. - Die Extremitäten werden gut umschlossen - Es wird mit leichtem Druck gewaschen **Klare Informationen vermitteln:** * Achten auf deutlichen Beginn und deutliches Ende des Waschvorganges * Punktuellen, hastigen Körperkontakt und oberflächliche, streifende Berührungen vermeiden * Im Team festlegen: - einheitliches Waschritual - einheitliches Begrüßungsritual

[1] Vgl. Bienstein,Fröhlich, Basale Stimulation,1991, S.52 ff.

Pflegeproblem:

Pflegeziel:

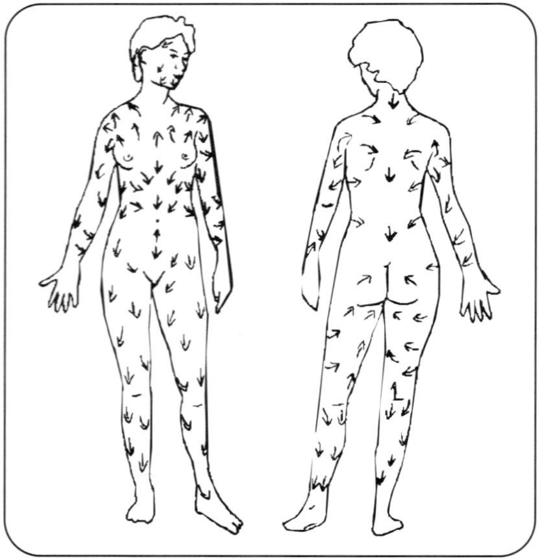

* Haarwuchsrichtungen

Pflegemaßnahmen/*Wirkung:*

3 Belebende Körperwaschung durchführen [1]

Durch die belebende Körperwäsche werden stärkere Reize ausgelöst als bei der normalen Körperwäsche. Durch stärkere und konstante Reize werden die neuronalen Verknüpfungen in unserem Gehirn gefördert. (Vergleichbar mit einem Kind, das sich auch nur entwikkelt, wenn es gefordert und stimuliert wird)

* **Auswahl geeigneter Kleidung**

Der/die Patient/in bekommt mehr Informationen über seine/ihre Körpergrenzen wenn er/sie bekleidet ist. Wird er/sie nur zugedeckt, verschwimmen in der eigenen Wahrnehmung seine/ihre Körpergrenzen .

Hinweise zur Durchführung:

Die belebende Körperwäsche:

a) Orientiert sich an der Körperbehaarung: Die ***Waschrichtung*** wird ***gegen die Haarwuchsrichtung*** durchgeführt.
Jedes einzelne Körperhaar ist an der Haarwurzel von einem Nervengeflecht umgeben, welches jede Berührung aufnimmt und an unser zentrales Nervensystem weiterleitet. Bei Berührungen gegen die Haarwuchsrichtung ist der Reiz intensiver und wirkt belebend. Das Gehirn bekommt stärkere Informationen über die stimulierte Hautregion.

b) Das ***Waschwasser*** ist bis zu 10 Grad ***unter Körpertemperatur.***

c) ***Rauhe Waschlappen*** und ***Handtücher*** verwenden.

Geeignete Kleidung:

* Stoffe aus Baumwolle und Leinen
- sollen den Schweiß gut aufnehmen
- und rauh sein

* Keine enganliegende Kleidung (soll am Körper rutschen)

* Trotz Inkontinenz soll darauf Wert gelegt werden, dem/der Patienten/in Unterwäsche anzuziehen. Hierdurch wird das Empfinden für die Intimsphäre gefördert.

[1] Vgl. Bienstein, Fröhlich, Basale Stimulation,1991, S. 56 ff.

Pflegeproblem:

Das **Wundgebiet** der Patientin **ist im Intimbereich.** Zum Beispiel nach:
- Entbindung
- Vaginaler Uterusexstirpation
- Scheidenplastik

Pflegeziel:

Die primäre Wundheilung ist gewährleistet. Die Patientin erleidet keine Infektion.

Pflegemaßnahmen/*Wirkung:*

* **Regelmäßige Intimspülungen:**

- **Nach jedem Wasserlassen und Stuhlgang**
- **Anstelle der Intimwaschung**

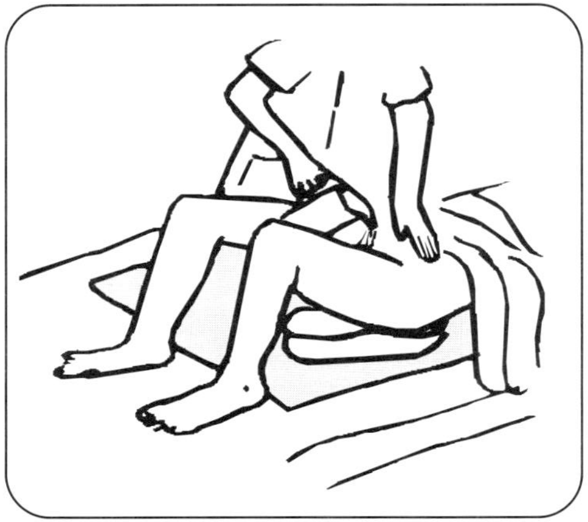

* **Sitzbäder laut ärztlicher Anordnung**

Hinweise zur Durchführung:

Spülung des Intimbereiches:
- Spülung mit klarem Wasser (ggf. mit Zusätzen wie Kamillosan; Rücksprache mit dem Arzt).
- Das Wasser ist etwas unter Körpertemperatur.
- Bettschutz wird angebracht.
- Eine Bettpfanne wird unter das Gesäß der Patientin geschoben.
- Die Patientin spreizt die Beine leicht.
- Mit einem schwachen Wasserstrahl aus einem Gießbehälter, Intimbereich spülen.
- Vorsichtig mit **sterilen** Tupfern trocknen.
- Nach jedem „Wasserlassen“ spülen.
- **Sterile Vorlagen** verwenden.

Wichtig:

Sterile Materialien für die Spülung verwenden.

Sitzbäder:
- Badezusatz lt. ärztlicher Anordnung z.B. Kamilleextrakt oder desinfizierende Zusätze
- Sitzbadewanne vor und nach Gebrauch desinfizieren
- zum Trockentupfen sterile Materialien verwenden

Pflegeproblem:	Pflegeziel:	Pflegemaßnahmen/*Wirkung:*	Hinweise zur Durchführung:
Der/die Patient/in ist **stark „verschmutzt“.** Zum Beispiel bei: - Langer Liegezeit - Neuaufnahme oder	Der/die Patient/in fühlt sich wohl, die Körperhygiene ist gewährleistet.	* **Reinigungsbad**	**Vorbereitung des Reinigungsbades:** - Sorge für warme Raumtemperatur im Bad. - Wassertemperatur einlaufen lassen (ca. 36 - 37,5 Grad). - Benötigtes Material vorbereiten. - Wanne nicht ganz voll laufen lassen.

der/die Patient/in wünscht sich wöchentlich ein Bad.	Bedürfnisse und Wünsche des Patienten/der Patientin sind beachtet.	* **Vollbad**
		* **Teilbad**
		
		* **Auswahl der Badewasserzusätze**
		Hautirritationen und allergischen Reaktionen kann somit vorgebeugt werden.
			Durchführung:
			- Unterstützung des Patienten/der Patientin beim Einstieg in die Badewanne
			  * mit Hebevorrichtung
			  * vom Hocker auf den Wannenrand in die Badewanne.
			- Badedauer ca. 10 - 15 Minuten.
			- Beobachtung des Patienten/der Patientin auf Kreislaufveränderungen.
			- Patient/in nicht alleine lassen.
			- Unterstützung beim Waschen.
			Beachte:
			- Nie unmittelbar nach dem Essen baden (ca. 2 Stunden danach).
			- Keine elektrischen Geräte im Bad benutzen.

		* **Auswahl von Badehilfsmitteln**	**Badehilfsmittel:** - Badewannensitz - Gummimatten und Gumminackenrolle - Hocker, spezielle Haltegriffe - Badelifter
		* ***Hautpflege nach dem Reinigungsbad (siehe Hautpflege)*** * ***Reinigung der Badewanne nach jeder Benutzung (ATL "Sicherheit")***	**Hautpflege mit:** ____________________ ____________________

Pflegeproblem:

Der/die Patient/in hat eine **Hemiplegie**.
Er/sie ***ignoriert die betroffene Körperhälfte.***

Die ***Körperwahrnehmung ist auf*** *der* ***hemiplegischen Seite eingeschränkt****.*
Der/die Patient/in hat kein Gefühl für seine/ihre Körpermitte.

Pflegeziel:

Die gelähmte Körperregion ist in Handlungsmuster integriert.

Die Körperwahrnehmung ist aktiviert und stimuliert.

Pflegemaßnahmen / *Wirkung:*

* **Bewußtes Einbeziehen der betroffenen Körperregion:**

a) **Pflegetätigkeiten werden von der gelähmten Seite aus durchgeführt**
Der/die Patient/in wird "gezwungen", seine/ihre Körperhälfte wahrzunehmen.

b) **Basalstimulierende Körperwäsche nach Bobath durchführen** [1]
Fördert das Gefühl für die Körpermitte des Patienten/der Patientin.

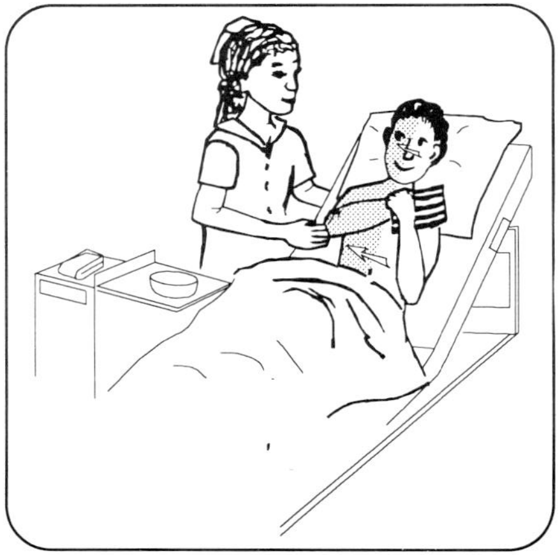

Hinweise zur Durchführung:

zu b)

Basalstimulierende Bobathwäsche:

1. Situativ entscheiden, ob eine basalstimulierende Körperpflege möglich ist:

abhängig von:
- Vitalzeichen
- Motivation
- Konzentration

2. **Grundprinzip:**

- Der/die Patient/in soll zuerst seine/ihre intakte Körperhälfte spüren. Er/Sie kann sich dann vorstellen, wie sich seine/ihre wahrnehmungsgestörte Körperregion anfühlt.
- Der/die Patient/in beginnt beim Waschen immer mit der „gesunden" Körperhälfte und überträgt das Gefühl bewußt auf die beeinträchtigte Körperregion.
- Übernimmt der/die Pflegende bestimmte Körperregionen beim Waschen so geht er/sie genauso vor. Dabei wird der/die Patient/in aufgefordert zu spüren wie sich die „gesunde" Seite anfühlt und angehalten das Gefühl zu übertragen.

Beispiel: Der Patient wird aufgefordert, über seine gelähmte Hand einen Waschlappen zu ziehen (mit der „gesunden" Hand). Dann soll der Patient die „gelähmte" Hand nehmen und anfangen, seinen Körper zu waschen. Dabei beginnt er auf der „gesunden" Körperhälfte.

[1] Vgl. Bienstein, Fröhlich, Basale Stimulation, 1991, S. 60 ff.

Pflegeproblem:

*Aufgrund der Hemiplegie kann sich der/die Patient/in nicht **selbständig waschen.***

Pflegeziel:

Lähmungsbedingte Defizite sind kompensiert, die Selbständigkeit ist unterstützt.

Schrittweise Übernahme der Körperpflege.

„Wochenziele erarbeiten“

Pflegemaßnahmen/*Wirkung:*

* **Anleitung zur selbständigen Körperpflege** [1]
  Der/die Patient/in fühlt sich verstanden.
  Stärkung des Selbstwertgefühls.

Hinweise zur Durchführung:

Information und Anleitung:
- Kraftsparende Bewegungstechniken (Grundsätze, siehe ATL "Sich bewegen")
- Planung und Ablauf der Körperpflege
- Sinnvoller Einsatz von Hilfsmitteln

Anleitung:
- Zur Körperpflege am Waschbecken
- Um spastische Muster lösen zu können
- Zum Einsatz von Hilfsmitteln

Beispiel:
Der Patient kann den Arm in das Waschbecken legen und sich so gut unter dem Arm waschen. Gleichzeitig kann der Patient angeleitet werden seinen Arm zu stimulieren und spastische Muster zu lösen. (Siehe ATL "Sich Bewegen" und Abbildung 1)
Den gesunden Arm kann der Patient waschen, indem er einen Waschlappen auf den Beckenrand legt, Hand und Arm mit Achselhöhle daran reibt. (Abbildung 2)
Zum Abtrocknen legt der Patient ein Handtuch über sein Bein und reibt seinen Arm daran trocken. (Abbildung 3)
Nagelfeile, Nagelbürste und Seife können mit Saugnäpfen am Beckenrand befestigt werden; somit erreicht der Patient größtmögliche Selbständigkeit.

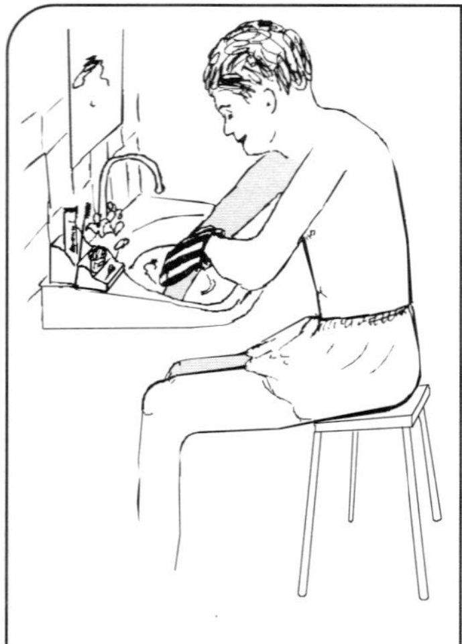
Abb. 1

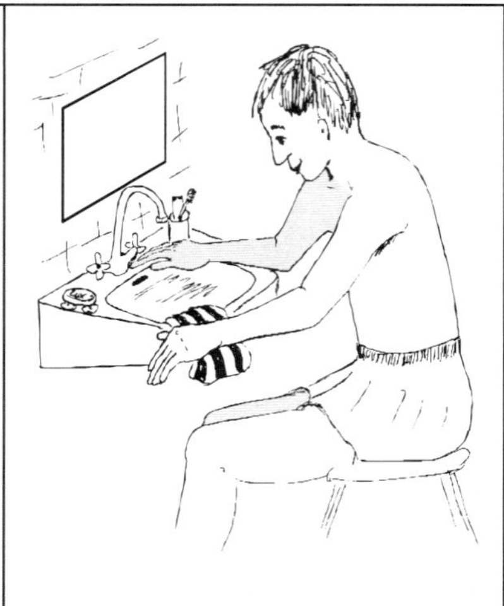
Abb. 2

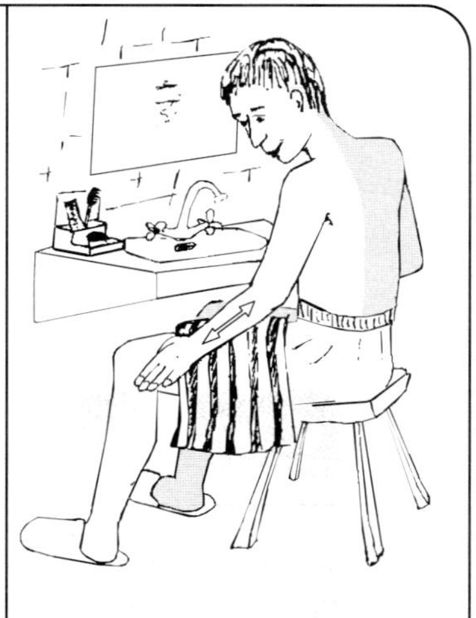
Abb. 3

[1] Vgl. Davies, Hemiplegie Rehabilitation und Prävention, 1986

Pflegeproblem:	Pflegeziel:	Pflegemaßnahmen/*Wirkung:*	Hinweise zur Durchführung:
Aufgrund der Hemiplegie kann sich der/die Patient/in ***nicht selbständig kleiden.***	Lähmungsbedingte Defizite sind kompensiert. Der/die Patient/in kann sich selbständig kleiden. Er/sie kann sich selbständig an- und ausziehen.	* **Auswahl von und Anleitung im Umgang mit spezieller Kleidung und Anziehhilfen** 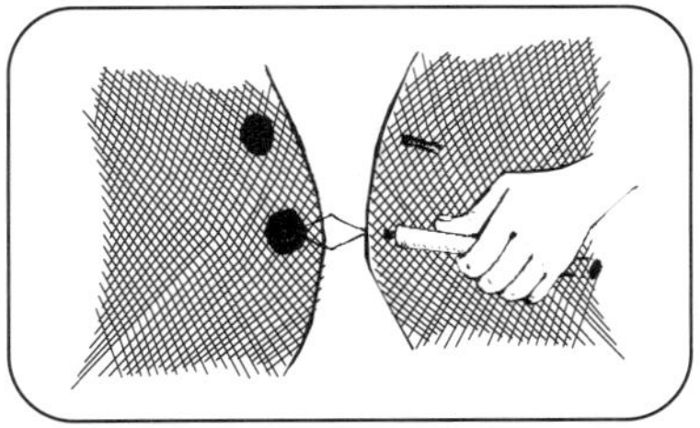 * **Anziehtraining durchführen** 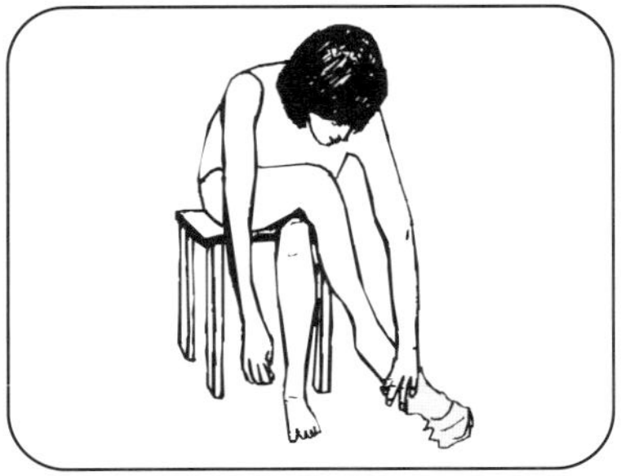	**Hilfsmittel:** - Knopf- und Schleifenhilfen - Strumpfanzieher - Schuhlöffel mit Verlängerungsstiel - Kleidungsstücke mit Klettverschlüssen **Spezielles Anziehtraining** mit der Ergotherapeutin oder Krankengymnastin. Auf der Station wird im Sinne der Therapeuten mit dem Patienten/der Patientin verfahren. Genaue Absprachen sind nötig.
Aufgrund der Hemiplegie besteht die Gefahr, daß ***spastische Haltungsmuster ausgelöst werden.***	Die Spastizität wird durch die Körperpflege nicht verstärkt. Der/die Patient/in kennt Bewegungsmuster beim Waschen und Anziehen, die spastikreduzierend sind.	* **Meidung von Tonus erhöhenden Berührungen** *Die Neigung zur Spastizität und daraus resultierender Kontraktur ist reduziert.*	**Grundsätzlich sind zu vermeiden:** - Handinnenflächen berühren - Druck auf die Fußsohlen ausüben (Genaueres siehe ATL "Sich Bewegen")

Pflegeproblem:	Pflegeziel:	Pflegemaßnahmen/*Wirkung:*	Hinweise zur Durchführung:
Der/die Patient/in ist **unruhig, verwirrt.** Er/sie führt die Körperpflege deshalb nur unzureichend durch.	Die Selbständigkeit ist erhalten.	* **Kontinuität und genaues Einhalten von Arbeitsabläufen bei der Körperpflege ermöglichen (Ritualisieren der Körperpflege)** **- Dokumentation der Vorgehensweise** *Somit kann dem Patienten/der Patientin eine gewisse Sicherheit vermittelt werden. Durch das Ritualisieren kann die Selbständigkeit gefördert werden.*	* Mit Geduld einzelne Arbeitsabläufe bei der Körperpflege einüben. * Jedes Teammitglied kennt das „Ritual der Körperpflege“. * Genaues Einhalten des Waschrituals * Genaue Anweisungen - Berücksichtigen der Würde des Patienten/der Patientin. - Sind in einzelne, für den Patienten/die Patientin einsichtige Arbeitsschritte gegliedert.
Der/die Patient/in **fühlt sich „verloren“**, ist **„hyper-aktiv“.** Zum Beispiel bei: - Morbus Alzheimer - zentralen Unruhezuständen	Der/die Patient/in ist ruhig und entspannt.	* **Beruhigende Körperwäsche** [1] *Die beruhigende Körperwäsche wirkt entspannend, die Körperintegration wird gefördert.* *Die Entspannung kann Schmerzen reduzieren oder sich positiv auf Schlafstörungen auswirken.* * **Beruhigungsbad** *(siehe Seite 37)*	**Beruhigende Körperwäsche:** 1. Äußere Rahmenbedingungen: - Gut temperiertes Zimmer - Störungen vermeiden (Türschild) - Wird von ***einer*** Pflegekraft durchgeführt - Wassertemperatur zwischen 37 - 40 Grad 2. Durchführung: - Ausgewundenen Waschlappen benutzen - Im Thoraxbereich beginnen - Mit der Haarwuchsrichtung waschen - Die Hand der Pflegenden paßt sich der Körperform des Patienten/der Patientin an - Es wird in eine Richtung gewaschen; das heißt: Die Hand der Pflegenden wird nicht am Körper des Patienten/der Patientin zurückgeführt, sondern neu angesetzt. - Beim Abtrocknen Haarwuchsrichtung beachten 3. Weiche Materialien zum Waschen und Abtrocknen verwenden

1 Vgl.Bienstein, Fröhlich, Basale Stimulation, 1991,S.59 ff.

Pflegeproblem:	Pflegeziel:	Pflegemaßnahmen/*Wirkung:*	Hinweise zur Durchführung:
Der/die Patientin bekommt **Bäder aus medizinischer Indikation verordnet.** *Er/sie ist unruhig*	Der/die Patient/in ist beruhigt und kann sich entspannen	* **Beruhigungsbad** [1] *Wirkt positiv auf das vegetative Nervensystem und hilft zur Entspannung. Auch Einschlafstörungen werden erfolgreich beeinflußt.* * *Vollbad mit Zusatz lt. Arztanordnung* * *Teilbad mit Zusatz lt. Arztanordnung*	* Kontraindikationen ausschließen * Wassertemperatur ist angenehm warm ca. 30-32 Grad ***Sehr heiße Bäder*** wirken eher anregend. * Beruhigende Badezusätze verwenden: - Extrakt aus Baldrianwurzel wirkt beruhigend und hat eine positive Wirkung auf nervöse Unruhezustände. - Extrakt aus Hopfen, wirkt sedativ und durchblutungsfördernd
*Er/sie hat **Hautprobleme,** bzw. es gibt eine medizinische Indikation für ein Bad*	Intakte Haut; Wohlbefinden des Patienten	* *Vollbad mit bakterizid wirkenden Waschzusätzen* * *Dusche mit bakterizid wirkenden Waschzusätzen* * *Gründliche Ganzwaschung mit bakterizid wirkenden Waschzusätzen* * *frische Handtücher verwenden (sterilisierte Handtücher)*	
Der/die Patientin wird **operiert:** Gefahr der sekundären Wundheilung durch Keimbesiedlung der Haut und Haare.	Primäre Wundheilung ist gewährleistet; Hautkeime sind reduziert		

[1] Vgl. Gerhard Leibold, Naturheilkunde, 1988, S.220 u. 236.

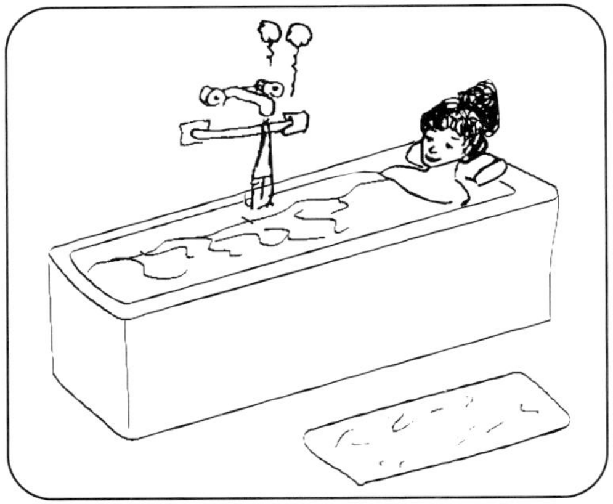

Pflegeproblem:	**Pflegeziel:**	**Pflegemaßnahmen/*Wirkung:***	**Hinweise zur Durchführung:**
Der/die Patient/in darf sich bei der Körperpflege **nicht anstrengen**.	Der Kreislauf ist entlastet.	* **Situationseinschätzung** * **Ganzwaschung im Bett**	**Situationseinschätzung:** - Kann der/die Patient/in momentan belastet werden? - Ist Aktivierung möglich?
z. B. - Herzinsuffizienz - Herzinfarkt		* **Körperliche Anstrengung bei der Waschung vermeiden**	* Anstrengende Tätigkeiten werden vom Pflegepersonal übernommen.
		* **Abbruch der Körperpflege bei Veränderungen der Vitalzeichen (z. B. Pulsfrequenz über 110/Min)**	**Beobachtung auf:** - Zyanosezeichen, Stauungszeichen - Vitalzeichenkontrolle
		* **Patient/in im Sitzen waschen** * **Patient/in nicht auf die linke Seite drehen** *Der Druck in der Aorta wird nicht erhöht.*	**Lagerung:** - Das Bett des/der Patienten/Patientin wird nur dann flachgestellt, wenn es ***unbedingt notwendig ist.*** - Schnelle Durchführung aller Pflegemaßnahmen in flacher Lage
		* **Ruhe ausstrahlen und jeden Streß bei der Körperpflege vermeiden**	* Zeitdruck vermeiden * Taktvolles Vorgehen * Wünsche berücksichtigen
*Der/die Patient/in **fühlt sich im Bett stark** und **möchte sich selbständig waschen.***	Der/die Patient/in schätzt seine/ihre Situation richtig ein. Akzeptiert momentane Passivität und Abhängigkeit bei der Körperpflege.	* **Information über die Krankheitssituation und entlastende Maßnahmen bei der Körperpflege** *Genügend Krankheitseinsicht motiviert den/die Patienten/Patientin, auf Anweisungen der Pflegenden zu hören.*	**Information über:** - Gefahren der Erkrankung - Kreislaufentlastende Maßnahmen und Handlungsweisen bei der Körperpflege - Mithilfe des Patienten/der Patientin

Pflegeproblem:	Pflegeziel:	Pflegemaßnahmen/*Wirkung:*	Hinweise zur Durchführung:
Der/die Patient/in kann die **Gebrauchsgegenstände** zur Körperpflege **schwer festhalten.** Bestimmte Tätigkeiten können kaum durchgeführt werden. Zum Beispiel bei: - Degenerativen Gelenkserkrankungen - Gicht	Der/die Patient/in führt die Körperpflege selbständig durch.	* **Ressourcen analysieren** *Der/die Patient/in fühlt sich miteinbezogen und kann motiviert werden. Die Förderung der Selbständigkeit stärkt das Selbstbewußtsein.* * **Gezielt Hilfsmittel auswählen**	* Fähigkeiten des Patienten/der Patientin erkennen. * Neue Bewegungsabläufe bei der Körperpflege einüben. (ATL "Bewegen") * Über den Einsatz von Hilfsmitteln nachdenken. * Unterstützung bei der Beschaffung und Erstellung von Hilfsmitteln. **Hilfsmittel:** - Griffverbreiterer - Handtücher mit Schlaufen - Waschhandschuh - Kämme mit Verlängerungsstiel - Waschbürste mit langem Stiel
Der/die Patient/in kann sich die ***Haare nicht selbständig kämmen.***	Kämmt sich die Haare selbständig.	- **Kamm und Haarbürsten an einem verlängerten Stiel befestigen**	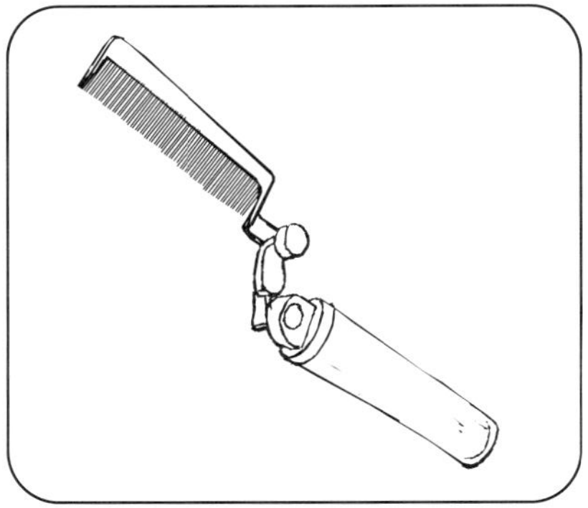
Der/die Patient/in kann ***Handtücher und Waschlappen nicht festhalten*** *und sich nur unter großer Anstrengung waschen und abtrocknen.*	Kann sich ohne Mühe und Schmerzen waschen und abtrocknen.	- **Handtücher mit Schlaufen anfertigen oder Wasch- und Trockenhandschuhe nähen**	

Pflegeproblem:	Pflegeziel:	Pflegemaßnahmen/*Wirkung:*	Hinweise zur Durchführung:
Der/die Patient/in ***kann sich kaum selbständig kleiden.***	Kennt Anziehhilfen und kann sie einsetzen und ist somit selbständig.	* **Unterstützung bei der Auswahl geeigneter Kleidung**	* Angehörige benötigen bei der Besorgung Hinweise, wo Materialien besorgt werden können und wie einige Dinge kostengünstig selbst hergestellt werden können.
		* **Spezialkleidung und Anziehhilfen besorgen und einsetzen** *Die Selbständigkeit des Patienten/der Patientin ist unterstützt. Dies stärkt das Selbstwertgefühl und fördert die Zufriedenheit.*	**Anziehhilfen und Spezialkleidung:** - Spezialkleidung, mit Klettverschlüssen - Schuhe ohne Schleifen, Schuhlöffel mit Verlängerungsstiel, Stiefelknecht - Strumpf- und Sockenanzieher - Knopf- und Schleifenhilfen - Kleidung mit Reißverschluß (große Reißverschlüsse)
		* **Anziehtraining durchführen** *Durch Einüben von Bewegungsabläufen, Üben des An- und Auskleidens erhält der/die Patient/in neue Perspektiven, seine/ihre Unselbständigkeit zu überwinden.*	* Unter Anleitung lernt der/die Patient/in die Hilfen einzusetzen. * Spezielles Anziehtraining mit dem Ergotherapeuten.
		* **Kontaktadressen von Selbsthilfegruppen vermitteln**	

Pflegeproblem:	Pflegeziel:	Pflegemaßnahmen/*Wirkung:*	Hinweise zur Durchführung:
Der/die Patient/in führt die Körperpflege **nicht gründlich genug durch.** Aufgrund von: - Depression - Psychischer Verwahrlosung - Psychotischen Störungen - mangelnden Zukunftsperspektiven	Der/die Patient/in hat eine gesunde Einstellung zur Körperhygiene.	* **Klärung der Ursachen im therapeutischen Gespräch**	Die Klärung für die Ursachen der mangelnden Körperpflege ist sehr wichtig. Abhängig von den verschiedenen Ursachen werden unterschiedliche Maßnahmen im Team ergriffen, um den Patienten/die Patientin zur gründlichen Körperpflege anzuregen.
		* **Vorbildfunktion der Pflegepersonen im Bereich Körperhygiene**	**Die Vorbildfunktion** ist gerade bei psychotischen Patienten sehr wichtig.
		* **Patient/in zur Körperpflege motivieren** *Der/die Patient/in wird aktiviert; die Eigenverantwortlichkeit und Selbständigkeit wird gefördert.*	**Motivation der Patienten:** a) Bei depressiven, neurotischen Patienten: - In der Regel ohne Zwang und Druck. - Unterstützendes Eingreifen bei überforderten Patienten. - Perspektiven aufzeigen. - Evtl. verhaltenstherapeutisches Training bei Patienten mit Zwangsneurose. b) Bei psychotischen Störungen: - Zwang manchmal erforderlich. - Verhaltenstherapeutische Vorgehensweise, **positive Verstärkung** gewünschten Verhaltens. - Ritualisieren der Körperpflege - Auf Selbständigkeit achten.
		* **Sorge für regelmäßig saubere Wäsche**	Dem/der Patienten/Patientin wird regelmäßig frische Wäsche gegeben. Bei der Sozialtherapie wird u.a. Wäsche gewaschen.

Pflegeproblem:	Pflegeziel:	Pflegemaßnahmen/*Wirkung:*	Hinweise zur Durchführung:
Der/die Patient/in **schwitzt** stark.	Der/die Patient/in fühlt sich wohl, der Schweiß ist reduziert.	* **Durchführung einer beruhigenden Körperwaschung** *Die beruhigende Körperwäsche beeinflußt unser vegetatives Nervensystem. Sie wirkt entspannend und reduziert die Schweißproduktion.*	**Beruhigende Waschung:** - Mit der Haarwuchsrichtung waschen - Die Hand der Pflegenden paßt sich der Körperform des Patienten/der Patientin an. - Nur in eine Richtung waschen - Die Hand wird nicht am Körper des Patienten/der Patientin zurückgeführt, sondern neu angesetzt.
		* **Schweißreduzierenden Waschwasserzusatz verwenden** *Dadurch kann die Schweißsekretion positiv beeinflußt werden. Der/die Patient/in fühlt sich wohl, er/sie ist nicht ständig naß. Somit können zusätzliche Komplikationen vermieden werden. (Z.B. Zug, Hautdefekte usw.)*	**Waschwasser:** - Wird aus 1 Liter Salbeitee (oder Salbeiöl als Badezusatz) und 4 Liter Wasser hergestellt. - Das ***Wasser ist unter Körpertemperatur*** **Salbei:** - Heilmittel zur Behebung von Störungen der Hautfunktion. - Hat eine *adstringierende Wirkung* auf die Haut. - Reguliert den Wasserhaushalt und beeinflußt die Schweißproduktion positiv.
		* **Haut trocken tupfen** *Durch das Abtrocknen wird die Hautdurchblutung und der Kreislauf angeregt; das fördert die Schweißproduktion und ist in diesem Fall kontraindiziert.*	**„Trocken tupfen":** Das Handtuch wird z.B. auf Brust, Arm usw. gelegt, und mit leichtem Druck auf das Handtuch wird der/die Patient/in trocken getupft.

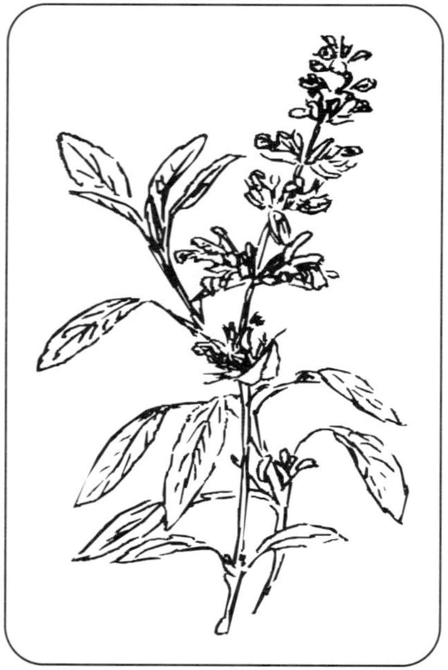

Pflegeproblem:

Der/die Patient/in **hat Körpergeruch.**

Pflegeziel:

Der/die Patient/in riecht gut, bzw. entwickelt keinen Körpergeruch.

Pflegemaßnahmen/*Wirkung:*

* **Geruchsreduzierende Waschwasserzusätze verwenden**
  Dem Patienten/der Patientin ist der Körpergeruch unangenehm und peinlich; er/sie wird erleichtert sein, wenn auf seine/ihre Problematik eingegangen wird. Der/die Patient/in kann sich besser entspannen, Vermeidungsstrategien werden reduziert.

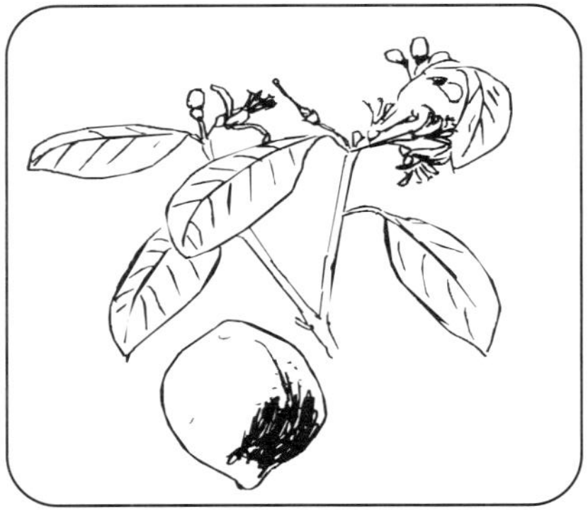

* **Schweißreduzierende Körperwäsche**
  Körpergeruch kann sich erst entwickeln, wenn der Patient schwitzt und Bakterien vorhanden sind, die den Schweiß zersetzen.
* **Häufige Waschung der Problemzonen**
* **Einsetzen von Deodorant**

Hinweise zur Durchführung:

Wie entsteht Körpergeruch?
- Bakterielle Zersetzung von Schweiß
- Oder Ausdünstungen des Körpers (durch verzehrten Knoblauch, Alkoholgenuß oder bei Stoffwechselstörungen)

Geruchsreduzierende Waschwasserzusätze:
- Drei Eßlöffel ***Obstessig*** oder ***Zitronensaft*** auf 5 Liter Wasser (der Intimbereich wird nicht mit dieser Lösung gewaschen)
  Essig und ***Zitronensaft*** haben eine leicht desinfizierende Wirkung, erneuern den Säureschutzmantel der Haut und wirken reinigend und erfrischend.
- Verwenden von ***bakterizid*** wirkenden ***Waschlotionen.***

Ein Rückfetten der Haut ist nach dem Einsatz von diesen Waschzusätzen bei trockener Haut notwendig.

(Siehe Problem „Der Patient schwitzt“)

Einsatz von Deodorants:
- Information über umweltfreundliche und hautfreundliche Deodorants.
- Wünsche beachten

Pflegeproblem:	Pflegeziel:	Pflegemaßnahmen/*Wirkung:*	Hinweise zur Durchführung:
Der/die Patient/in **wird bestrahlt.** Die Haut des Patienten/der Patientin ist stark beansprucht.	Die natürliche Abwehr und Funktion der Haut ist erhalten.	* **Bestrahlungsgebiete beim Waschen aussparen**	* Bei der normalen Körperwaschung ist dies kein Problem. Beim Duschen oder Baden ist es wichtig die Haut wieder gut zu trocknen.
		* **Mechanische und thermische Reize bei der Körperpflege vermeiden**	**Falls die bestrahlten Körperstellen doch gewaschen werden:** - Keinen Waschlappen verwenden. - Nur mit schwachem Wasserstrahl abduschen. - Wasser unter Körpertemperatur benutzen. - Trocken tupfen.
		* **Keine Seifen und Waschlotionen verwenden** *Seifen und Waschlotionen trocknen die Haut aus; bestrahlte Haut sollte nicht noch zusätzlich belastet werden.*	
		* **Nach der Körperpflege Bestrahlungsgebiet gut trocknen** *Wird feuchte Haut bestrahlt, kann es zur Hautschädigung kommen.*	**Bestrahlungsgebiet trocknen:** - Mit dem Fön (Stufe „kühl“ einstellen) trocknen. Dies gilt nur bei intakter Hautoberfläche. - Mit Hautpuder trocken halten. Eventuell Anweisungen vom Röntgenologen beachten.

Pflegeproblem:

Der/die Patient/in kann die **Mundpflege nicht selbständig ausführen.**

Pflegeziel:

Die Zahnhygiene ist gewährleistet.
Der/die Patient/in ist über seine/ihre persönliche Zahnhygiene informiert.

Pflegemaßnahmen/*Wirkung:*

* **Unterstützung bei der Zahnhygiene**

* **Übernahme der Zahn- und Mundpflege**
Regelmäßige Zahnhygiene.
Erst durch eine regelmäßige Zahnhygiene können die gefährlichen Mundbakterien, die für die Kariesentwicklung ausschlaggebend sind, wirksam bekämpft werden. Die regelmäßige Massage des Zahnfleisches fördert die Durchblutung und stellt somit eine Parodontoseprophylaxe dar.

Systematisches Zähneputzen.
Somit kann vermieden werden, daß Zähne bzw. Zahnreihen vergessen werden.

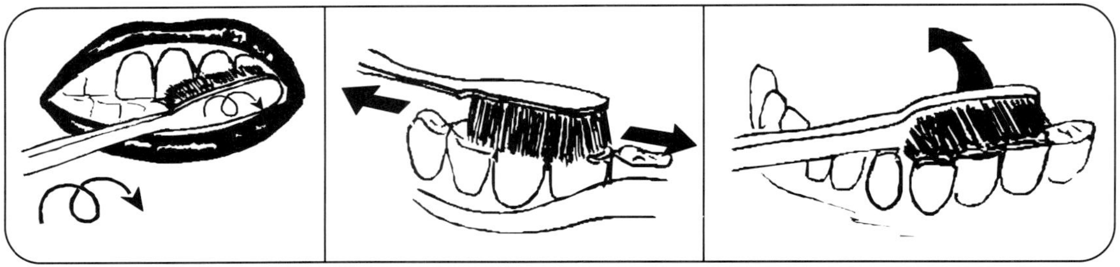

Hinweise zur Durchführung:

Nach jeder Mahlzeit Zähne putzen.

Präventive Aufgabe der Pflegenden im Bereich des Gesundheitswesen:
- Zahnhygiene der Patienten beobachten.
- Aufklären und informieren über effektive Mund- und Zahnhygiene.

Jeden Zahn von Belägen befreien:
- Um eine wirksame Kariesprophylaxe zu betreiben ist es wichtig, jeden Zahn von den gefährlichen Zahnbelägen zu befreien.
- Ritualisieren des Zähneputzens, um keine Zähne zu vergessen.
  Beispiel:
  - Spülen des Mundes
  - Zahnpasta verteilen
  - Außenfläche rechts/links/oben u. unten
  - Innenfläche rechts/links/oben u. unten
  - Kauflächen rechts/links/oben u. unten
  - Mund spülen
  - Zahnbürste reinigen

Grundsätzliches zur Zahnhygiene.

Pflegeproblem:

Der/die Patient/in neigt zu **Zahnfleischbluten.**

Pflegeziel:

Das Zahnfleisch des Patienten/der Patientin ist intakt.

Pflegemaßnahmen/*Wirkung:*

* **Mindestens dreiminütiger Putzvorgang**
Um die gefährlichen Zahnbeläge zu lösen, ist eine Mindestputzzeit von drei Minuten notwendig.

* **Schonende Technik beim Zähne putzen; weiche Zahnbürste**
Somit können Schäden am Zahnfleisch vermieden werden und einer Parodontose entgegengewirkt werden.

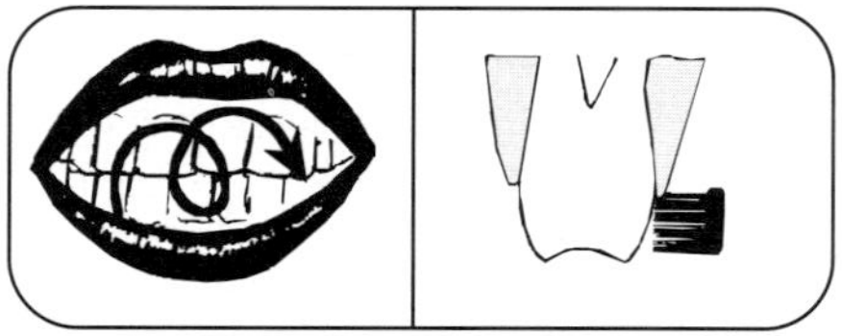

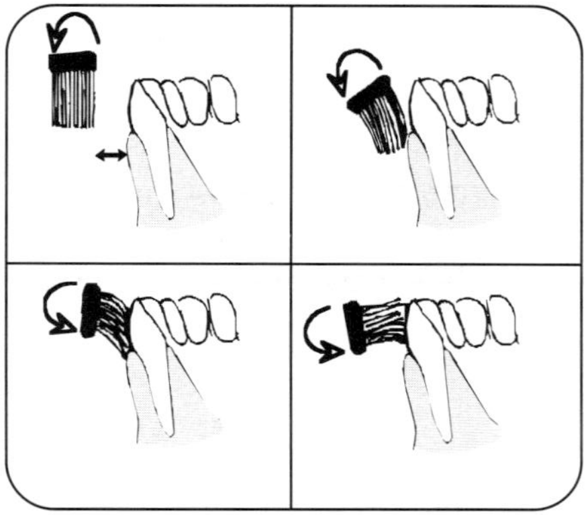

Hinweise zur Durchführung:

Dreiminütiger Putzvorgang:
- Zur optimalen Reinigung werden 5-6 Min. benötigt, um die Plaques (Beläge) zu lösen
- Patient/in ***Zeit zum Zähne putzen lassen.***

Rotationsmethode mit kreisenden Bewegungen:
- Zähne werden in Abbißstellung gebracht
- Die Borstenflächen der Zahnbürste stehen senkrecht zur Zahnoberfläche
- Kreisende Bewegungen über Zähne und Zahnfleisch; Reinigung der Außenflächen von Ober- und Unterkiefer gleichzeitig
- Die Innenflächen werden bei geöffnetem Mund gereinigt (kleine Kreisbewegungen).

Diese Putzmethode eignet sich für die normale Mundhygiene mit klinisch gesundem Gebiß ohne Taschenbildung, Entzündungen und Parodontose.

Rollmethode:
- Von Rot nach Weiß (vom Zahnfleisch zur Zahnfläche)
- Es wird nur in eine Richtung gebürstet und immer wieder neu angesetzt.

Bei beiden Methoden ist es wichtig **mit wenig Druck** zu arbeiten, da sonst das Zahnfleisch zu sehr verletzt wird.

Grundsätzliches zur Zahnhygiene

Pflegeproblem:

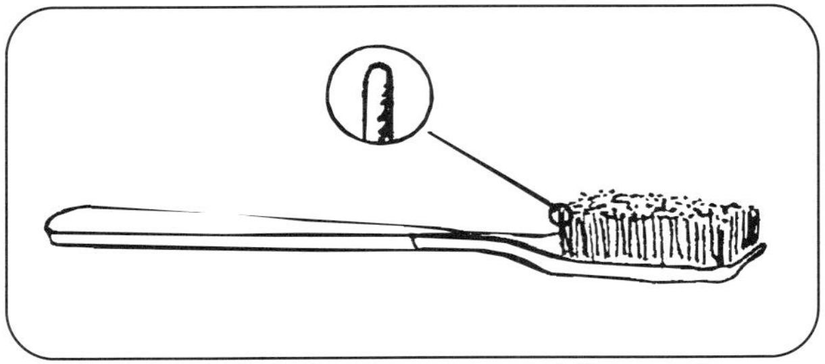

Pflegeziel:

Pflegemaßnahmen/*Wirkung:*

* **Auswahl einer geeigneten Zahnbürste**
So können Infektionen und Verletzungen der Mundschleimhäute vermieden werden. Das Zahnfleisch wird massiert.

* **Exakte Reinigung der Zahnbürste nach jeder Benutzung**

* **Auswahl einer geeigneten Zahnpasta**
In den meisten Zahnpasten sind Tenside enthalten. Diese wirken zellzerstörend.

Hinweise zur Durchführung:

Die richtige Zahnbürste:
- Die einzelnen Borstenbündel sollen nicht zu dicht stehen; sonst ist keine ausreichende Reinigung der Zahnbürste nach der Benutzung gewährleistet (Keimträger)
- Kurzer Bürstenkopf; damit das Putzen der Innenflächen des Gebisses gewährleistet ist (ca. 3-3,5 cm beim Erwachsenen)
- Die Nylonborsten sollen abgerundet sein.
- Die Zahnbürste sollte mittelhart sein und eine Borstenebene haben
- Bei Parodontose weiche Zahnbürste

Lebensdauer der Zahnbürste:
- Richtet sich nach der Benutzungshäufigkeit (ca. 2-3 Monate)
- Alle Borsten stehen senkrecht
  Ausgefranste Zahnbürsten verletzen das Zahnfleisch.

Zahnpasta:
- Zahnpasta mit groben Putzkörpern vermeiden (sonst wird der Zahnschmelz beschädigt)
- Bei bestehender Parodontose tensidfreie Produkte verwenden
- Nach dem Putzen den Mund gut ausspülen, um Zahnpastarückstände zu vermeiden

Pflegeproblem:

Die **Kautätigkeit** und der **Speichelfluß** des Patienten/der Patientin **sind reduziert.** *Gefahr, daß sich **Soor** oder **Parotitis*** entwickeln.
Zum Beispiel bei:
- Nahrungskarenz
- Bewußtlosen

Pflegeziel:

Der/die Patient/in hat eine intakte Mundschleimhaut und fühlt sich wohl.

Pflegemaßnahmen/*Wirkung:*

* **Prophylaktische Mundpflege:**
a) Auswischen der Mundhöhle
Durch das Auswischen der Mundhöhle wird die Keimbesiedelung im Mundraum reduziert. Zusätzlich werden Speichelkanäle ausgedrückt und der Speichelfluß angeregt.

Hinweise zur Durchführung:

Häufigkeit und Zeitpunkt der Mundpflege:
- Prophylaktische Mundpflege vor dem Essen.
- Richtet sich nach dem Bedarf des Patienten; bei immobilen Patienten mit Nahrungskarenz oder Mundatmung kann eine Mundpflege alle ***zwei Stunden*** notwendig sein.

Material zum Auswischen der Mundhöhle:
- Peánklemme
- 6-8 Tupfer (bei starker Verschmutzung sind mehr nötig)
- Lösung z.B. Kamillentee (**weitere Möglichkeiten siehe Mundspülung**)
- Einmaltuch zum Patientenschutz
- Abwurfmöglichkeit
- evtl. Mundspatel oder Mundspreizer, Mundkeil, Taschenlampe

Durchführung:
- Inspektion der Mundhöhle
- Den Tupfer so mit der Peánklemme befestigen, daß das Ende der Klemme umpolstert ist.
- Befeuchten des Tupfers mit der gewünschten Lösung; nicht zu naß - ***Aspirationsgefahr.***
- Sorgfältiges und gründliches Auswischen der Mundhöhle (von hinten nach vorne wischen, nach einem Wischvorgang neuen Tupfer verwenden)

Pflegeproblem:	Pflegeziel:	Pflegemaßnahmen/*Wirkung:*	Hinweise zur Durchführung:
*Durch die reduzierte Kautätigkeit und damit auch verminderten Speichelfluß kann es zu **aufsteigenden Infektionen** der **Speicheldrüsen** oder zu **Bildung von Speichelsteinen** kommen.*	Der Speichelfluß ist gefördert.	**b) Anregung der Kautätigkeit** *Dadurch kann eine aufsteigende Infektion der Speicheldrüsen vermieden werden. Aufgrund einer vermehrten Speichelsekretion wird die Bildung von Speichelkristallen verhindert.*	**Lösungen für die Mundspülung:** - Kamilleextrakt: 30 Tropfen auf ein halbes Glas Wasser - Myrrhetinktur: 5-8 Tropfen auf ein halbes Glas Wasser - Salbei- oder Kamillentee - Mundwasser, das der/die Patient/in benutzt - ______________ ______________
*Der/die Patient/in hat einen **unangenehmen Geschmack im Mund.***	Der/die Patient/in fühlt sich wohl.	**c) Regelmäßige Mundspülung** *Dadurch wird die Bakterienbesiedlung im Mundraum reduziert, es kommt zu keiner Komplikation.*	**Anregung der Kautätigkeit:** - Zum Beispiel durch Kauen auf alten Brotrinden, Dörrobst oder Kaugummi
	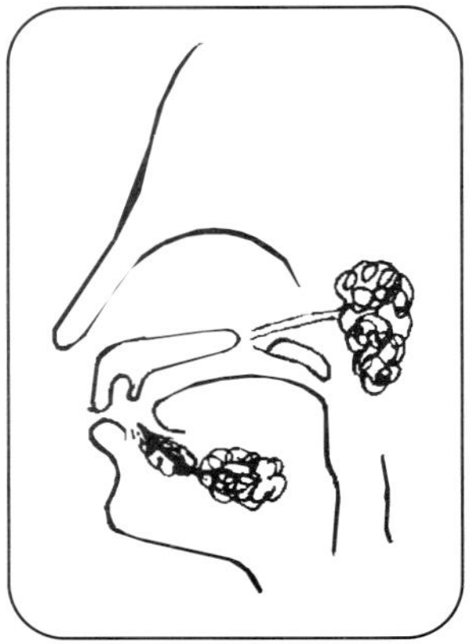	**d) Anregung des Speichelflusses** * **Mundspülung anbieten** * **Lemonsticks anbieten** * **Künstlichen Speichel anbieten**	**Anregung des Speichelflusses:** - Zitronenscheiben lutschen oder den Mund mit Lösungen, die Zitronensäure enthalten, auswischen - Anregung durch Massage der Wangen in Abflußrichtung der Speichelgänge. - Betupfen der Wangentaschen mit Zitronensaft. **Einer speziellen oder prophylaktischen Mundpflege soll immer eine Zahnreinigung vorausgehen.**

Pflegeproblem:	**Pflegeziel:**	**Pflegemaßnahmen/*Wirkung:***	**Hinweise zur Durchführung:**
Der/die Patient/in hat eine **belegte Zunge**.	Die Zunge des Patienten/ der Patientin ist belagfrei.	* Information des behandelnden Arztes * **Einschätzen der Situation** *Dies ist wichtig, um den Belag wirkungsvoll zu behandeln und eine Keimverschleppung in den Atemtrakt zu verhindern.* * ***Abstrich von der Mundflora*** * **Beläge entfernen** *Der/die Patient/in hat einen angenehmeren Geschmack im Mund.* *Die Gefahr der Keimverschleppung ist reduziert.* * ***Häufige Mundpflege durch Auswischen der Mundhöhle***	* Information des behandelnden Arztes * Abklären, ob es sich um eine Infektion handelt (z. B. Soorinfektion) * Eventuell Abstrich machen * Bei vorhandener Infektion gezielter Einsatz von Medikamenten **Möglichkeiten, um Beläge zu lösen:** - Häufige Mundpflege und Feuchthalten der Mundhöhle. - Mit Wasserstoffperoxid 1-2% - Zunge mit einem Würfelzucker abreiben. Auf die Zunge eine Zitronenscheibe legen. **Wichtig**: Vorsichtige Vorgehensweise, um Verletzungen zu vermeiden.
Der **Mund** des Patienten/ der Patientin **ist trocken**. Zum Beispiel bei: - Mundatmung - Nahrungskarenz - Fieberpatienten - Exsikkierten Patienten	Der/die Patient/in hat eine feuchte, intakte Mundschleimhaut.	* **Angepaßte Flüssigkeitszufuhr** * **Aufforderung zur Nasenatmung** * **Synthetischen Speichel anbieten** * **Häufige Mundspülungen, Mundpflege durchführen (zweistündl.)**	**Flüssigkeitszufuhr:** - Bei Nahrungskarenz mit dem Arzt abklären, ob der/die Patient/in unterinfundiert ist. - Trinkfahrplan erstellen - Bei der Auswahl der Getränke Wünsche beachten. **Mundspülung, Mundpflege:** Keine glycerinhaltigen Präparate verwenden, da diese *eine austrocknende Wirkung* haben. Geeignet sind Kamille oder Pfefferminz
Der/die Patient/in hat **trockene Lippen.**	Die Lippen des Patienten/ der Patientin sind geschmeidig.	* **Regelmäßige Lippenpflege mit Fettcreme**	**Lippenpflege:** - ______________________

Pflegeproblem:	Pflegeziel:	Pflegemaßnahmen/*Wirkung:*	Hinweise zur Durchführung:
Der/die Patient/in **hat eine Zahnprothese** und kann sie nicht in gewohnter Weise pflegen.	Der/die Patient/in führt die Pflege der Zahnprothese selbständig durch.	* **Selbständigen Prothesenpflege ermöglichen** *Durch die Erhaltung der Selbständigkeit in kleinen Bereichen bestärken, motivieren wir den Patienten/die Patientin und unterstützen sein/ihr Selbstwertgefühl.*	* Viele Menschen erleben den Verlust der eigenen Zähne als sehr beschämend und möchten nicht ohne Gebiß gesehen werden. Diese Gefühle soll die Pflegekraft so weit es geht respektieren. ***Beispiel:*** - Ermöglichen, daß Der/die Patient/in seine/ihre Zähne alleine putzen kann. - Mit der Mundpflege beginnen, Der/die Patient/in fühlt sich wohl und kann unbeschwert kommunizieren.
Der/die Patient/in ist **Gebißträger/in** und kann die **Prothesenpflege nicht durchführen.** ***Entzündungsgefahr*** *besteht.*	Die Mundschleimhaut des Patienten/der Patientin ist intakt.	* **Durchführung der Prothesenpflege** - **nach jeder Mahlzeit** - **mindestens dreimal täglich** - **nachts Gebiß entfernen** *Fördert das Wohlbefinden des Patienten/der Patientin.*	**Reinigung der Zahnprothese:** - Mit der Zahnbürste und Zahnpasta mechanisch gründlich reinigen. - ***Oder*** mit Reinigungstabletten. (Siehe Hinweise des Herstellers) ***Wichtig:*** Gründliches Nachspülen der Prothesen **Hygiene gewährleisten:** - Jeder Patient/Jede Patientin hat einen eigenen Aufbewahrungsbehälter für die Zahnprothesen. - Die Aufbewahrungsbehälter müssen mit dem Namen des Trägers beschriftet sein, um Verwechslungen vorzubeugen.
		- **Richtige Handhabung bei der Gebißreinigung**	**Gebißreinigung:** - Zahnprothesen nicht mit heißem Wasser reinigen. Durch hohe Temperaturen verändert sich die Form. - Gebiß nicht runterfallen lassen; es bietet sich an, bei der Reinigung der Prothesen etwas Wasser in das Waschbecken zu lassen. Rutscht das Gebiß doch aus der Hand, wird es nicht beschädigt.

Pflegeproblem:	Pflegeziel:	Pflegemaßnahmen/*Wirkung:*	Hinweise zur Durchführung:
*Gefahr der **Druckstellenbildung** und **Entzündungen** durch das Tragen eines Gebisses*	Der/die Patient/in hat intakte Mundschleimhaut. Defekte sind rechtzeitig erkannt worden.	* **Inspektion der Mundhöhle**	* Eine Inspektion mit der Taschenlampe empfiehlt sich. **Druckstellen:** Bei bestehenden Druckstellen soll der Zahnarzt hinzugezogen werden, um das Gebiß neu anzupassen.
*Gefahr von **Formveränderungen am weichen Gaumen** bei längerem Nichttragen der Zahnprothese.*	Formveränderungen des Gaumens ist vorgebeugt.	* **Das Gebiß so häufig wie möglich tragen**	* Auch Patienten/Patientinnen mit Nahrungskarenz und Immobilität sollen die Zahnprothese tagsüber tragen. * Kontraindiziert ist das Tragen des Gebisses nur, wenn dadurch die Atemwege verlegt werden oder wenn pathologische Veränderungen im Mundraum bestehen.
*Die Zahnprothese **löst sich häufig.***	Die Zahnprothesen haften gut am Gaumen.	* **Haftpulver verwenden** * **Haftplatten verwenden**	* Reichen diese Maßnahmen nicht aus, muß der Zahnarzt eine Korrektur der Dritten Zähne vornehmen.

Pflegeproblem:

Der/die Patient/in **öffnet den Mund** zur Mundpflege **nicht.**

Zum Beispiel bei:
- Bewußtlosen Patienten
- Apallischen Patienten mit Beißspastik

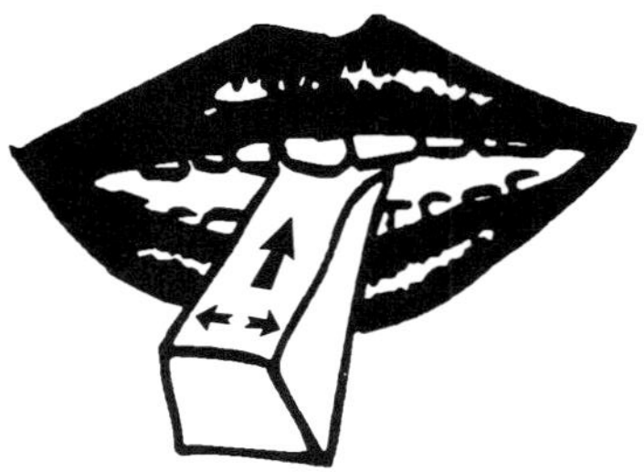

Mundkeil

Pflegeziel:

Die Mundhygiene des Patienten/der Patientin ist gewährleistet.

Pflegemaßnahmen/*Wirkung:*

* **Öffnen des Mundes durch Massage**
So können Beißspastiken aufgehoben werden, und der Kiefer kann langsam nach unten bewegt werden.

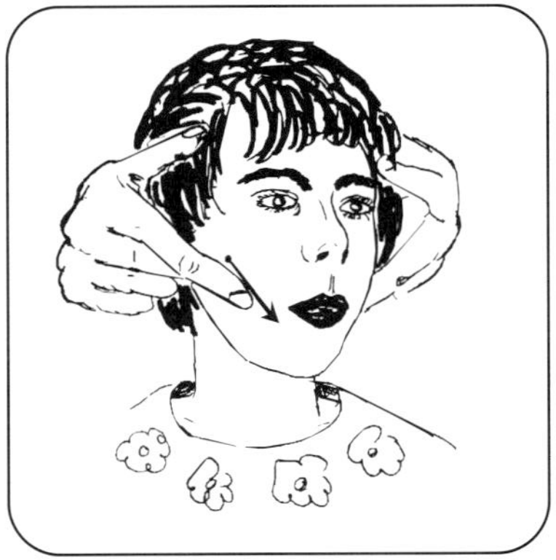

* **Einsetzen eines Mundkeils**
Mit Hilfe eines Mundkeils kann erreicht werden, daß der Mund des Patienten/ der Patientin bei der Mundpflege offen bleibt. Wird im Mund des Patienten/ der Patientin manipuliert, wird häufig wieder eine Beißspastik oder ein Schließen des Mundes ausgelöst.

Hinweise zur Durchführung:

Öffnen des Mundes:
- Auf beiden Seiten des Gesichtes vom Jochbein ausgehend über die Wangen zum Mundwinkel streichen. (Siehe Abbildung)
- Tritt eine Lockerung des Unterkiefers ein, diesen nach unten führen und festhalten. Eine zweite Pflegekraft übernimmt die Mundpflege.
- Es hat sich als günstig erwiesen, erst mit der einen Hand über die eine Gesichtshälfte zum Mundwinkel zu streichen. Von dort aus weiter zum Unterkiefer, um diesen leicht nach unten zu bringen und zu fixieren. Das gleiche wird auf der anderen Gesichtshälfte mit der anderen Hand durchgeführt. So lange wiederholen, bis der Mund geöffnet ist.

Einsatz des Mundkeils:
- Sobald die Zahnreihen des Patienten/ der Patientin leicht geöffnet sind, kann der Mundkeil zwischen die Zahnreihen geschoben werden.
- Nie mit Gewalt vorgehen
- Den Mundkeil soweit vorschieben, daß die Mundpflege möglich ist.
- Durch Verschieben des Mundkeils von einer Seite des Mundes auf die andere kann der ganze Mundraum erreicht werden.

Pflegeproblem:	Pflegeziel:	Pflegemaßnahmen/*Wirkung:*	Hinweise zur Durchführung:
Aufgrund einer **Kieferverplattung** kann der/die Patient/in den Mund nicht öffnen.	Der/die Patient/in hat intakte Mundschleimhäute und eine primäre Wundheilung.	* **Mundspülung mit Hilfe eines Atomiseurs**	**Einsatz des Atomiseurs:** - Ausspülen des Mund- und Rachenraumes. Durch die dünne Spritzdüse kann auch der Innenraum der Mundhöhle ausgespült werden. - Vorsicht bei bewußtlosen Patienten! Hier besteht ***große Aspirationsgefahr***. Die Mundspülung kann nur in Seitenlage des Patienten/der Patientin durchgeführt werden. - Anschließendes Absaugen der Flüssigkeit, die in den Mund gespritzt wurde, ist notwendig.

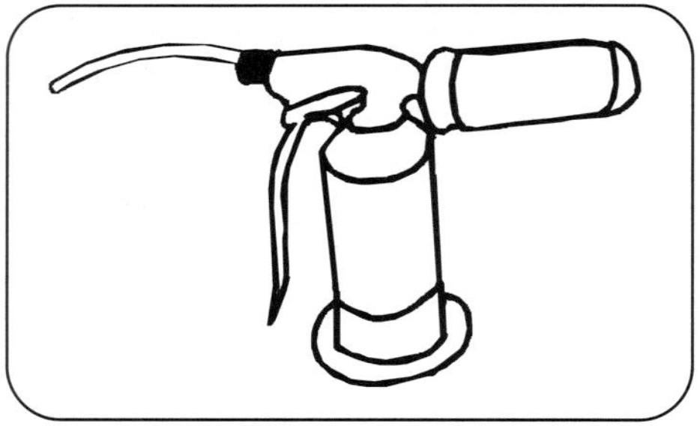

Der/die Patient/in hat **fehlende Schluckreflexe.** *Gefahr der Aspiration bei der Durchführung der Mundpflege.*	Einer Aspiration ist vorgebeugt.	* **Durchführung der Mundpflege in Seitenlage** * **Auswischen der Mundhöhle mit gut ausgedrückten Tupfern** *Es kann kein Mundwasser in den Schlund laufen.* * **Bereithalten einer Absaugvorrichtung mit Absaugkatheter**	

Pflegeproblem:	**Pflegeziel:**	**Pflegemaßnahmen/*Wirkung:***	**Hinweise zur Durchführung:**
Der/die Patient/in **hat eine Erkrankung** im Mundbereich.	Die Mundschleimhaut, Zunge und Lippen des Patienten/der Patientin sind intakt.	* **Therapeutische Mundpflege** *Um die Erkrankungen im Mundbereich wirkungsvoll bekämpfen zu können, müssen diese gezielt behandelt werden.*	**Ärztliche Anordnung** Für die therapeutische Mundpflege ist eine ärztliche Anordnung notwendig. **Zeitpunkt der therapeutischen Mundpflege beachten:** * therapeutische Mundpflege nach dem Essen. **Mögliche Lösungen/Präparate:** * Desinfizierende Lösungen z. B.: - ______________________
z. B. eine **Stomatitis** (= Entzündung der Mundschleimhaut)	Der/die Patient/in ist schmerzfrei.	* Zweistündliche Mundspülungen oder Auswischen der Mundhöhle mit Lösungen nach Arztanordnung * Lutschtabletten mit Dexapanthenol laut Arzt	* Salbeitee *(antiphlogistische, bakteriostatische und adstringierende Wirkung)*
z. B. eine **Soorinfektion** (= Pilzinfektion)	Der Mundraum und die Zunge ist belagfrei.	* Einsatz von Antimykotika lt. Arzt * Beläge vorsichtig entfernen * Zweistündliche Mundpflege * Mindestens vier mal täglich therapeutische Mundpflege	* Moronal * Amphomoronal * 2%ige Gentianaviolett-Lösung - ______________________
z. B. **Aphten** (= Schleimhautdefekte)	Der/die Patient/in ist beschwerdefrei.	* Häufige und gute Mundpflege * Zweistündl. Mundspülung mit Lösungen lt. Arztanweisung * Betupfen der Schleimhautdefekte * Säurearme Getränke	* Dexapanthenollösung * Myrrhentinktur * Rosenhonig * Aphtol
z. B. **Rhagaden** (= schmerzhafte Einrisse an Mund- und Nasenwinkel)	Die Lippen sind intakt.	* Lippenpflege * Lokale und allgemeine Behandlung mit Vitaminen, vor allem Vitamin B. *Die Ursache für Rhagaden ist häufig ein Fehlen von Vitaminen und Eisen.*	* Fettsalben * Lokal- und Vitaminbehandlung * Einnahme von Vitaminpräparaten - ______________________

Pflegeproblem:	**Pflegeziel:**	**Pflegemaßnahmen/*Wirkung:***	**Hinweise zur Durchführung:**
z. B. Parotitis (=Entzündung der Ohrspeicheldrüse)	Der/die Patient/in ist schmerzfrei, die Nahrungsaufnahme ist gewährleistet.	* Förderung des Speichelflusses * Reduzierung der Keimbesiedelung im Mundbereich durch desinfizierendes Mundwasser * Antibiotikatherapie	* Zitronensaft, Citrovit usw. * Desinfizierendes Mundwasser - ____________________ - ____________________
z. B. Herpes labialis (= Fieberbläschen)	Der/die Patient/in hat geschmeidige Lippen.	* Antivirale Substanzen	* Präparate mit dem Wirkstoff Acyclovir sind wirksame Präparate gegen Herpes labialis (mit Tiefenwirkung) * Sind die Bläschen bereits aufgegangen, ist es sinnvoll, austrocknende Wirkstoffe zu verwenden, um die an der Oberfläche befindlichen Viren abzutöten. - Präparate mit Zinksulfaten - Lotio-Alba-Schüttelmixtur - Abtupfen mit Aether - ____________________
Der/die Patient/in leidet unter **starkem Mundgeruch** z.B. bei: - Divertikulose des Ösophagus - Nieren- oder Lebererkrankungen	Ursache ist erkannt; Patient/in fühlt sich wohl	* Abklären der Ursachen durch den Arzt * Bereitstellen von Mundspüllösungen * Nach den Mahlzeiten viel trinken	

Grundsätzliches zur Hautpflege.

Pflegeproblem:

Die **Haut** des Patienten/ der Patientin ist **äußeren Reizen ausgesetzt**:

- thermischen
- chemischen
- mechanische
- physikalischen Reizen

Pflegeziel:

Die Haut des Patienten/ der Patientin ist intakt.

Pflegemaßnahmen/*Wirkung:*

* **Analyse der Hautbeschaffenheit**
* **Regelmäßige Hautpflege mit Wasser in Öl Präparaten**
  Hautpflege kann für den Patienten/ die Patientin sehr angenehm und entspannend sein. Die Körperwahrnehmung wird stimuliert und das Wohlbefinden gefördert.

* **Hautschutzmittel auch nach äußeren Faktoren auswählen:**
  z.B.:
  - Cremes mit Sonnenschutzfaktor
  - Hautschutzcremes für besondere Belastungen

Hinweise zur Durchführung:

Hautpflege nach der Körperwäsche.
Durch den Wasserkontakt und den Einsatz von Seifen und Syndets wird der Säureschutzmantel der Haut zerstört. Deshalb soll die Haut nach Duschen, Baden oder Ganzkörperwäsche rückgefettet werden.
Wasser in Öl Präparate (W/Ö)
Trockene und normale Haut soll mit W/Ö Präparaten gepflegt werden.
Bei W/Ö Präparaten sind Wassertröpfchen in Öl eingebracht. Beim Auftragen auf die Haut ermöglichen die eingebrachten Wassertröpfchen die Hautatmung und den Wärmeaustausch. Durch die aufgetragenen Öle wird die Haut geschmeidig und ein Abdunsten der Hautfeuchtigkeit wird verhindert.
Öl in Wasser Präparate:
Diese Cremes und Lotionen haben einen angenehm kühlenden Effekt.
Bei Ö/W Präparaten sind Öltröpfchen in Wasser eingebracht, beim Auftragen verdunstet das Wasser, die Haut wird in der Regel trockener als vor dem Benutzen. Zudem quellt das Wasser die Hornschicht auf und vergrößert somit die Hautoberfläche. Zusätzliche Feuchtigkeit der Haut wird abgegeben.

Grundsätzliches zur Hautpflege.

Pflegeproblem:	Pflegeziel:	Pflegemaßnahmen/*Wirkung:*	Hinweise zur Durchführung:
			Test: Tragen Sie die Creme auf den Handrücken auf und lassen Sie kaltes Wasser über den Handrücken laufen. Löst sich die Creme, Salbe oder Lotion auf und wird weggespült, so handelt es sich um ein Ö/W Präparat.
		* **Sparsamer Einsatz von Seifen, Syndets und Waschlotionen**	**Waschlotionen:** * Grundsätzlich sparsamer Einsatz von Waschzusätzen. * PH-neutrale Präparate verwenden * Seifen und Waschlotionen mit Parfümstoffen meiden. * Der Einsatz von Syndets und Seifen soll auf ***einmal täglich*** reduziert werden.
		* **Seifen und Waschlotionen müssen nachgewaschen werden**	Es dürfen keine Seifen- oder Waschlotionrückstände auf der Haut zurückbleiben. Das führt zu starker Austrocknung, Allergien und Juckreiz der Haut.
Durch den Einsatz von Hautpflegemitteln besteht die Gefahr der Keimverschleppung.	Keimverschleppung ist verhindert.	* **Hygienischer Umgang mit Cremes, Salben, Pasten und anderen Pflegemitteln**	* Pflegemittel nie in das Bett des Patienten legen. * Sorgfältiges Ausdrücken von Tuben; Kontaminationen vermeiden. * Cremes, Salben aus Töpfen mit sauberem Spatel entnehmen.

Pflegeproblem:	Pflegeziel:	Pflegemaßnahmen/*Wirkung:*	Hinweise zur Durchführung:
Der/die Patient/in hat **trockene Haut.**	Die Haut des Patienten/der Patientin ist intakt, geschmeidig und er/sie fühlt sich wohl.	* **Analyse der Hautsituation**	**Die trockene Haut:** Ist glanzlos, feinporig, matt mit Knitterfältchen, die Oberfläche wirkt dünn und meist gespannt.
		* **Hautpflege mit W/Ö Präparaten** *Durch gezielte Hautpflege kann die Schutzfunktion und natürliche Spannkraft der Haut erhalten werden. Der Patient fühlt sich wohl und kann sich bei der Hautpflege entspannen.*	**Präparate auf Wasser in Öl Basis sind für trockene Haut** Durch die eingebrachten Wassertröpfchen in einer Ölbasis ist die Luftzirkulation und der Wärmeaustausch gewährleistet. Die Fettschicht verhindert ein Austrocknen der Haut. Reine Fett-, bzw. Öl-Präparate sind nicht geeignet, da sie zu einem Hitzestau führen. **Gängige Präparate in unserer Klinik:** - __________ - __________
		* **Ausreichend Flüssigkeitszufuhr (ATL "Essen und Trinken")** *Häufig ist ein Flüssigkeitsmangel die Ursache für eine trockene Haut.*	**Kontraindikationen abklären:** Patienten mit Herzinsuffizienz, Lungenödem, Niereninsuffizienz sollen unterinfundiert sein, um den Kreislauf zu entlasten.
		* **Reduktion von Vollbädern** * **Heißes Duschen vermeiden**	* Durch häufiges Duschen und Baden wird jedesmal der Wasser-Lipidmantel zerstört und die Haut vollständig entfettet. Nach dem Baden und Duschen ist die Haut auf jeden Fall rückzufetten. Der Einsatz von Ölbädern reicht hierzu nicht aus.
		* **Einsatz von Seifen und Syndets nur für Problembereiche und bei starken Verschmutzungen**	* **Ölbäder sind anderen Waschlotionen vorzuziehen.** - __________
		* **Keinen Franzbranntwein oder andere alkoholischen Lösungen verwenden**	* Wird Franzbranntwein verwendet, muß nachgefettet werden.

Pflegeproblem:	Pflegeziel:	Pflegemaßnahmen/*Wirkung:*	Hinweise zur Durchführung:
Der/die Patient/in hat **fette Problemhaut.**	Der/die Patient/in fühlt sich wohl, Glanzstellen sind reduziert.	* **Analyse der Hautsituation**	**Fette Haut:** Weist häufig einen öligen Glanz auf, ist meist großporig, verbunden mit starker Schweißproduktion, Pickeln und Mitessern.
		* **Öl in Wasser Präparate verwenden** *Diese Präparate haben einen angenehm kühlenden Effekt und hinterlassen keine Glanzstellen.*	* Öl in Wasser Präparate sind in der Regel nicht so fetthaltig. * Wichtig ist es, die Haut genau zu beobachten, meistens besteht fette Problemhaut partiell.
		* **Regelmäßige Entfernung von Staub, Schmutz und überschüssigem Talg - abends und morgens**	* Falsch wäre, die Haut durch eine übertriebene Reinigung entfetten zu wollen. Dies regt die Haut zu einer vermehrten Talgproduktion an. * Sinnvoll ist es, mit milden Reinigungspräparaten die Problemzonen zu säubern.
		* **Nach der Reinigung ist es besonders für das Gesicht sinnvoll, Gesichtswasser aufzutragen, das die Talgproduktion auf natürliche Weise hemmt**	**Gesichtswasser mit**: * Kamille * oder Schwefel
		* **Nachts ist es sinnvoll, eine Hautcreme aufzutragen, die sich positiv auf die Talgproduktion und Keimbesiedelung der Haut auswirkt**	**Schwefelhaltige Cremes** haben sich wegen ihrer positiven Wirkung auf unreine Fetthaut bewährt. Schwefel wirkt talgregulierend und durchblutungsfördernd, hat eine leicht schälende und keimreduzierende Wirkung. ***Kosmetiker oder Hautarzt um Rat bitten!***

Pflegeproblem:	Pflegeziel:	Pflegemaßnahmen/*Wirkung:*	Hinweise zur Durchführung:
Es besteht Infektionsgefahr.	Die Haut des Patienten/der Patientin ist intakt. Der/die Patient/in fühlt sich wohl.	* **Feuchtes Hautmilieu vermeiden** *Häufig ist die Ursache für die Entstehung von Intertrigo eine Infektion mit Bakterien oder Pilzen. Ein feuchtes Hautmilieu ist ein idealer Platz für Pilze und Bakterien.*	**Gefährdete Hautregionen:** - Frauen unter der Brust - In Leistengegend und Hautfalten im Bauchbereich (Männer und Frauen) - Zwischen Fingern und Zehen **Feuchtes Hautmilieu vermeiden:** - Regelmäßige Hautbeobachtung wird vorausgesetzt. - Gutes Abtrocknen der Haut nach der Körperwäsche. (Besonders in Zehenzwischenräumen, Hautfalten usw.) - Häufige Körperpflege - Mullstreifen in die Hautfalten bzw. zwischen Zehen und Finger legen. - Puder neigt zur Krümelbildung und reizt dadurch die Haut.
Der/die Patient/in hat **Intertrigo.** Gefahr der Keimverschleppung.	Keime sind nicht verschleppt. Die Haut des Patienten/der Patientin ist intakt.	* **Reihenfolge der Körperwäsche ändern** * **In betroffenen Regionen Einmalmaterial verwenden** * **Abstrich von der betroffenen Hautregion machen, um eventuelle Infektionen gezielt zu behandeln** * **Betroffene Hautregion nach Arztanordnung behandeln mit:** z.B. Antimykotischer Salbe	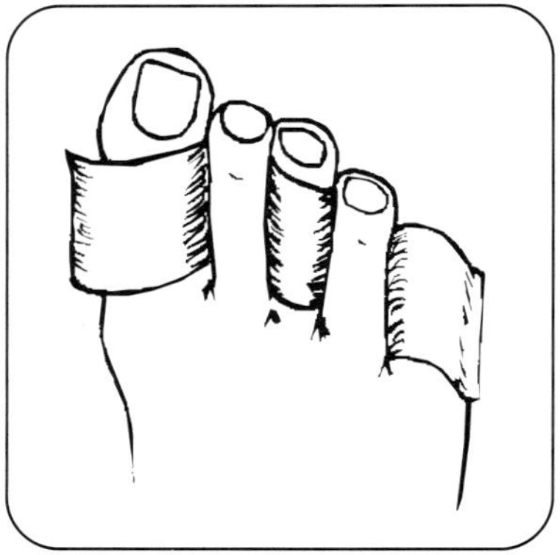

Pflegeproblem:	Pflegeziel:	Pflegemaßnahmen/*Wirkung:*	Hinweise zur Durchführung:
Die Haut des Patienten/der Patientin wird **durch äußere Einflüsse geschädigt.** Zum Beispiel durch: - Exkremente - Starkes Schwitzen	Zusätzliche Komplikationen werden vermieden, die Haut des Patienten/der Patientin ist intakt.	* **Gezielter Hautschutz gefährdeter Hautregionen.** *So wird die Haut durch eine Schutzschicht vor äußeren Einflüssen bewahrt.*	**Beachten:** - Bevor Hautschutzpasten o.ä. aufgetragen werden, ist die Haut von alten Salbenresten zu reinigen. - Bei zinkhaltigen Salben lassen sich die Salbenreste gut mit Öl entfernen. - Hautschutz muß regelmäßig erneuert werden. **Gängige Präparate:** * Zinkhaltige Präparate * Fettpräparate * Hautschutzspray von verschiedenen Firmen - ____________ - ____________
Der/die Patient/in hat **Juckreiz** und Kratzspuren auf der Haut. Er/sie kann das Kratzen nicht unterlassen.	Die Haut des Patienten/der Patientin ist intakt, Verletzungen ist vorgebeugt.	* **Kühle Waschung ohne Seifenzusätze** *Kühle Waschungen haben eine lindernde Wirkung bei Juckreiz.*	**Kühle Waschung:** Unter Körpertemperatur waschen, ohne Seifenzusätze, Reibung beim Trocknen vermeiden.
		* **Fingernägel kurz halten** *So wird die Verletzungsgefahr reduziert. Auch die Keimübertragung ist geringer.*	**Fingernägel:** Wichtig ist, daß die Nägel gut gefeilt werden, um Ecken und Kanten zu vermeiden. Notfalls können dem Patienten/der Patientin auch weiche Baumwollhandschuhe angezogen werden.
		* **Verabreichung juckreizstillender Salben oder Puder lt. Arzt**	**Beobachtung der Haut** bezogen auf die Wirkung der Medikamente.

Pflegeproblem:	Pflegeziel:	Pflegemaßnahmen/*Wirkung:*	Hinweise zur Durchführung:
Der/die Patient/in kann sich die **Haare nicht selbständig kämmen**.	Die tägliche Haarpflege ist gewährleistet. Der/die Patient/in fühlt sich wohl.	* **Durchführung der Haarpflege**	* Die tägliche Haarpflege besteht aus dem regelmäßigen Bürsten und Kämmen der Haare. **Durchführung:** - Handtuch unter den Kopf legen. - Der Kopf des Patienten/der Patientin wird abwechselnd nach rechts und links gedreht und auf der jeweiligen Seite gekämmt. - Bei bettlägerigen Patienten/Patientinnen mit langen Haaren empfiehlt es sich, einen Zopf zu flechten, wenn der/die Patient/in damit einverstanden ist. - Keine Haarnadeln oder Haarkämme verwenden, da dies Druckstellen verursachen könnte.
	Die Selbständigkeit wird gefördert.	* **Patienten/Patientin auffordern, die Haare selbständig zu kämmen**	* Eventuell den Kamm mit der Hand des Patienten/der Patientin führen.
Der/die Patient/in hat lange Haare, die nur schwer zu kämmen sind.	Haarfilz ist vorgebeugt. Der/die Patient/in hat keine Schmerzen bei der Haarpflege.	* **Haare von unten beginnend nach oben durchkämmen**	* Durch vorsichtige Vorgehensweise können Schmerzen verhindert werden.

Pflegeproblem:	Pflegeziel:	Pflegemaßnahmen/*Wirkung:*	Hinweise zur Durchführung:
Die Haare des Patienten/ der Patientin sind **verschmutzt** bzw. fettig.	Der/die Patient/in fühlt sich wohl.	* **Haarwäsche im Bett** 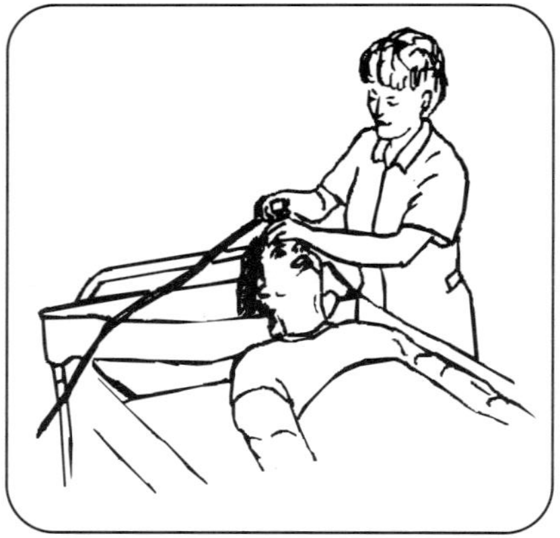	* Spezialvorrichtung für das Haarewaschen im Bett besorgen. Bettschutz anbringen! * Der Kopf des Patienten/der Patientin wird auf den Auflagerand des Kunststoffbeckens gelagert. * In einen Eimer wird der Ablaßschlauch des Beckens gebracht, um das verbrauchte Wasser aufzufangen. * Mit einer Brause, die an den normalen Wasserhahn im Zimmer angeschlossen werden kann, oder einem Krug mit Wasser werden die Haar benetzt, einshampooniert und nachgespült. * Haare in ein Handtuch einschlagen und das Kunststoffbecken entsorgen. * Haare kämmen, föhnen, Wünsche des Patienten/der Patientin beachten.
		* **Haarwäsche beim Baden oder Duschen** oder **Haare am Waschbecken waschen**	* Einen Waschlappen anbieten, damit der/ die Patient/in die Augen schützen kann. * Im Bad keinen Fön benutzen.

<table>
<tr><th>Pflegeproblem:</th><th>Pflegeziel:</th><th>Pflegemaßnahmen/Wirkung:</th><th>Hinweise zur Durchführung:</th></tr>
<tr><td>Der Patient hat Bartwuchs und kann seinen Bart nicht pflegen bzw. sich rasieren.</td><td>Der Patient fühlt sich wohl und sieht gepflegt aus.</td><td>* Durchführung der Rasur</td><td>Naßrasur:
- Gesicht mit warmem Wasser waschen
- Rasierschaum auftragen und einwirken lassen. (Barthaare werden weich)
- Mit Naßrasierer in Wuchsrichtung Barthaare entfernen. (Nicht gegen den Strich rasieren, Haut könnte verletzt werden)
- Restschaum mit warmem Wasser abwaschen und abtrocknen
- Unbedingt Rasierwasser auftragen, um Entzündungen vorzubeugen
- Evtl. Feuchtigkeitscreme auftragen

Elektrische Rasur:
- Nicht im Bad rasieren
- Scheerkopf nach jeder Benutzung reinigen</td></tr>
<tr><td>Der/die Patient/in wird operiert; Gefahr der sekundären Wundheilung durch die Körperbehaarung</td><td>Primäre Wundheilung ist unterstützt.</td><td>* Rasur des OP-Gebietes am OP-Tag
- Naßrasur
- Enthaarungscreme
* OP-Gebiet desinfizieren und mit sterilem Abdecktuch abdecken</td><td>Desinfektion des OP-Gebietes:
Diese Vorbereitung bereits auf Station hat sich bewährt und findet bei den Ärzten immer mehr Zuspruch. Diese Methode der präoperativen Vorbereitung ist eine Ergänzung der bisherigen OP-Vorbereitung.</td></tr>
</table>

Pflegeproblem:	Pflegeziel:	Pflegemaßnahmen/*Wirkung:*	Hinweise zur Durchführung:
Der/die Patient/in hat **stark verschmutzte Füße**.	Sorgfältig gereinigte Füße. 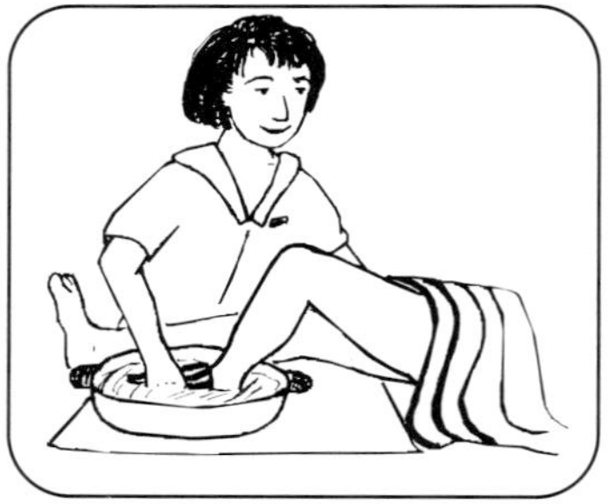 **Fußbad im Sitzen**	* **Durchführung eines Fußbades im Bett** *Hat auch eine entspannende und tonussenkende Wirkung.*	**Durchführung eines Fußbades:** - Bettschutz oder Bodenschutz anbringen. - Fußbadebecken und Wasser vorbereiten - Füße baden - Sorgfältiges Abtrocknen der Füße, vor allem in den Zehenzwischenräumen. - Mit Fußbalsam oder Hautpflegemittel eincremen.
Der/die Patient/in hat **lange Fußnägel.**	Der/die Patient/in fühlt sich wohl, hat keine Schmerzen beim Tragen von Schuhen. 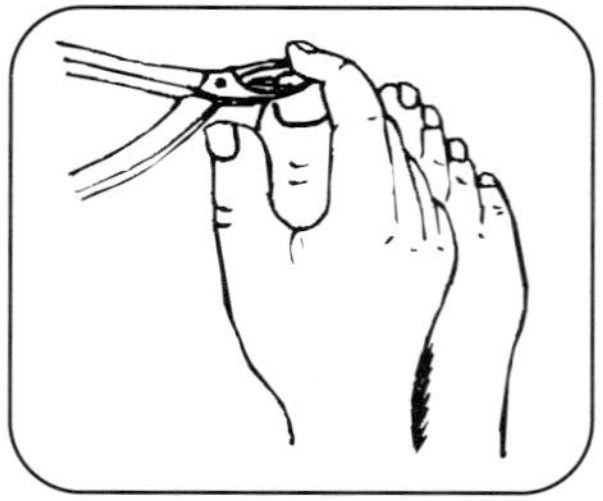	* **Fußnägel schneiden und feilen**	* Kann so organisiert werden, daß die Körperpflege während des Fußbades durchgeführt wird. **Fußnägel:** - Fußbad durchführen, um die Nägel weich zu machen - Gerade schneiden und feilen. - Keine Verletzungen setzen. **- *Eingewachsene und krankhaft veränderte Fußnägel sollen von Fachleuten behandelt werden.***
*Hat **verwachsene, Zehennägel, Hühneraugen etc.***		* **Fußpfleger/in organisieren**	
Der/die Patient/in hat eine **starke Hornhautbildung** an den Füßen.	Hat gepflegte Füße.		Auf Anordnung kann auch eine 1-3%ige Salizylsalbe aufgetragen werden. Nach mehreren Stunden Einwirkzeit Fußbad und Fußpflege durchführen.

Pflegeproblem:	Pflegeziel:	Pflegemaßnahmen/*Wirkung:*	Hinweise zur Durchführung:
Die Hände des Patienten/ der Patientin sind **regelmäßig verschmutzt.** *Die Hände sind Bakterienträger.*	Die Keime an den Händen sind reduziert. Der/die Patient/in fühlt sich wohl.	* **Durchführung eines Handbades bei der Körperpflege** 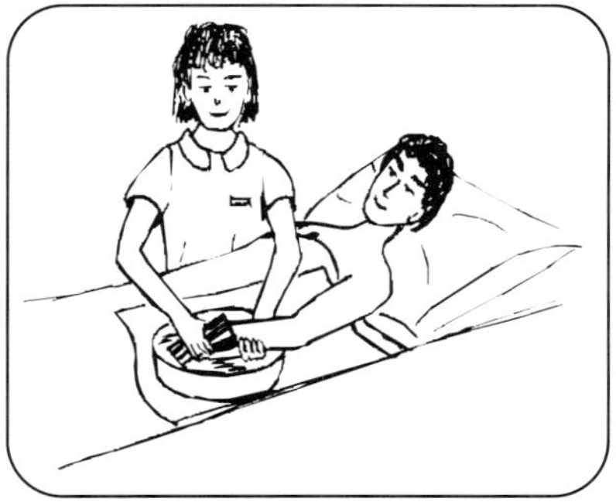	**Handbad im Bett:** - Bettschutz anbringen - Waschschüssel mit Wasser nach dem Waschen von Gesicht, Hals, Brust und Armen in das Bett stellen. (Siehe Abbildung) - Seife benutzen, sorgfältiges Reinigen der Hände. - Gut abtrocknen und anschließend Handcreme oder Hautpflegemittel verwenden. ***Oder Handbad am Waschbecken durchführen.***
Der/die Patient/in hat **lange Fingernägel.**	Der/die Patient/in hat gepflegte Fingernägel.	* **Fingernägel schneiden und feilen**	* Nach einem Handbad lassen sich die Nägel besser schneiden. * Ist der/die Patient/in einverstanden, werden die Nägel kurz und rund geschnitten und gefeilt.
Der/die Patient/in hat **Schmutz unter den Fingernägeln.**	Der/die Patientin hat saubere Nägel, Keimverschleppung ist verhindert.	* **Reinigung der Fingernägel**	* Am günstigsten ist die Reinigung mit einer Nagelbürste durchzuführen. Hierbei ist die Verletzungsgefahr sehr gering. * Die Verschmutzungen können auch mit einer Nagelfeile entfernt werden.

Pflegeproblem:	**Pflegeziel:**	**Pflegemaßnahmen/*Wirkung:***	**Hinweise zur Durchführung:**
Der/die Patient/in hat **Borken in der Nase.** Er/sie kann sich seine/ihre Nase nicht selbständig reinigen. Zum Beispiel bei: - Bewußtlosen Menschen - Nasensonden	Borkenfreie Nase.	* **Nasenpflege durchführen**	**Nasenpflege:** - Mit Watteträgern, die mit physiologischer Kochsalzlösung getränkt sind, werden die Nasenlöcher gereinigt. - Bei festsitzenden Borken können diese zuerst mit Öl betupft werden. Dadurch weichen sie auf und lassen sich besser entfernen. - Eventuell nach Verordnung Nasensalbe auftragen.
Der/die Patientin **hat eine Nasensonde.** Es besteht die Gefahr von Borkenbildung und aufsteigender Infektion.	Aufsteigender Infektion ist vorgebeugt.	* **Nasenpflege**	* Nasensonde etwas zurückziehen, Sonde und Nasenschleimhaut - wie oben beschrieben - reinigen. Sonde wieder in die alte Position bringen.(Günstig ist es, die Lage der Sonde zu markieren)
*Es besteht die Gefahr von **Hautirritationen** durch die Fixierung der Nasensonde.*		* **Täglich neue Fixierung** **- Kontrolle der Haut** **- Hautstellen wechseln**	* Bei liegender Nasensonde die Fixierung bei der Körperpflege regelmäßig erneuern. Alte Pflasterreste mit Wundbenzin entfernen. * Neue Fixation der Sonde; dabei andere Hautstellen auswählen. * Fixation soll Kaumuskulatur und die Mimik nicht beeinträchtigen.

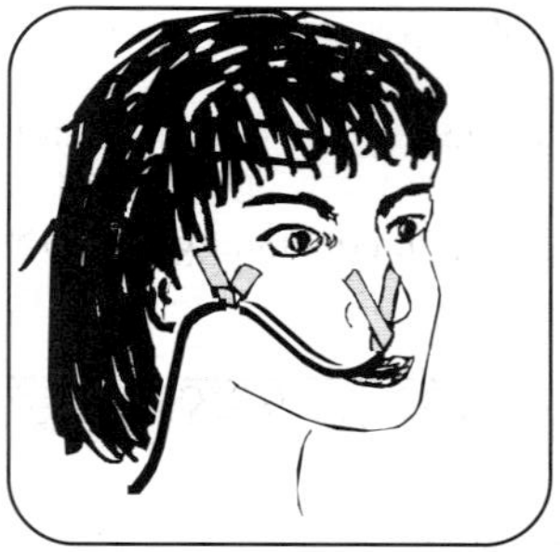

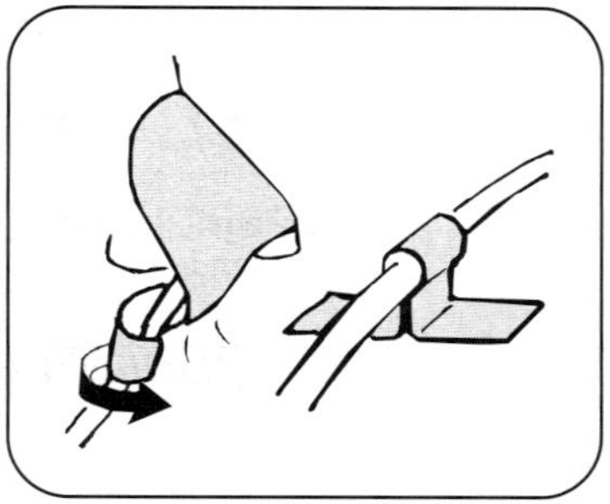

Literaturliste zur ATL "Sich Waschen und Kleiden"

Bienstein, C., Fröhlich, A., Basale Stimulation in der Pflege, Verlag Selbstbestimmtes Leben, Düsseldorf 1991

Davies, P.M., Hemiplegie. Rehabilitation und Prävention, Springer Verlag, Berlin 1986

Esmé, D., Der Schlaganfallpatient, Hippokrates Verlag, Stuttgart 1987

Gümbel, D., Ganzheitsmedizinische Hauttherapie mit Heilkräutern und Essenzen, Haug Verlag, Heidelberg 1986

Hatch, F., Maietta, L., Schmidt, S. Kinästhetik, Krankenpflege Verlag, Eschborn 1992

Jäckle, R., Seifert, B., Salutas Lexikon Dermatologie, Urban & Schwarzenberg Verlag, München,Wien, Baltimore 1990

Juchli, L., Krankenpflege, Georg Thieme Verlag, Stuttgart, New York 1991

Kretz, F.J., Kretz, A., Schroedl, P., Medikamentöse Therapie, Thieme Verlag, Stuttgart, New York 1982

Kriesten, W., Übungshandbuch zur Pflegeplanung, Band 1 + 2, Brigitte Kunz Verlag, Hagen 1992

Leibold, G., Naturheilkunde, Falken Verlag, Niedernhausen/Ts. 1988

Mischo-Kelling, M., Zeidler, H., Innere Medizin und Krankenpflege, Urban & Schwarzenberg Verlag, München, Wien, Baltimore 1989

Schalch, F., Schluckstörungen und Gesichtslähmung, Gustav Fischer Verlag, Stuttgart, Jena, New York 1992

Literaturliste zur ATL "Sich Waschen und Kleiden"

Schmid, Hartmeier, Bannert, Arzneimittellehre, Wissenschaftliche Verlagsgesellschaft, Stuttgart 1990

Schwörer, C., Der apallische Patient, Gustav Fischer Verlag, Stuttgart 1988

Zeitschriften

Bruckner, F., Allgemeine und Spezielle Mundpflege, Fachzeitschrift - *Die Schwester / Der Pfleger,* 31. Jahrgang Mai 1992

Meyer, E., Ganzkörperwaschung in der Pflege, Fachzeitschrift - *Die Schwester / Der Pfleger*, August 1992

Reutmeister, M., Ullrich, L., Die Pflege der Haut, Fachzeitschrift - *Die Schwester / Der Pfleger*, Juli 1992

GEDANKEN ZUR ATL "ESSEN UND TRINKEN"

Essen und Trinken sind physiologische Grundbedürfnisse. Unser Organismus braucht Nähr-, Wirk-, und Energiestoffe, um die Lebensfunktion des Körpers aufrechtzuerhalten. Gesteuert wird die Nahrungsaufnahme durch das Durst- und Hungergefühl. Komplizierte Mechanismen regulieren unser Verlangen nach Nahrung. Sinneszellen messen zum Beispiel den Blutzuckerspiegel und melden diesen an das Eßzentrum im Zwischenhirn. Bei Abweichungen von der Norm werden Verhaltensweisen ausgelöst, die das physiologische Gleichgewicht - die Homöostase - wieder herstellen. Im Zwischenhirn liegt das Sättigungszentrum. Rezeptoren im Magen melden den Füllungszustand an das Sättigungszentrum. Das Zentrum im Zwischenhirn wiederum beeinflußt unser Eßverhalten. Essen und Trinken beinhaltet nicht nur den Aspekt „Aufrechterhaltung der Homöostase“ und „Erhaltung der Lebensfunktion“, sondern bedeutet auch Befriedigung, Lust und Lebensfreude. Die Lebensqualität und das Wohlbefinden des Menschen wird dadurch entscheidend beeinflußt.

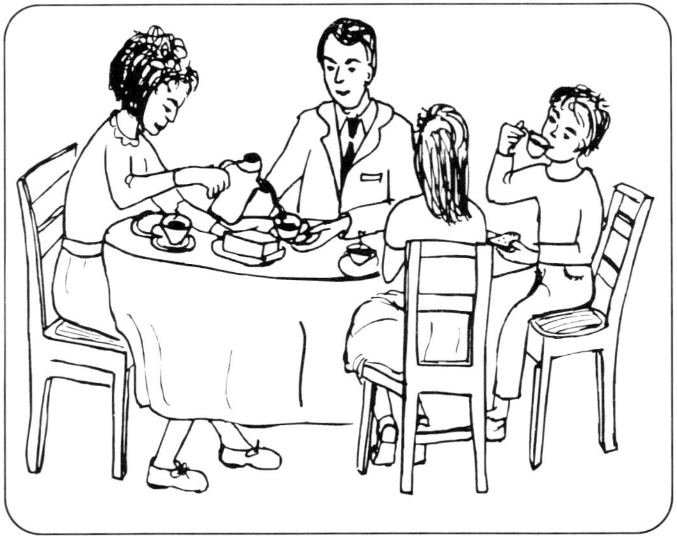

Ein gesättigter Mensch fühlt sich wohl. In der Entwicklungspsychologie wird von der oralen Phase gesprochen. Für das Kleinkind bedeutet die Nahrungsaufnahme die erste lustvolle Befriedigung seiner Bedürfnisse. Stillen des Hungers, Streben nach Sättigung, Liebe und Geborgenheit. Später lernt der Mensch seine Bedürfnisse auch auf andere Weise zu befriedigen.

In schwierigen Lebensphasen der Anspannung, mit Problemen und unerfüllten Bedürfnissen können Essen und Trinken eine Ersatzfunktion für die Befriedigung bestimmter Bedürfnisse einnehmen. Bei Menschen, die aus dem Gleichgewicht kommen und nicht erkennen, daß das übermäßige Essen und Trinken für die Erfüllung bestimmter Sehnsüchte steht, kann diese Ersatzbefriedigung zu „Ernährungsstörungen“ führen. Häufig wird das Bedürfnis nach Geborgenheit, Anerkennung und Liebe mit Essen und Trinken gestillt. Eß- und Trinkgewohnheiten jedes einzelnen Menschen unterliegen aber nicht nur dem Einfluß psychischer und geistiger Faktoren, wie momentanes Befinden, Persönlichkeits- und Verhaltensstrategien, Selbstbild und Einstellung zur Nahrung. Das Eßverhalten wird auch stark durch die Gesellschaft, in der wir leben, geprägt. Unser leisungsorientiertes Arbeits- und Freizeitverhalten, die hektische Zeit, beeinflussen die Eßgewohnheiten genauso, wie die soziale Schicht, aus der jeder einzelne kommt. So werden in unserer Zeit immer häufiger Lebensmittel im Schnellverfahren zubereitet. Fertiggerichte für die Mikrowelle oder zum Aufwärmen finden immer mehr Platz in den Lebensmittelgeschäften und Mägen der Menschen.

All dies beeinflußt uns in unserem Eß- und Trinkverhalten, bestimmt unsere Einstellung zur Nahrung und hat Auswirkungen auf unsere Gesundheit.

Liste zur Erfassung der ATL "Essen und Trinken"

Selbständigkeit im Bereich Essen und Trinken

- Wie, bzw. wo ist sie eingeschränkt?
- Kann die Selbständigkeit des Patienten/der Patientin unterstützt werden?
- Ist der Einsatz von Hilfsmitteln sinnvoll? Wenn ja, dann welche?
- Soll das Essen und Trinken vorbereitet werden?
- ____________________

Verabreichung von Essen und Trinken

- Wie ist der/die Patient/in zur Essensverabreichung vorzubereiten?
- Welche Körperhaltung kann er einnehmen?
- Werden Bettschutz und Servietten benötigt?
- Auf welche Art und Weise wird dem Patienten/der Patientin das Essen verabreicht?
- ____________________

Schluck- und Eßstörungen

- Welche Art von Schluckstörung liegt vor?
- Verschluckt sich der/die Patient/in nur bei Flüssigkeiten?
- Kann er/sie unter bestimmten Bedingungen trinken, ohne sich zu verschlucken?
- Sammeln sich Speisen in der Wangentasche?
- Hat er/sie einen Zungenstoß und befördert die Nahrung aus dem Mund?
- Kann er/sie die Nahrung beißen?
- ____________________

Wünsche und Bedürfnisse

- Bevorzugt der/die Patient/in spezielle Kost?
- Was ißt bzw. trinkt er/sie besonders gerne?
- Was schmeckt ihm/ihr absolut nicht?
- Welche Essenszeiten ist er/sie gewöhnt?
- Schmeckt es dem Patienten/der Patientin in Gesellschaft besser?

Besondere Kostform

Benötigt der/die Patient/in eine besondere Kost?

- Passierte Kost
- Schonkost
- Diabeteskost
- Purinarme Kost
- Eiweißarme oder eiweißreiche Kost
- Natriumarme Kost
- Reduktionskost
- ____________________
- ____________________

Sonstige Fragen

- Soll die Trinkmenge am Abend reduziert werden, um ein Durchschlafen zu gewährleisten?
- Darf der/die Patient/in bestimmte Nahrungsmittel nicht essen oder trinken?
- Muß der/die Patient/in eine gewisse Flüssigkeitsmenge pro Tag einhalten?
- Hat der/die Patient/in ein Gebiß? Sitzt es gut oder hat er/sie Probleme?

Pflegeprobleme in der ATL "Essen und Trinken"

Pflegeprobleme in der ATL "Essen und Trinken"

Seite

Pflegeproblem/ Parenterale Ernährung - Nahrungskarenz:

Pflegeproblem/ Diät:

Sonstige Pflegeprobleme:

Pflegeproblem:	Pflegeziel:	Pflegemaßnahmen/*Wirkung:*	Hinweise zur Durchführung:
Der/die Patient/in **ist mit der Situation** (die das Essen und Trinken betrifft) **unzufrieden**. - Abhängigkeit - Diäten - Nahrungskarenz - Großküchenessen usw.	Der/die Patient/in akzeptiert seine/ihre Situation und kann sich mit ihr arrangieren.	* **Erfassen der Situation** *Der/die Patient/in fühlt sich ernstgenommen. Alleine dadurch kann eine größere Akzeptanz der Situation erreicht werden.*	**Auslösende Faktoren erkennen:** - Verbale und nonverbale Äußerungen des Patienten/der Patientin aufgreifen und thematisieren. - Unzufriedenheit im Gespräch ermitteln und Lösungen bzw. Kompromisse gemeinsam mit dem Patienten/der Patientin erarbeiten. (Siehe ATL "Kommunikation")
		* **Wünsche und Bedürfnisse erkennen und beachten** *Spannungen zwischen Personal und Patienten/Patientinnen können durch ein Beachten der Wünsche und Bedürfnisse reduziert werden. Beachtung heißt nicht, daß alle Wünsche erfüllt werden. Wichtig ist nur, daß sie nicht ignoriert werden, denn dies fördert Spannungen und aggressives Verhalten.*	* **Wünsche und Bedürfnisse beachten:** - Individualität zulassen und in den Stationsablauf integrieren. - Spezielle Getränke und Gerichte von Angehörigen besorgen lassen. (Kontraindikationen beachten) - Die Essenszeiten und Gewohnheiten des Patienten/der Patientin berücksichtigen. Meist sind auf jeder Station Mikrowellenherd, bzw. Küche, um Speisen nochmal aufzuwärmen. - Essenseinnahme im Patientenaufenthaltsraum ermöglichen. - Evtl. Angehörige bitten, zu den Mahlzeiten zu kommen; in Gesellschaft schmeckt es besser. - Spezielle Kostformen ermöglichen. -

Pflegeproblem:

Pflegeziel:

Der/die Patient/in fühlt sich bei der Essenseinnahme wohl.

Pflegemaßnahmen/*Wirkung:*

* **Essenseinnahme angenehm gestalten**
  Dies fördert den Appetit des Patienten.

* **Körperhaltung, die die Nahrungsaufnahme erleichtert**
  Die Gefahr des Verschluckens ist reduziert. Der/die Patient/in muß sich weniger anstrengen und er/sie bekommt ausreichend Luft.

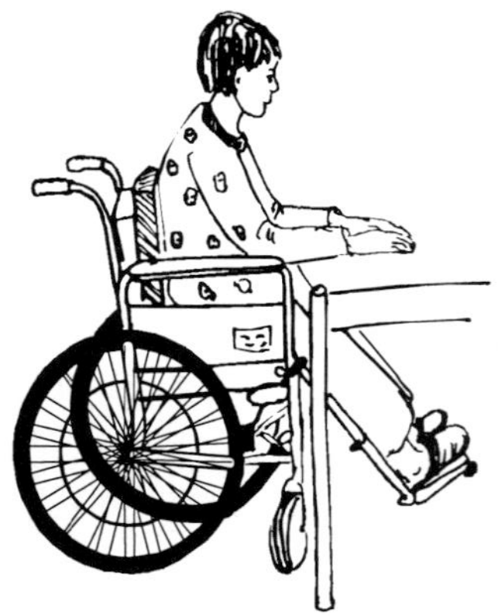
Körperhaltung im Rollstuhl

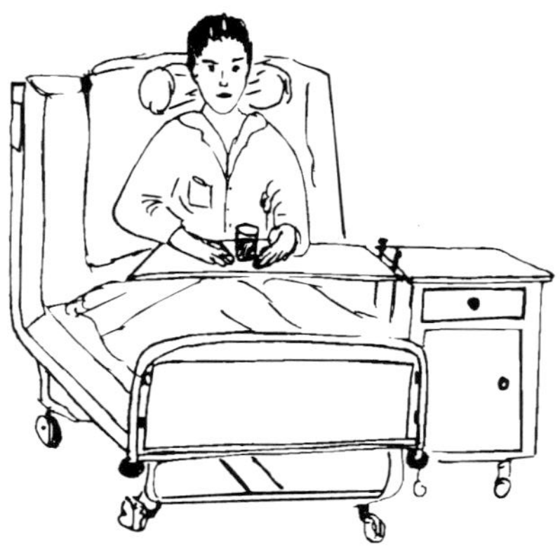
Körperhaltung im Bett

Hinweise zur Durchführung:

* Zeit zum Essen und Trinken lassen
* Für Ruhe sorgen
* Keine Pflegetätigkeiten während der Mahlzeiten
* Händewaschen vor und nach dem Essen ermöglichen
* Bettschutz und Servietten anbieten
* Raumgestaltung; frische Luft

Körperhaltung beim Essen und Trinken:

- Patient/in sitzt gerade, nicht weniger als 90°- Abstützen im Rücken oder seitlich kann erforderlich sein
- Schultern sind leicht nach vorne gebracht
- Hüfte ist in Flexionsstellung
- Kopf ist leicht nach vorne unten gebeugt.
- Arme möglichst nach vorne auf den Tisch abstützen. (Somit ist gewährleistet, daß die Schultern nach vorne kommen)
  (Vgl. Friedel Schalch, 1992, S.84 ff.)

Wichtig:

Patient/in soll in der Hüfte abgeknickt sein und nicht im Brustbereich. Dazu ist es notwendig, den Patienten/die Patientin im Bett gut nach oben zu bewegen.
Häufig wird nur das Kopfteil zur Essenseinnahme hochgestellt und nicht darauf geachtet, daß dann nicht in der Hüfte flektiert ist, sondern der Thoraxbereich. Gleiches gilt für die Sitzhaltung im Rollstuhl.

Pflegeproblem:	Pflegeziel:	Pflegemaßnahmen/*Wirkung:*	Hinweise zur Durchführung:
Der/die Patient/in ist in **der Selbständigkeit** beim Essen und Trinken **eingeschränkt.** Zum Beispiel bei - Gipsarm - Bettruhe - Lähmung	Die Selbständigkeit bei der Nahrungsaufnahme ist gefördert.	* **Vorbereitung der Mahlzeiten je nach Abhängigkeitsgrad**	**Vorbereitung:** * Erkennen des Abhängigkeitsgrades. - Viele Patienten/Patientinnen trauen sich nicht, ihre Wünsche zu äußern und essen lieber nichts. * Patienten mit einbeziehen: - Gezielte Anleitung, um Probleme zu lösen. - Absprachen über Wünsche bei der Vorbereitung. (Fleisch schneiden etc.) * Ästhetisch vorbereiten (das Auge ißt mit) - Sieht das Essenstablett nach der Vorbereitung wie ein Schlachtfeld aus, vergeht sicher der Appetit.
Aufgrund einer Gesichtsfeld-einschränkung.	Der/die Patient/in kann seine Nahrung sehen und sie selbständig einnehmen.	* **Plazieren der Nahrung im Gesichtsfeld**	(Siehe auch ATL "Raum und Zeit gestalten", Problem: Körperliche Behinderungen)
		* **Hilfsmittel auswählen; den Patienten/die Patientin anleiten** *Gerade bei bleibender Einschränkung ist es wichtig, durch den Einsatz von Hilfsmitteln die Selbständigkeit zu fördern. Dies steigert das Selbstwertgefühl und gibt dem Patienten/der Patientin neue Perspektiven.*	**Hilfsmittel:** 1. Gummimatten: Verhindern das Wegrutschen vom Teller, wenn der/die Patient/in mit einer Hand essen muß. 2. Frühstücksbrett: Ermöglicht das Streichen von Brot und Semmel mit einer Hand. 3. Spezialteller: Erhöhter Tellerrand erleichtert das Essen. Dreieckige Formen ermöglichen eine bessere Orientierung als runde Teller. 4. Spezialbesteck: Kompensiert fehlende Kraft in den Händen, und evtl. Unbeweglichkeit. 5. Trinkhilfen: Erleichtern das Trinken, ohne den Inhalt zu verschütten usw.

Trinkbecher - Trinkhilfen

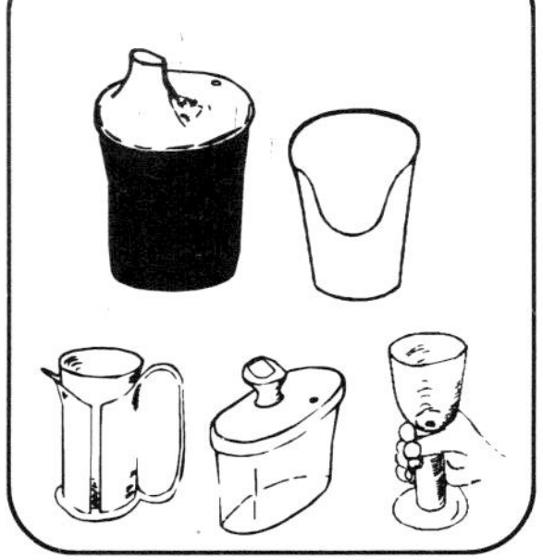

Spezialbesteck

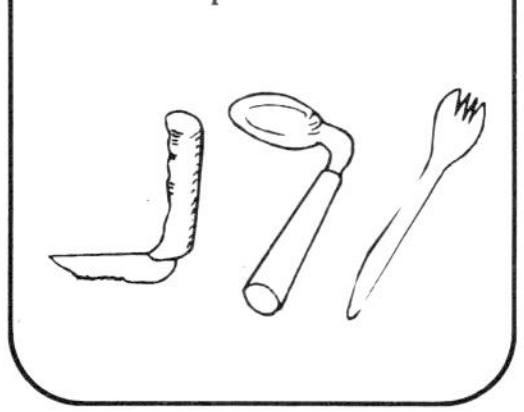

Teller mit erhöhtem Rand und rutschfester Unterseite

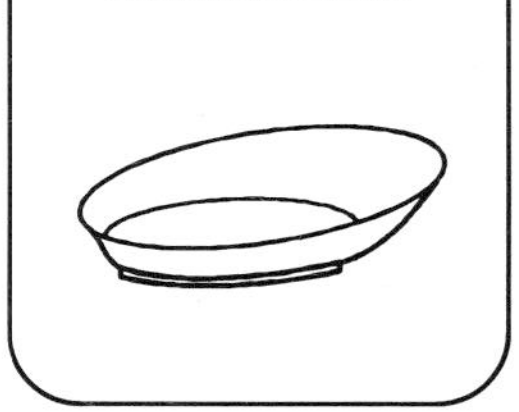

Schneidbrett - Frühstücksbrett

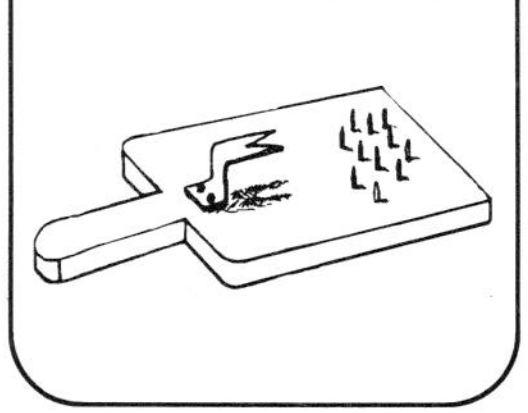

Pflegeproblem:

Der/die Patient/in **kann nicht selbständig essen**.
Er/sie **kann nicht selbständig trinken.**
Es bestehen **keine Schluckstörungen**.

Pflegeziel:

Der/die Patient/in ist ausreichend ernährt.
Ausgeglichene Flüssigkeitsbilanz.

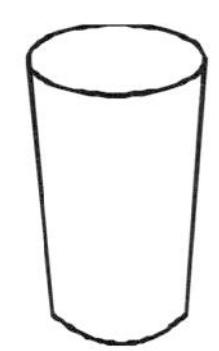

1 Glas ca. 200 ml

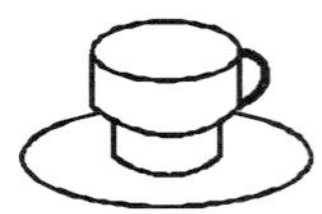

1 Tasse ca. 150 ml

Pflegemaßnahmen/*Wirkung:*

* **Nahrungsverabreichung durch Pflegende**
* **Dokumentation der Nahrungsverabreichung und -aufnahme**
* **Festlegen der Flüssigkeitszufuhr, Erstellen eines Trinkfahrplans**
* **Verabreichen von Flüssigkeit**
* **Getränke in erreichbare Nähe des Patienten stellen**
* **Trinkmenge dokumentieren**
So ist gewährleistet, daß der/die Patient/in ausreichend Flüssigkeit und Nahrung zu sich nimmt. Im normalen Stationsalltag besteht leicht die Gefahr, daß sich eine Schicht auf die nächste Schicht verläßt.

* **Flüssigkeitshaushalt täglich einschätzen**
- **Hautturgor und Spannungszustand der Haut kontrollieren**
Der Hautturgor und Spannungszustand gibt uns Auskunft über den Flüssigkeitshaushalt. Bleibt beim Anheben der Haut eine Hautfalte stehen, ist dies ein sicheres Zeichen für eine Exsikkose.
- **Schleimhäute - Zunge**

Hinweise zur Durchführung:

Kostwahl:
Abhängig von der Kautätigkeit, Schluckstörungen, evtl. notwendiger Diät und Anordnungen des Arztes wird die Kost bestellt.
Nahrungsverabreichung:
- Zeit beim Essen lassen
- Kommunikation mit dem/der, und Information des Patienten/der Patientin.
- Nahrungsmenge dem Zustand des Patienten/der Patientin entsprechend
- Temperatur der Nahrung beachten
- Beobachtung auf ausreichende Kautätigkeit und evtl. Schluckstörungen
- Bei der Nahrungsaufnahme nicht sprechen

Flüssigkeitsbedarf des Menschen:
- ***Erwachsene sollen tägl. 2-2,5 l Flüssigkeit aufnehmen.*** (Trinkmenge + in den Nahrungsmitteln enthaltene Flüssigkeiten)
- Daraus ergibt sich eine **effektive Trinkmenge von ca 1,5 Liter/Tag**
- Konsequentes Verabreichen ist notwendig, um den Flüssigkeitsbedarf zu decken
- Erhöhter Flüssigkeitsbedarf bei Fieber Pro 1° C Temperaturerhöhung rechnet man 0,5-1 Liter mehr Flüssigkeitsbedarf (Elektrolytverlust beachten)

Durchschnittswerte für den gesamten Energiebedarf/Tag von ca. 2600 kcal sollten nicht unterschritten werden.
(Außer, wenn es therapeutisch vorgesehen ist)

Pflegeproblem:

Der/die Patient/in hat **Schluckstörungen:**

Pflegeziel:

Schluckstörungen sind rechtzeitig erkannt.

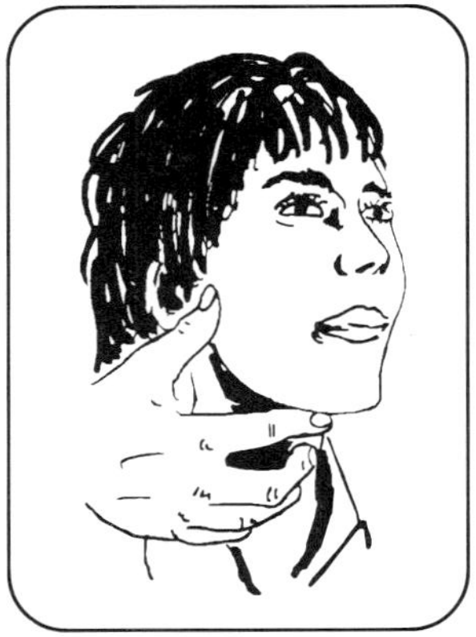

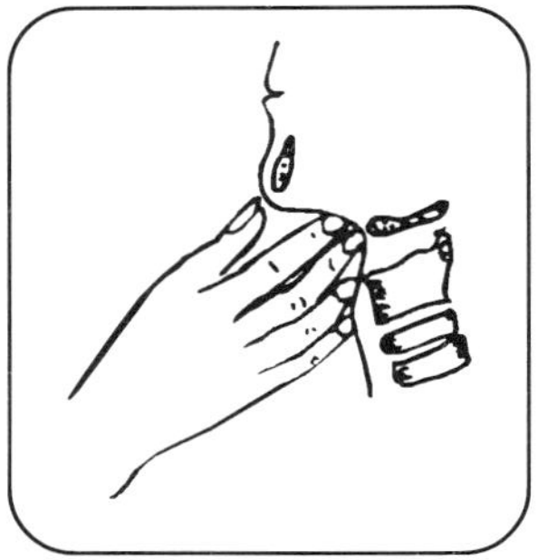

Pflegemaßnahmen/*Wirkung:*

* **Beobachtung des Patienten/ der Patientin auf Anzeichen von Eß- und Schluckstörungen**
So können Komplikationen rechtzeitig verhindert werden.

* **Kontrolle der normalen Schluckaktivität**
Aspiration und unangenehmes Würgen und Husten können so im Vorfeld verhindert werden.

* **Analyse der Eß- bzw. Schluckstörung und gezieltes Vorgehen**

* **Sobald der Speichel geschluckt werden kann, vorsichtiger Beginn der Nahrungsverabreichung**

Hinweise zur Durchführung:

Anzeichen für Schluckstörungen:
- Häufiges Verschlucken, Husten, Würgen
- Speichelfluß aus dem Mund
- Anhäufung von Speisen in den Backentaschen, evtl. nur auf einer Seite
- Auftreten von Primitivreflexen wie Saugreflex, Beißreflex
- Schlucken von großen Speisebrocken

Taktile Kontrolle der Schluckaktivität:
Mit Hilfe der Kontrolle kann überprüft werden, ob der/die Patient/in schlucken kann.
* Fingerkuppen leicht anlegen:
  - unter die Zunge (Zeigefinger)
  - auf das Zungenbein (Mittelfinger)
  - auf den Kehlkopf (Ringfinger)
  - unterhalb des Kehlkopfes (kleinen Finger)
* Patient/in wird aufgefordert zu schlucken.
(Vgl. Friedel Schalch, 1992, S.31)

Siehe unter den einzelnen Problemen, oder erkundigen Sie sich bei einem Logotherapeuten.

Nahrungsbeginn:
Zu Beginn wird Nahrung mit breiiger Konsistenz angeboten, da hier die Aspirationsgefahr am geringsten ist. Flüssige Nahrung ist am Anfang ungeeignet.

Pflegeproblem:	Pflegeziel:	Pflegemaßnahmen/*Wirkung:*	Hinweise zur Durchführung:
Der/die Patient/in kann seinen/ihren **Speichel nicht schlucken.** Es besteht die Gefahr der Aspiration.	Komplikationen sind vermieden.	* **Keine Nahrungsverabreichung auf oralem Weg** * **Lagerung in Seitenlage** *Aspirationsgefahr ist reduziert.*	* **Parenterale** Ernährung des Patienten/der Patientin * Erst mit dem Eß- und Trinktraining beginnen, wenn der Speichel geschluckt werden kann.
Er/sie hat **keinen Husten-, Würg- und Schluckreflex**.	Die Reflexaktivitäten sind stimuliert.	* **Stimulierung der Reflexe** *Durch frühzeitiges Stimulieren der Reflexaktivitäten ist am ehesten gewährleistet, daß der/die Patient/in wieder zum normalen Schluckvorgang aktiviert werden kann.*	**Reflexvorgänge stimulieren:** - Mit der Logopädin wird eine Methode der Stimulation gewählt. - Pflegepersonen führen diese am Wochenende und nach Vereinbarung durch. **Stimulation des Schluckreflexes:** - Er wird mit einem Zahnspiegel, der immer wieder in Eiswasser getaucht wird, angeregt (oder einem Watteträger, der naß eingefroren wurde). - Mit dem Zahnspiegel (Rückseite) an den unteren Teil des vorderen Gaumenbogen tippen. (Siehe Abb.1) **Würgereflex auslösen:** - Vibration (mit dem Finger) auf der Zunge. Vorne beginnen und bis zum Zungengrund nach hinten arbeiten. - Bis der Würgereflex ausgelöst wird. (Abb. 2) Es gibt noch verschiedene andere Techniken, diese sollten in Absprache mit einem Schlucktherapeuten durchgeführt werden. **Möglichst früh mit der Stimulation der verschiedenen Reflexe beginnen.** Vgl. Friedel Schalch,1992, S.146 ff.

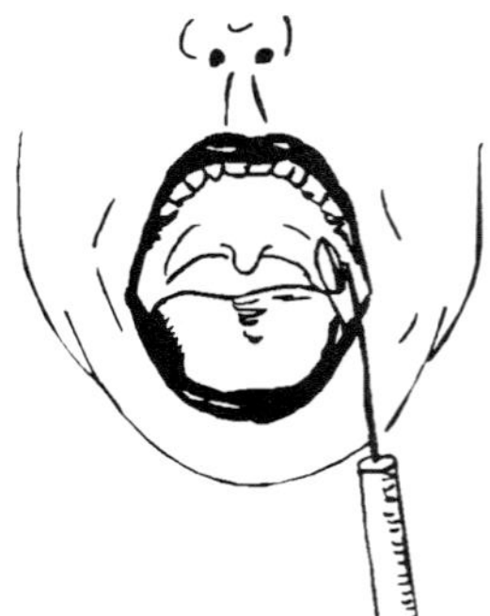
Abb. 1

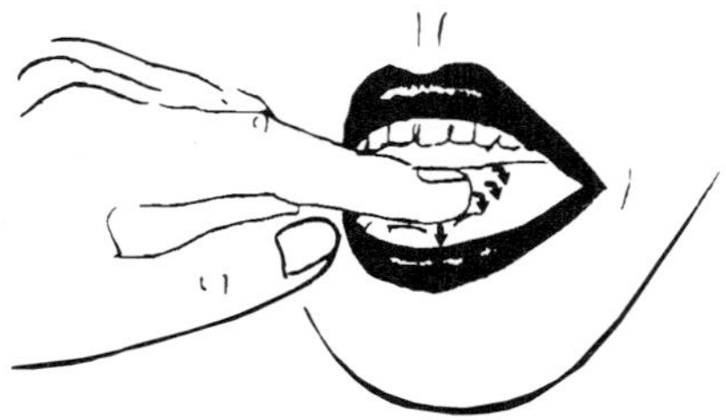
Abb. 2

Pflegeproblem:

Der/die Patient/in hat einen **verlangsamten Schluckreflex** und kann **nicht trinken.** *Die Flüssigkeit läuft zu schnell in den Schlund, und der/die Patient/in verschluckt sich.*

Pflegeziel:

Der/die Patient/in kann selbständig trinken, ohne zu aspirieren.

Pflegemaßnahmen/*Wirkung:*

* **Trinktraining**
Die Gefahr der Aspiration ist gering. Aspirationspneumonie und andere Komplikationen können bei einem umsichtigen Training auf ein Minimum reduziert werden.

a) Langsame Steigerung der Flüssigkeitsmenge

Hinweise zur Durchführung:

Voraussetzung:
- Patient/in kann den eigenen Speichel schlucken.
- Der/die Patient/in ist ansprechbar.

Kontrolle der verabreichten Flüssigkeitsmenge:
- Anfangs ***tropfenweise Verabreichung*** von Flüssigkeiten.
- Mit dem ***Teelöffel***, dann ***Eßlöffel***. Teelöffel auf den vorderen Teil der Zunge legen und dort belassen, bis der Schluckvorgang vorbei bzw. stimuliert ist. (Abb. 1)
- Oder mit dem ***Strohhalm***, wenn der/die Patient/in saugen kann; hat den positven Effekt, daß der weiche Gaumen trainiert wird. (Nicht geeignet für Patienten, die die Trinkmenge über den Strohhalm nicht dosieren können.)
- ***Spezielle Trinkbecher*** mit einem ausgeschnittenen Becherrand, damit die Nase nicht stört und der/die Pflegende die Trinkmenge kontrollieren kann. (Abb. 2)
  Beachte: Nicht an die Zähne stoßen, da sonst ein Beißreflex ausgelöst wird.
- ***Schnabelbecher*** sind für Patienten mit Hemiplegie und spastischer Zunge nicht geeignet, da hier sonst ungünstige spastische Muster erzeugt werden.

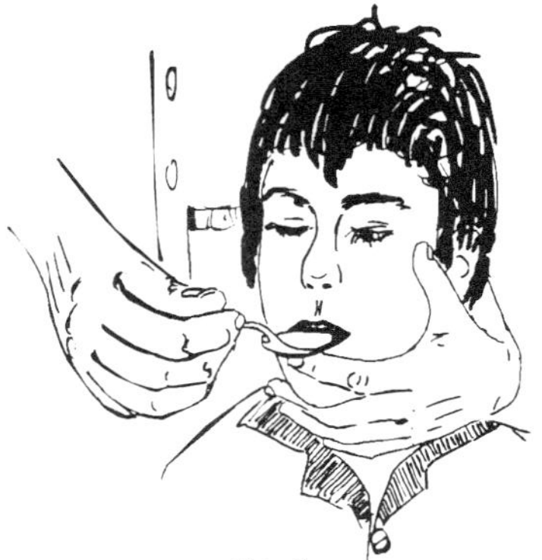

Abb. 1

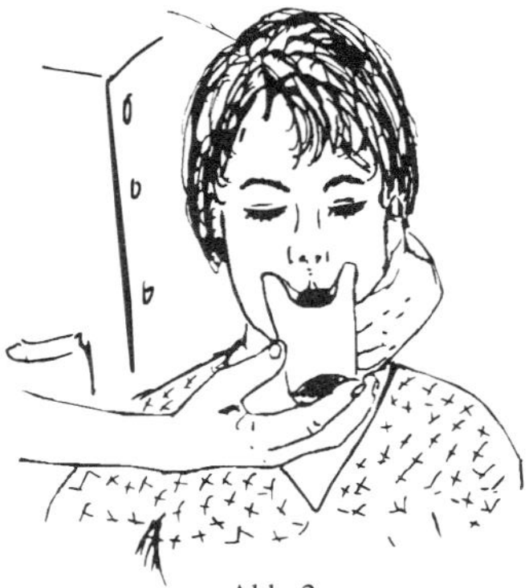

Abb. 2

Pflegeproblem:

Pflegeziel:

Pflegemaßnahmen/*Wirkung*:

b) **Langsame Steigerung der Flüssigkeitskonsistenz**
Das Trinken ist oft schwerer zu lernen als das Essen. Steigert man langsam die Konsistenz der Flüssigkeiten, lernt der/die Patient/in schrittweise das Trinken, ohne zu aspirieren.

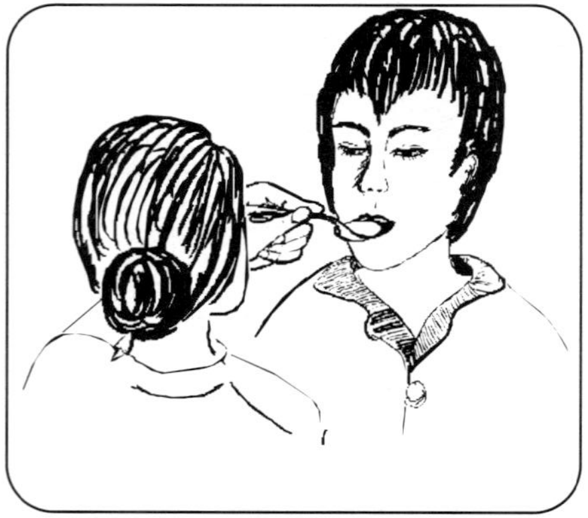

c) **Eindicken von Flüssigkeiten**

Hinweise zur Durchführung:

Beginn mit "dicken" Flüssigkeiten. Langsame Steigerung zu "dünnen" Flüssigkeiten.
Gleichzeitig wird die Menge der verabreichten Flüssigkeit gesteigert.

Klassifikation der Flüssigkeiten[1]:

a) **Löffelfeste Flüssigkeiten:**
- Joghurt (ohne Fruchtstücke)
- Apfelmus
- Eingedickte Shakes oder Säfte (mit einer Art Geliermittel)

b) **Cremige Flüssigkeiten:**
- Gerührter Joghurt
- Feine, eingedickte Cremesuppen

c) **Nektarinenartige Flüssigkeiten:**
- Fruchtnektar, Gemüsesäfte
- Milchshakes, z.B. Bananenmilch
- Cremesuppen

d) **Dünne Flüssigkeiten:**
- Wasser, Kaffee, Tee usw.

Mit Verdickungsmitteln kann jede Konsistenz erreicht werden. Erhältlich in Apotheken.

1 Vgl. Friedel Schalch, Schluckstörungen, 1992, S. 251 ff.

Pflegeproblem:

Der/die Patient/in **kann nicht trinken**, die Flüssigkeit läuft ihm/ihr aus einem Mundwinkel heraus.
Ursachen können z. B. Hypotonus der Lippen, Facialisparese o.ä. sein.

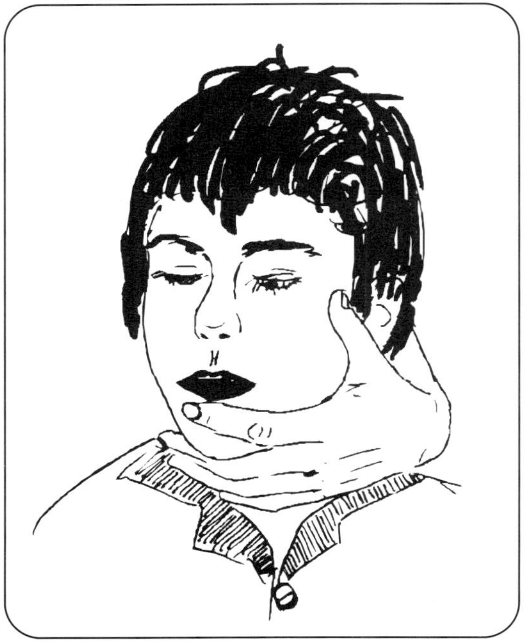

Pflegeziel:

Der/die Patient/in kann selbständig trinken, ohne daß ihm/ihr die Flüssigkeit aus dem Mund läuft.

Pflegemaßnahmen/*Wirkung:*

* **Unterstützung beim Trinken durch die Kieferkontrolle**
  Können wir auf diese Weise erreichen, daß der/die Patient/in die Flüssigkeit zu sich nimmt, ermöglichen wir ihm/ihr damit ein Stück Lebensfreude.

* **Stimulation der Gesichtsmuskulatur und der Lippen (Siehe nächste Seite)**

* **Anleitung dazu, den Lippenschluß selbständig zu kontrollieren**

* **Schutz für Kleidung und Bett anbieten**
  Häufig trauen sich Patienten, die Schwierigkeiten beim Essen und Trinken haben, nicht, eigene Versuche durchzuführen, da es ihnen peinlich ist, wenn sie Bett und Kleidung verschmutzen. Es ist wichtig, auf die Ängste einzugehen, da sie die Selbständigkeit hemmen.

Hinweise zur Durchführung:

Kieferkontrolle[1]:
Mit Hilfe der Kieferkontrolle kann der/die Pflegende dem Patienten/der Patientin Getränke verabreichen und dafür sorgen, daß die Lippen gut mit dem Becherrand abschließen. (Siehe Abbildung)
Daumen der Pflegenden:
Ist am Kiefergelenk und kann gleichzeitig die Beweglichkeit kontrollieren.
Der Zeigefinger:
Wird zwischen Unterlippe und Kinn plaziert. Hier kann die/der Pflegende den Lippenschluß unterstützen und anregen.
Der Mittelfinger:
Liegt unter dem Kinn, durch Kreisbewegungen kann eine Entspannung der Zunge erreicht werden.
Anleitung:
Der/die Patient/in greift mit einer Hand genau wie die/der Pflegende auch an seinen/ihren Mund und unterstützt den Lippenschluß selbständig.

1 Vgl. Friedel Schalch, Schluckstörungen, 1992, S. 117 ff.

Pflegeproblem:

Der/die Patient/in hat **Sensibilitätsstörungen** und **Hypotonus** auf **einer Gesichtshälfte.**
Die Nahrungsaufnahme ist dadurch erschwert.

Pflegeziel:

Die betroffene Gesichtshälfte ist stimuliert.

Pflegemaßnahmen/*Wirkung:*

* **Stimulation der betroffenen Gesichtshälfte**[1]
Somit kann der Muskeltonus erhöht werden. Dieser ist für das „normale“ Essen und Trinken notwendig.

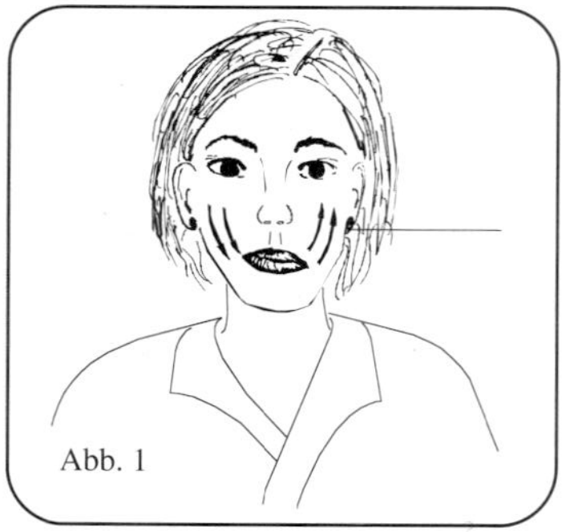
Abb. 1

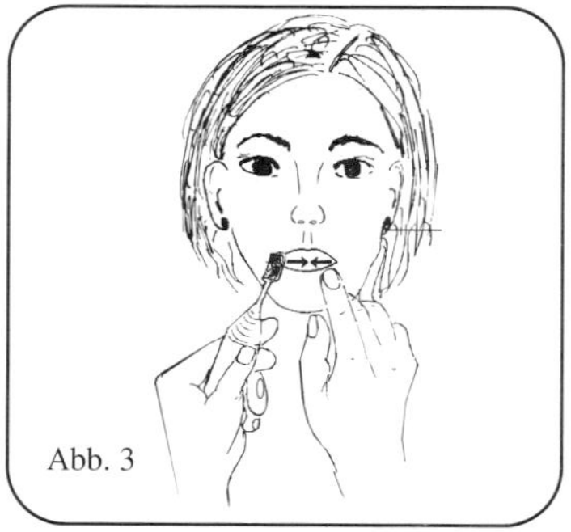
Abb. 3

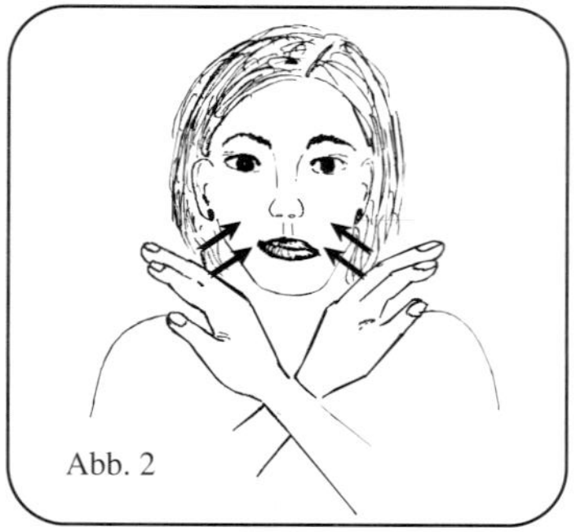
Abb. 2

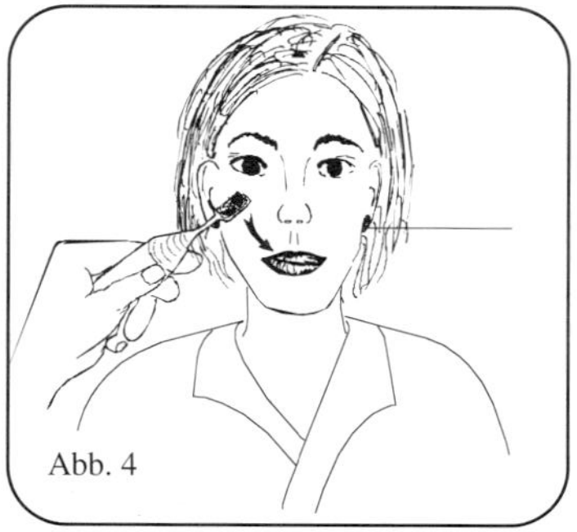
Abb. 4

Hinweise zur Durchführung:

Möglichkeiten:
<u>Massage:</u>
Mit beiden Händen die Wangen gleichzeitig streichen - auf der „gesunden“ Seite vom Jochbein zum Kinn - auf der „betroffenen“ Seite vom Kinn zum Jochbein. (Abb. 1)
<u>Tapping:</u>
Gleichzeitiges Klopfen mit dem Handrücken vom Jochbein hinunter zum Kinn. (Abb. 2)
<u>Vibrationsmassage der Wangen und Lippen:</u>
- Mit der Rückseite einer elektrischen Zahnbürste wird vom Mundwinkel bis zur Mitte der Lippen vibriert und dann wieder neu am Mundwinkel angesetzt. (Abb. 3)
- Die Wangen werden ebenfalls mit der Rückseite der Zahnbürste massiert. Der Mund ist dabei geschlossen. Der Therapeut beginnt von außen zur Gesichtsmitte mit der Vibration. (Abb. 4)

Muskeltonus vor dem Essen u. Trinken stimulieren.
Absprachen mit den Logotherapeuten treffen.
Wichtig: Teamarbeit !!

1 Vgl. Friedel Schalch, Schluckstörungen, 1992, S. 126 ff.

Pflegeproblem:	**Pflegeziel:**	***Pflegemaßnahmen/Wirkung:***	**Hinweise zur Durchführung:**
Aufgrund des Hypotonus der Wangen **sammeln sich Speisen in der Wangentasche** der betroffenen Seite.	Der/die Patient/in kann die Speisen, die sich in der Wangentasche sammeln, schlucken.	* ***Eßtraining*** * ***Anleitung des Patienten/der Patientin, die Speisen mit der Zunge aus der Wangentasche zu holen und zu schlucken*** * ***Mit dem Finger von außen die Wangentasche des Patienten leerstreichen***	**Beobachtung:** - "Hamsterbacken" auf der betroffenen Seite Wichtig: - Zeit lassen. - Erst neue Speisen geben, wenn der Mund des Patienten/der Patientin wirklich leer ist. - Der/die Patient/in soll dies möglichst schnell selbständig übernehmen.
Aufgrund des Hypotonus und der Sensibilitätsstörungen von Wange und Lippen **laufen bzw. fallen Speisen und Flüssigkeiten aus dem Mund** bzw. dem Mundwinkel. *Überwiegend auf der „betroffenen" Seite.*	Der/die Patient/in kann essen und trinken, ohne daß Speisen und Speichel aus seinem/ihrem Mund laufen.	* ***Patient/in auf die Problematik aufmerksam machen*** * ***Eßtraining mit Spiegelkontrolle Der/die Patient/in bekommt Rückmeldung und kann seine/ihre Sensibilitätsstörung kompensieren.*** * ***Serviette und Bettschutz anbieten Darauf achten, den Patienten/die Patientin nicht wie ein Baby mit Lätzchen o.ä. zu versorgen. Günstiger ist es, ihn/sie immer wieder zu bitten, den Mund abzuwischen oder dies mit einer Serviette zu übernehmen.***	* Wichtig, da der/die Patient/in nicht spürt, daß ihm/ihr Speisen aus dem Mund laufen. * Patienten/Patientin mit Würde begegnen. Vorsichtig und behutsam umgehen, da es den meisten Menschen äußerst peinlich ist. **Spiegelkontrolle:** Gute Möglichkeit, um dem Patienten/der Patientin die Selbstkontrolle zu ermöglichen. Zuvor abklären, ob der/die Patient/in mit eventuell entstelltem Gesicht umgehen kann.

Pflegeproblem:

Der/die Patient/in bringt seine/ihre **Zungenspitze mit dem Speisebolus nach vome** zwischen Lippen und Zahnreihe.
Das Essen wird aus dem Mund befördert. (*Zungenstoß, spastische Zungenbewegung)*

Pflegeziel:

Das Essen kann in Richtung Schlund befördert werden.

Pflegemaßnahmen/*Wirkung:*

* **Beobachtung und Analyse der Probleme**

* **Eßtraining**

- **Speisebrei wird möglichst weit hinten auf die Zunge gebracht und der/die Patient/in aufgefordert, gleich zu schlucken**

- **Der/die Patient/in wird angeleitet, die Zungenspitze fest an den harten Gaumen (beziehungsweise an die Querrille desselben) zu drücken und so zu schlucken**

Hinweise zur Durchführung:

Beobachtung:
Die Zunge kommt nach vorn und bleibt nicht im Mund. Der Speisebrei wird nach vorne befördert. Bei schwachem Lippenschluß wird die Speise aus dem Mund gebracht.

Eßtraining[1]:
- Hierzu nur breiige Speisen verwenden.
- Speisen werden mit dem Löffel oder einer Spritze möglichst weit hinten auf die Zunge gebracht. (Siehe Abbildung)
  Wichtig:
  Schluckreflexe dürfen nicht eingeschränkt sein.

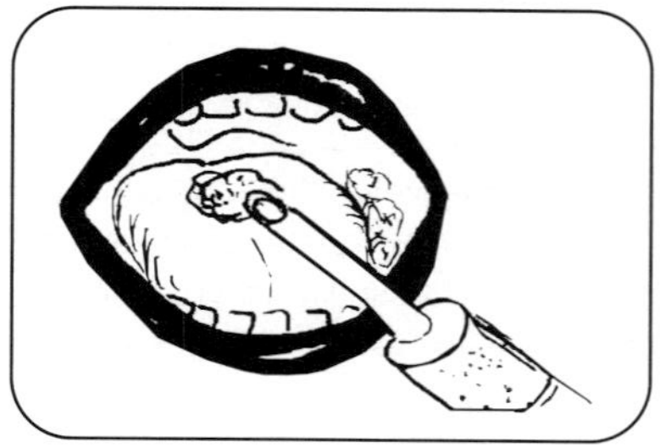

- Bei dieser Methode sollte zunächst ohne Speise geübt werden.
  Wichtig:
  Bei dieser Art von Eßtraining muß der Schluckreflex intakt sein.

[1] Vgl. Friedel Schalch, Schluckstörungen, 1992, S. 109 ff.

Pflegeproblem:	Pflegeziel:	Pflegemaßnahmen/*Wirkung:*	Hinweise zur Durchführung:
Die **pharyngeale Peristaltik ist reduziert** bzw. einseitig, *z. B. bei Hemiplegie*	Der Speisebrei wird in den Magen transportiert, ohne daß der/die Patient/in aspiriert.	* **Eßtraining** * **Patient/in wird angehalten, den Schluckvorgang mit ganzer Aufmerksamkeit durchzuführen**	* Bei fehlender oder einseitig gestörter Peristaltik im Pharynx besteht die große Gefahr der Aspiration, die als Folge des Hängenbleibens von Speisen auftritt.
		* **Kleine Mengen an Speisen bzw. Getränken nehmen**	
		* **Wechsel zwischen festen Speisen und Flüssigkeiten.**	* So werden hängengebliebene Speisereste heruntergespült.
		* **Schluckvorgang ritualisieren**[1]	**Schluckvorgang:** 1. Speisen gut kauen 2. Konzentriertes Sammeln der Speisen auf der Zunge 3. Atem anhalten 4. Schlucken der Speisen 5. Vorbeugendes Husten
		* **Kompensationstechniken ausprobieren und einüben**	**Kompensationstechnik.** Bei einseitigen Lähmungen des Schlundes kann es eventuell nützlich sein, den Kopf beim Schlucken auf die betroffene Seite zu drehen.

1 Vgl. Friedel Schalch, Schluckstörungen, 1992, S. 157 ff.

Pflegeproblem:

Der/die Patient/in kann nicht essen und trinken. Er/sie wird **parenteral über Sonde ernährt.**

Es besteht ***Aspirationsgefahr.***

Pflegeziel:

Die Ernährung ist gewährleistet.

Lebensbedrohlichen Situationen wird vorgebeugt. Aspirationspneumonie ist verhindert.

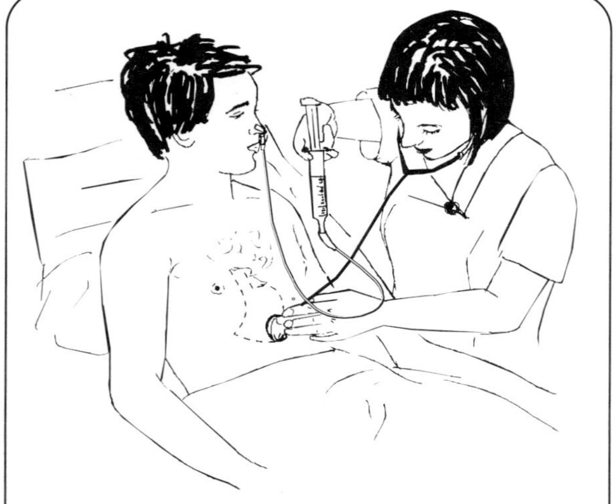

Kontrolle der Magensonde

Pflegemaßnahmen/*Wirkung:*

* **Nahrungszufuhr über Ernährungssonde**
* **Kontrolle der richtigen Sondenlage vor jeder Nahrungsverabreichung**
* **Während der Nahrungsverabreichung Kopfteil halbhoch stellen (30°-40°)**
* **Magenentleerung überprüfen**
* **Diätaufbau bei ungestörter Magenentleerung**
* **Beobachtung auf Verträglichkeit und Aspirationszeichen**

Hinweise zur Durchführung:

Sondenarten zur Applikation von Nahrung
- Naso-gastrale, -duodenale und -jejunale Sonden
- **PEG** (***P****erkutane* ***e****ndoskopische* ***G****astrostomie):*

Legen der Magensonde - siehe Standard im Anhang.
* Korrekte Lage der Sonden muß überprüft werden.
* Bei **Magensonden** läßt sich die Lage durch Lufteinblasung und Auskultation des Magens überprüfen (mit einer 50 ml Spritze) oder durch Aspiration von Magensekret.
* **Duodenal- und Jejunal-Sonden** müssen röntgenologisch auf die richtige Lage überprüft werden.
* Bei Sonden, die **im Endoskopieverfahren gelegt** wurden (**PEG**), Kontrolle der Markierung durchführen.

Magenentleerung überprüfen:
- Gabe von 200 ml Tee, nach 2 Stunden den Mageninhalt ansaugen.
- Können mehr als 100 ml angesaugt werden, darf mit der Sondenernährung nicht begonnen werden. Wiederholung!

Aspirationszeichen:
Atemnot, Husten- und Würgereiz, Erbrechen, schlecht laufende Sondennahrung

Pflegeproblem:	Pflegeziel:	Pflegemaßnahmen/*Wirkung*:	Hinweise zur Durchführung:
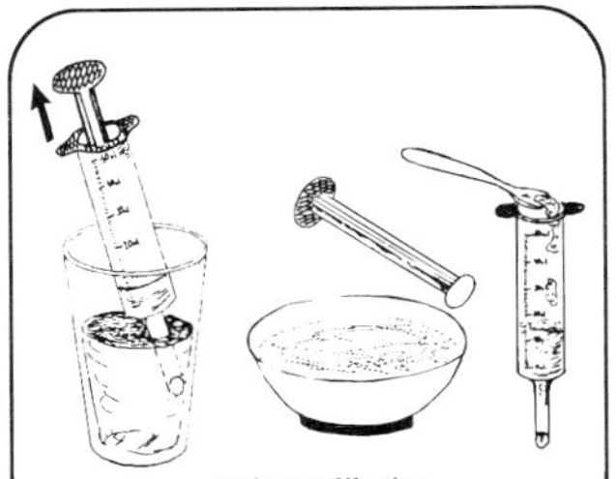 Bolusapplikation	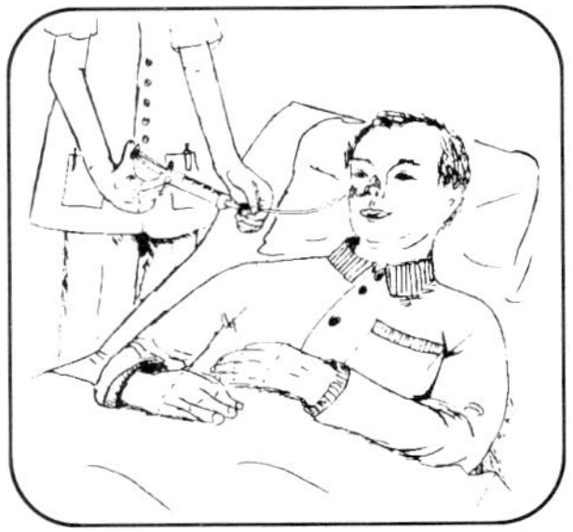	* **Bei Bolusapplikation maximal 300 ml pro Bolus verabreichen** * **Aufstellen eines Applikationsplans**	**Bolusapplikation:** Ist nur bei Magensonden durchzuführen. - Während der Anfangsphase ist es sinnvoll, kleine Bolusmengen zu verabreichen. - Nachteil der Bolusapplikation ist der große Zeitaufwand
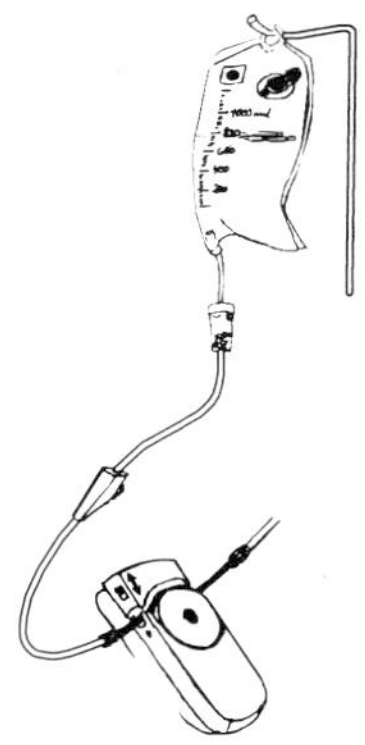 kontinuierliche Applikation		* **Kontinuierliche Applikationsform mit Infusionssystem** oder: * **Kontinuierliche Applikationsform mit Ernährungspumpe** - **Zufuhrgeschwindigkeit langsam steigern, Einstellung der Ernährungspumpe angeben** - **Beobachtung auf Verträglichkeit** - **Langsamer Diätaufbau**	**Ernährungspumpe:** - Mit einer Verabreichungsmenge von 20ml/h beginnen - Bei Verträglichkeit wird die Darbietungsmenge langsam gesteigert. Alle 6-12 h kann die Menge der Sondennahrung bei Toleranz gesteigert werden. - Nach 2-4 Tagen soll die gewünschte tägliche Nahrungsmenge zugeführt werden können. **Kontinuierliche** Nahrungszufuhr ist bei Sonden, die durch die Nase gelegt werden, gefährlich. Besonders bei unruhigen Patienten/Patientinnen. Hier ist eine Bolusapplikation vorzuziehen. **Diätaufbau:** Zu Beginn sollte die Sondennahrung und Tee 1:1 gemischt werden. So wird die Gewöhnung an die Sondennahrung unterstützt. **Nach Erbrechen:** Sondenlage neu kontrollieren.

Pflegeproblem:	Pflegeziel:	Pflegemaßnahmen/*Wirkung:*	Hinweise zur Durchführung:
Der/die Patient/in hat aufgrund der Sondenernährung ***gastrointestinale Beschwerden.*** *Zum Beispiel:* - *Völlegefühl* - *Übelkeit* - *Erbrechen* - *Diarrhoe*	Der/die Patient/in fühlt sich wohl und ist beschwerdefrei.	* **Ursachen der Beschwerden erkennen und beheben**	**Mögliche Ursachen:**
		- **Einschleichender Diätaufbau**	* Zu schneller Nahrungsaufbau
		- **Kontinuierliche Nahrungsverabreichung**	* Unverträglichkeit von Bolusapplikationen
		- **Sondennahrung hat Raumtemperatur**	* Zu kalte Nahrungsverabreichung
		- **Sondennahrung mit Tee mischen**	* Hyperosmolarität der Nahrung
		- **Sondennahrung wechseln:** - **Ballaststoffreiche Sondennahrung** - **Laktatfreie Nahrung** - **Schokoladengeschmack**	* Unverträglichkeit der Sondennahrung
Durch Sondenernährung besteht die Gefahr einer ***Darminfektion.***	Der/die Patient/in hat eine intakte Darmflora.	* **Hygienisches Arbeiten im Umgang mit Sondennahrung** *So können keine Bakterien und andere Krankheitserreger in den Darm gelangen.*	**Hygienische Arbeitsweise:** - Gebrauchsfertige Produkte verwenden - Händedesinfektion vor Zubereitung und Anschließen der Nahrung - Sondensysteme alle 24 h wechseln - Portionen sollen innerhalb von sechs Stunden durchlaufen - Angebrochene Flaschen innerhalb von 24 h gebrauchen und unter 10° C lagern - Keine selbstzubereitete Sondennahrung verwenden

Pflegeproblem:	**Pflegeziel:**	**Pflegemaßnahmen/*Wirkung:***	**Hinweise zur Durchführung:**
*Der/die Patient/in wird mit Sondennahrung ernährt. Es besteht die Gefahr der **Sondenverstopfung.***	Die Sondennahrung kann ungehindert verabreicht werden.	* **Regelmäßiges Durchspülen der Sonde**	**Bei portionierter Verabreichung:** Nach jeder Verabreichung mit Tee oder abgekochtem Wasser nachspülen. **Bei kontinuierlicher Verabreichung:** Abwechseln zwischen Teegabe und Sondennahrung. Oder nach 8-12 Stunden durchspülen. Keine Sondennahrung mit Früchtetee verdünnen, da es zu Ausfällungen kommt. Medikamente nicht in die Sondennahrung geben. (Wirkungseintritt verzögert!)
*Bei **perkutanen Sonden** besteht die Gefahr der **Infektion der Eintrittsstelle** der Sonde in den Bauch.*	Die Einstichstelle der Sonde ist reizlos und nicht infiziert.	* **Täglicher Verbandswechsel mit Desinfektion der Einstichstelle**	(Siehe auch ATLs "Sicherheit" sowie "Sich Waschen und Kleiden")
*Bei **Ernährungssonden,** die durch die **Nase** gelegt sind, besteht die Gefahr eines **Druckgeschwürs** der Nasenschleimhaut.*	Die Nasenschleimhaut ist intakt, es kommt zu keinen Druckgeschwüren oder sonstigen Komplikationen.	* **Regelmäßige Nasenpflege** * **Polstern der Nasensonde** * **Nasensonden sind nur kurzzeitig einzusetzen.**	

Pflegeproblem:	Pflegeziel:	Pflegemaßnahmen/*Wirkung:*	Hinweise zur Durchführung:
Der/die Patient/in kann nicht essen und trinken. Er/sie wird **parenteral durch Infusionstherapie ernährt.**	Die Ernährung und der Flüssigkeitshaushalt ist gewährleistet.	* **Infusionstherapie laut Arztanordnung**	(Siehe auch ATL "Sicherheit")
Es besteht die Gefahr der ***Unter-*** *od.* ***Überinfundierung.***		* **Bilanzierung** **Ein- und Ausfuhrkontrolle**	**Bilanzierung:** * Genaues Festhalten von Ein- und Ausfuhr * Tägliche Auswertung der Bilanz * Bei vitalgefährdeten Patienten stündliche Ausscheidungskontrolle (Stundenurin) * Versteckte Flüssigkeitsverluste berücksichtigen - z. B. Fieberpatienten (1Grad Temperaturanstieg entspricht ca. 500 ml/Tag Flüssigkeitsverlust.) - Flüssigkeitsverlust durch Redon, Drainagen, Wundverbände usw.
		* **Beobachtung auf Zeichen einer Überinfundierung (Hyperhydration)** *So können lebensbedrohliche Zustände rechtzeitig erkannt und verhindert werden.*	**Zeichen von Hyperhydration:** - Periphere Ödeme - Unruhe des Patienten - Zeichen eines Lungenödems - Evtl. Fieber, Tachypnoe, Dyspnoe - Evtl. Zeichen des ZNS, wie Kopfschmerzen, Übelkeit, Erbrechen usw.
		* **Beobachtung auf Zeichen einer Unterinfundierung (Dehydration)**	**Exsikkosezeichen:** - Abnahme des Hautturgors, (Hautfalte bleibt stehen) - Ausgetrocknete Schleimhäute, Borkenbildung auf Zunge und Mundschleimhaut - Gewichtsverlust - Verwirrtheitszustände

Pflegeproblem:	Pflegeziel:	Pflegemaßnahmen/*Wirkung:*	Hinweise zur Durchführung:
		* **ZVD Messung auf Arztanordnung** *Mit Hilfe des Zentralen Venendruckes läßt sich eine Über- bzw. Unterinfundierung schnell erkennen.*	**Voraussetzung:** - Zentraler Venenkatheter - Der/die Patient/in hat ca. 30 Min. vor und während der Messung Ruhe - Während der Messung flache Lagerung des Patienten/der Patientin **Durchführung:** - Infusions- und Meßsystem zusammenbauen und blasenfrei mit isotoner Lösung füllen (siehe Abb.) (z. B. 0,9%ige Kochsalzlösung) - System am ZVK anschließen - Nullpunkt bestimmen (mit Hilfe einer Thoraxschublehre) - Nullpunkt der Meßlatte und des Patienten/der Patientin stimmt überein - Durchspülen des Venenkatheters mit der Infusionslösung - Dreiwegehahn so einstellen, daß das System zum Patienten/zur Patientin mit dem Schlauch der Meßlatte geöffnet ist - Ablesen der Flüssigkeitssäule, die sich atemsynchron einpendelt **Normalwerte:** Liegen zwischen -1 und +10 cm Wassersäule.
*Durch die Infusionstherapie zur parenteralen Ernährung besteht die Gefahr einer **Venenentzündung.***	Der/die Patient/in hat intakte Venen.	* **Hochmolekulare Lösungen nur über zentrale Zugänge infundieren** *Reizungen der Venen werden verhindert.*	**Hochmolekulare Lösungen** sind Infusionslösungen mit 1200 mmol/l gelösten Teilchen. (Siehe auch ATL "Sicherheit")
*Es besteht die Gefahr, daß die Infusion **paravenös läuft.***	Die Infusionslösung läuft intravenös.	* **Hygienische Arbeitsweise** * **Beobachtung der Infusion auf paravenöse Zeichen**	

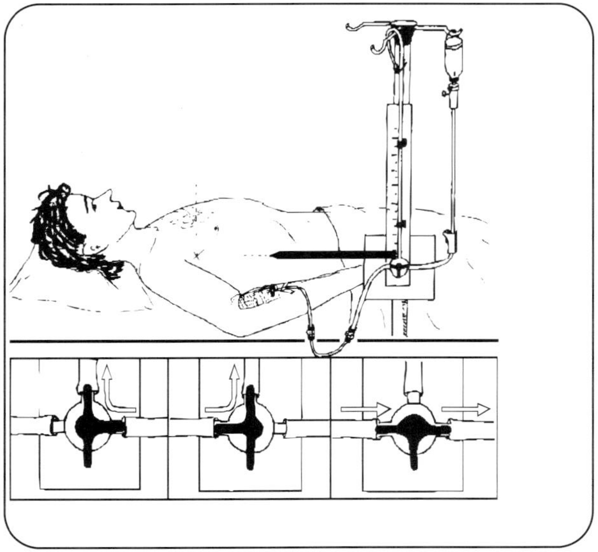

Pflegeproblem:	Pflegeziel:	Pflegemaßnahmen/*Wirkung:*	Hinweise zur Durchführung:
Der/die Patient/in **ist zuckerkrank** aufgrund eines **relativen** oder **absoluten Insulinmangels**. Durch die Nahrungsaufnahme kommt es zu starken Blutzuckerschwankungen. *Gefahr des Coma diabetici bzw. der Hyperglykämie (nüchtern BZ > 120 mg/dcl nach dem Essen > 200 mg/dcl Nierenschwelle > 180 mg/dcl)*	Der Blutzuckerspiegel des Patienten/der Patientin ist ausgeglichen. Der/die Patient/in ist darüber informiert, was er/sie dazu beitragen kann.	* **Beobachtung auf Entgleisung**	**Zeichen:** ***Hypoglykämie*: Heißhunger, Schweißausbruch, Unruhe, Schwäche,** ***Hyperglykämie*: Gesteigertes Durstgefühl, Polyurie, Übelkeit, Acetongeruch der Ausatemluft**
		* **Organisation der Diabetesdiät lt. Arzt** * **Eß-spritz-Abstand einhalten** * **Blutzuckerkontrollen festlegen**	* Genaues Einhalten der Diät ist besonders bei **Typ-I-Diabetikern** (absoluter Insulinmangel) wichtig. Hier sind Kohlenhydratzufuhr und Insulingabe genau abgestimmt. * Bei **Typ-II-Diabetikern** (relativer Insulinmangel) reicht häufig eine Verringerung der Energie- und der Kohlenhydratzufuhr.
Gefahr des hypoglykämischen Schocks (BZ < 50 mg/dcl)		a) **Kohlenhydratgehalt der Nahrung festlegen und genau einhalten** *Im wesentlichen sind es die Kohlenhydrate, die den Blutzuckerspiegel stark beeinflussen, in zweiter Linie auch Fette, da diese zu Kohlenhydraten umgebaut werden können.* - **Verbot von zuckerhaltigen Getränken und Nahrungsmitteln** - **Kartoffel-, brot- und getreidehaltige Produkte sind zu reduzieren**	**Der verdauliche Kohlenhydratgehalt wird in Broteinheiten berechnet. (BE)** - **1BE = 12 g Kohlenhydrate** - Der tägliche Kohlenhydratverbrauch wird individuell vom Arzt festgelegt. Jugendliche Diabetiker brauchen mehr BE als Erwachsene am Tag, da sie noch in der Wachstumsphase sind. Hinzu kommt, daß sich jugendliche Diabetiker häufig viel bewegen und somit auch einen höheren Anteil an Kohlenhydraten in der Nahrung benötigen. - Der Insulinbedarf wird abhängig von der BE-Zahl eingestellt. - Genauer Zeitpunkt der Insulinverabreichung und Einnahme der Mahlzeiten gewährleisten ausgeglichene BZ-Werte.

Pflegeproblem:	Pflegeziel:	Pflegemaßnahmen/*Wirkung:*	Hinweise zur Durchführung:
		b) Die Nahrungsaufnahme ist auf 6-7 kleine Mahlzeiten verteilt: Zeiten festlegen	Bei **kleinen Mahlzeiten** können die Blutzuckerspitzen reduziert werden. Die Kohlenhydrate werden gleichmäßig aufgenommen. Insulingabe und Kohlenhydratzufuhr können besser aufeinander abgestimmt werden.
Der/die Patient/in ist an einen geregelten Tagesablauf mit festen Essenszeiten gebunden.	Der/die Patient/in ist relativ unabhängig von festen Essenszeiten.	**c) Anleitung des/der Patient/in bei der ICT (Intensivierte konventionelle Insulintherapie)**	**ICT: -** Patient bekommt lt. Arztanordnung 1-2x Verzögerungsinsulin, um den Grundbedarf zu decken (= Basalrate). - Zu den Mahlzeiten wird Normalinsulin gespritzt. Die Einheiten werden abhängig vom aktuellen BZ und den BEs der Mahlzeiten berechnet und gespritzt.

Der/die Patient/in hat ein Wissensdefizit bzgl. der Diabetesdiät.	Der/die Patient/in kann seine/ihre Nahrung selbständig zusammenstellen. Er/sie ist über Diabetesdiät informiert.	* **Diätberatung organisieren**	**Ziele der Diätberatung:**
			- Der/die Patient/in kennt
			  - seine/ihre täglichen BEn,
			  - die Nahrungsmittel, die geeignet sind.
			- Er/sie kann sich seine/ihre Kost selbständig zusammenstellen und zubereiten.
			- Der Umgang mit Lebensmittelwaage und Meßbecher ist geübt.
			- Der/die Patient/in weiß, was 1 BE ist und welche Lebensmittel wieviele BE haben.

Der/die Patient/in hat ein Wissensdefizit bzgl. seiner Erkrankung.		* **Organisation der Diabetesschulung** **<u>Oder</u>: Informationsgespräch mit Pflegekräften**	**Inhalte einer Diabetesschulung:** * Aufklärung über: - Zeichen einer Hypo- u. Hyperglykämie - Selbstbestimmung des BZ - Insulinverabreichung, bzw. Medikamente * Bewußtmachen der hohen Eigenverantwortlichkeit für die weitere Gesundheit. * Aufklären über Spätfolgen und deren Prophylaxen. * Prophylaktische Maßnahmen besprechen, z. B. spezielle Fußpflege bei einem Diabetiker usw.

Pflegeproblem:	Pflegeziel:	Pflegemaßnahmen/*Wirkung:*	Hinweise zur Durchführung:
Der/die Patient/in **hat Gicht.** Er/sie muß sich purinarm ernähren.	Die Harnsäurekonzentration im Blut ist normalisiert. Es kommt zu keinen ph-Wert-Verschiebungen und Ausfällungen von Harnsäurekristallen in den Gelenken.	* **Purinarme Kost bestellen (lt. Arztanordnung)** *Purine sind in Zellkernen enthalten und werden im Körper zu Harnsäure abgebaut. Werden weniger Purine aufgenommen, kommt es zu einer Reduzierung der Harnsäure.*	**Normalwert** von Harnsäure im Blut = 6,5 mg/100ml Blut. **Purinarme Diät:** - Der Puringehalt soll 300 mg/Tag nicht überschreiten. (Durchschnittswert der normalen Kost ca. 700 mg Purin) - Purine sind besonders in zellreichen Innereien vorhanden. Milch und Milchprodukte enthalten keine Purine.
		* **Informationsgespräch über den Zusammenhang von Alkohol und Gicht.** *Alkohol hemmt die Harnsäureausscheidung.*	- Lebensmittel mit hohem Puringehalt sind: Fisch, Fleisch, Sojamehl, weiße Bohnen usw. - Lebensmittel mit mäßigem Puringehalt: Gemüse, Obst, Eier, Knäckebrot, Vollkornbrot, Käse, Salat usw.
		* **Flüssigkeitszufuhr festlegen** *Es wird eine Verdünnung im Blut erreicht und die Ausscheidung von Harnsäure gefördert.*	**Flüssigkeitszufuhr** soll 1,5 bis 2 Liter betragen.
		* **Reduktionskost bestellen (lt. Arzt)** * **Langsame Reduktion des Körpergewichts (falls notwendig)** *Bei Nulldiät kommt es zum verstärkten Abbau von „Körperzellen", die den Bluthamsäurespiegel gefährlich steigern können.*	Langsame Normalisierung des Körpergewichts durch eine energiereduzierte Mischkost.
		* **Organisation einer Diätberatung, evtl. Vermitteln von Kontaktadressen von Selbsthilfegruppen**	Häufig ist es so, daß Patienten/innen im Krankenhaus ihre Diät einhalten, sobald sie aber entlassen werden, wird ihre Nahrungsaufnahme durch ihre Gewohnheit beeinflußt. Dies resultiert häufig aus Unwissenheit über die richtige Ernährung z. B. bei Gicht.

Pflegeproblem:

Der/die Patient/in **hat erhöhte Blutfettwerte,** er/sie muß sich cholesterinarm ernähren.

Pflegeziel:

Die Blutfettwerte sind im Normalbereich.

Pflegemaßnahmen/*Wirkung:*

* **Bestellen einer cholesterinsenkenden Diät**
Der erhöhte Blutcholesterinspiegel ist eine der Hauptursachen für die Entstehung von Arteriosklerose und Herzinfarkt. Cholesterin dringt in die Gefäßwände ein und verändert sie. Calzium wird bevorzugt eingelagert und verhärtet die Gefäßwände. Durch die Reduktion des Cholesterins in der Nahrung kann der Blutfettspiegel positiv beeinflußt und der zuvor beschriebene Vorgang gehemmt werden.

* **Diätberatung einschalten**

* **Aufklärung über weitere Verhaltensweisen, die den Cholesterinspiegel senken**

Hinweise zur Durchführung:

Prinzip der cholesterinsenkenden Diät:
Cholesterinarm, arm an gesättigten Fettsäuren, reich an mehrfach ungesättigten Fettsäuren.

Empfohlene Lebensmittel:

Fleisch: Alle mageren Fleischsorten - von sichtbarem Fett befreit.

Wurst: Fleischwaren bis zu 10 % Fettgehalt. Sülze-, Geflügelwurst-, Corned beef, Roastbeef, Schinken usw.

Fisch: Alle mageren Fischsorten. Z. B.: Kabeljau, Scholle, Forelle usw.

Milch: Fettarme Milch, Buttermilch

Milchprodukte: Magerquark, magerer Joghurt, Käsesorten bis zu 30 % Fettgehalt.

Fette: Linolsäurereiche Speiseöle, Diätmagarine.

Gemüse und Obst: Alle Arten **außer** Trockenobst und Trauben.

Getränke: Alle zucker- und alkoholfreien Getränke.

Weitere Verhaltensweisen:
- Einschränkung des Alkoholkonsums
- Reduktion von Übergewicht
- Ballaststoffreiche Ernährung
- Körperliche Bewegung

Der/die Patient/in muß Verantwortungsgefühl gegenüber seiner/ihrer Gesundheit entwickeln und die Dringlichkeit seiner/ihrer Mithilfe erkennen.

Pflegeproblem:	Pflegeziel:	Pflegemaßnahmen/*Wirkung:*	Hinweise zur Durchführung:
Der/die Patient/in muß sich **natriumarm ernähren.** Zum Beispiel: - Bei Herzinsuffizienz - Niereninsuffizienz - Ödembildung	Der Natriumgehalt der Nahrung ist reduziert. Die Therapie ist unterstützt.	* **Bestellen einer natriumarmen Kost (lt. Arztanordnung)** *Der Wassergehalt im Körper ist vom Natriumgehalt abhängig. Ein erhöhter Natriumgehalt kann zur Wasseransammlung im Körper führen. Es kommt zu Ödemen. Durch die Zunahme der Blutflüssigkeit erhöht sich der Blutdruck, dies bedeutet eine Mehrbelastung für das Herz.*	**Regeln für die Natriumarme Diät:** - Kein Kochsalz zum Würzen der Speisen verwenden - Kochsalzarme Lebensmittel wählen - Natriumarme Flüssigkeitszufuhr. Auf den Natriumgehalt bei Mineralwasser achten
	Der Hautturgor ist altersentsprechend.	* **Reduzieren der täglichen Flüssigkeitszufuhr (laut ärztlicher Anordnung)** * **Ein- und Ausfuhrkontrolle** * **Trinkfahrplan aufstellen** * **Beobachtung der Ödeme und Dokumentation**	* Flüssigkeitsbilanz ist sinnvoll, um das Gleichgewicht zwischen Ausscheidung und Flüssigkeitszufuhr zu kontrollieren. **Ödeme** sind Wasseransammlungen im Gewebe. Feststellen läßt sich das Ödem durch leichten Druck auf die betroffene Hautstelle: bleibt eine Delle in der Haut und geht diese nur langsam zurück, ist dies ein Zeichen für ein Ödem.
		* **Reis-Obst-Tage zum Ausschwemmen ermöglichen**	* Obst und Reis enthalten kaum Natrium, aber viel Kalium. Der Körper kann somit den Natriumgehalt des Organismus senken. * 200-300g Reis und ca. 1 kg Obst werden, über den Tag verteilt, gegessen. * Maximal an zwei Tagen in der Woche, da es sonst zu Mangelerscheinungen kommen kann.

Pflegeproblem:	Pflegeziel:	Pflegemaßnahmen/*Wirkung:*	Hinweise zur Durchführung:
Der/die Patient/in soll die **Verdauungsorgane** durch die Nahrungsaufnahme **nicht belasten.** Zum Beispiel bei: - Magen- und Zwölffingerdarmgeschwüren - Gastritis - Erkrankungen der Galle	Die Verdauungsorgane sind entlastet und werden nicht zusätzlich gereizt. Der/die Patient/in kennt Verhaltensregeln, die den Magen-Darm-Trakt entlasten.	* **Schonkost mit Zwischenmahlzeiten bestellen (lt. Arztanordnung)** *Schonkost ist eine reizarme Kost, durch die der Magen-Darm-Trakt nicht zusätzlich belastet wird.* * **Zwischenmahlzeiten ermöglichen** (Zeiten angeben) *Entlastet den Magen-Darm-Trakt. Es müssen nicht so viele Verdauungsfermente auf einmal produziert werden.*	**Schonkost ist reizarme Kost:** a) Kein Kaffee, Alkohol, keine kohlensäurehaltigen Getränke. b) Keine blähenden Speisen und Gemüse. c) Fettarme und zuckerarme Lebensmittel verwenden. d) Wenig Salz und milde Gewürze. e) Fruchtsäuren vermeiden. f) Keine gebratenen, fritierten Lebensmittel.
		* **Ausreichend Zeit zum Essen lassen** *Streß beim Essen kann zu einer vermehrten Magensäureproduktion führen und somit die Magenschleimhaut angreifen.* * **Patient/in anhalten, alle Speisen gut zu kauen** *Kauen ist bereits der erste Schritt der Verdauung. Die Nahrung wird mechanisch zerkleinert. Der Speichelfluß wird angeregt. Der Speichel enthält bereits kohlehydratspaltende Enzyme.*	**Informationsgespräch:** Erst wenn der/die Patient/in versteht, warum die einzelnen Verhaltensregeln eine Entlastung für seinen/ihren Verdauungstrakt bedeuten, wird er/sie bereit sein, sich an die Regeln zu halten.
	Der/die Patient/in ist über die Zubereitung von reizarmer Kost informiert und motiviert diese Informationen umzusetzen.	* **Diätberatung und Informationsgespräche über Eßverhalten organisieren**	**Diätberatung organisieren.** Hier ist es auch wichtig, Angehörige mit einzubeziehen.

Pflegeproblem:	Pflegeziel:	Pflegemaßnahmen/*Wirkung:*	Hinweise zur Durchführung:
Der/die Patient/in hat aufgrund eines **operativen Eingriffes** eine **Nahrungskarenz.**	Die Ernährung ist gewährleistet.	* **Infusionstherapie laut ärztlicher Anordnung**	* In der Regel wird der/die Patient/in bis zur vollen oralen Nahrungsaufnahme infundiert.
Postoperativ neigt der/die Patient/in zum Erbrechen, und der Schluckreflex ist beeinträchtigt. (Narkoseüberhang)	Der/die Patient/in erbricht nicht, es besteht keine Aspirationsgefahr.	* **Nach Eingriffen mit Vollnarkose mindestens 6 Stunden absolute Nahrungskarenz** * Kostaufbau lt. Arztanordnung bestellen und durchführen	* Sind nach 6 Stunden kein Brechreiz und eine intakte Darmperistaltik vorhanden, kann mit einem langsamen Kostaufbau begonnen werden. Dies bezieht sich auf Operationen **ohne abdominellen Eingriff.** * Evtl. bekommt der/die Patient/in abends bereits eine leichte Suppe.
Der/die Patient/in hatte einen abdominellen Eingriff. Die **Darmperistaltik ist postoperativ aufgehoben.**	Die Darmperistaltik ist normal.	* **Nach abdominellen Eingriffen ohne Anastomosen ist eine Nahrungskarenz von 1-3 Tagen einzuhalten (ärztliche Entscheidung)**	**Kontrolle der Darmperistaltik:** - Darmgeräusche mit dem Stethoskop abhören - Auf den ersten Stuhlgang warten
		* **Bei Eingriffen mit Anastomosen ist die Nahrungskarenz abhängig von der Anastomosenheilungsdauer (Erfahrungswerte)** * Kostaufbau lt. Arztanordnung bestellen und durchführen	**Anastomosenheilungsdauer:** - Magen (B I u. B II Resektion) 5 Tage - Dünndarm 5 Tage - Dickdarm 5-7 Tage - Rektum 9 Tage - Ösophagus 9 Tage **Den Zeitpunkt der ersten Nahrungsaufnahme bestimmt der behandelnde Arzt.**

<table>
<tr><th>Pflegeproblem:</th><th>Pflegeziel:</th><th>Pflegemaßnahmen/Wirkung:</th><th>Hinweise zur Durchführung:</th></tr>
<tr><td>Der/die Patient/in war mindestens drei Tage nüchtern.
Er/sie ist Nahrung nicht mehr gewöhnt. Zum Beispiel nach:
- OP
- Null-Diät</td><td>Der/die Patient/in ist an die Nahrungsaufnahme gewöhnt. Er/sie kann ohne Probleme essen und trinken.</td><td>* Schrittweiser postoperativer Nahrungsaufbau (lt. Arzt)
Dadurch wird ein langsames Gewöhnen an die Nahrungsaufnahme erreicht. Die Gefahr, daß es zu Unverträglichkeiten kommt, ist gering.</td><td>Langsamer Nahrungsaufbau nach einer postoperativen Nahrungskarenz von mindestens drei Tagen:

1. Tag schluckweise Tee
2. Tag fünf Tassen Tee
3. Tag Tee, Schleim und Zwieback
4. Tag passierte Kost
5. Tag Schonkost, auch an folgenden Tagen.

Gleichzeitig wird die Infusionstherapie ausgeschlichen. (Lt. Arztanordnung)</td></tr>
<tr><td></td><td></td><td>* Schrittweiser Nahrungsaufbau nach Null-Diät (lt. Arzt)</td><td>Auch hier empfiehlt es sich, die Kost langsam zu steigern.
Fette Speisen sind anfangs zu vermeiden, bis der/die Patient/in sie toleriert.</td></tr>
</table>

Pflegeproblem:	Pflegeziel:	Pflegemaßnahmen/*Wirkung:*	Hinweise zur Durchführung:
Der/die Patient/in muß sich **ballaststoffreich ernähren.** Er/sie leidet an **Obstipation.** Eine **Obstipation** ist eine chronische Stuhlverstopfung, bei der die Stuhlentleerung meist mehrere (drei) Tage unterbleibt.	Die Ausscheidung des Patienten/der Patientin verläuft normal. Die Darmtätigkeit ist angeregt.	* **Ballaststoffreiche Kost bestellen** *Ballaststoffe quellen im Darm auf und regen die Darmtätigkeit an.*	**Ballaststoffe:** Ballaststoffe sind unverdauliche Nahrungsbestandteile. Sie kommen vorwiegend in pflanzlichen Lebensmitteln vor. Wir können sie durch Rohkost, Gemüse, Obst oder durch Produkte aus Vollkorngetreidemehl zu uns nehmen.
		* **Angemessene Flüssigkeitszufuhr festlegen** *Häufig ist die Urache für eine Obstipation unzureichende Flüssigkeitszufuhr.* * **Trinkfahrplan aufstellen**	**Flüssigkeitszufuhr:** 2-2,5 Liter Flüssigkeit sollen jeden Tag mit Nahrung und Trinken aufgenommen werden. Daraus ergibt sich bei normaler Nahrungsaufnahme eine effektive Trinkmenge von ca. 1-1,5 Liter. Bei Obstipation soll darauf geachtet werden, mehr Flüssigkeit zuzuführen. Gut geeignet sind **Gemüsesäfte, Mineralwasser, Buttermilch.**
		* **Dreimal täglich einen Eßlöffel Quellmittel einnehmen/verabreichen** *Diese natürlich darmanregenden Lebensmittel regulieren die Darmtätigkeit, ohne die Darmflora zu zerstören.* ***Abführmittel sollen nicht eingesetzt werden,*** *da sie die Darmflora zerstören und der Darm aufgrund der Medikamentwirkung nicht mehr selbständig arbeitet.*	**Quellmittel:** - Leinsamen, Weizenschrotkleie, Feigen, Trockenpflaumen usw. - Es ist ganz wichtig, ausreichend Flüssigkeit zu der Weizenkleie einzunehmen.
		* **Milchsäurehaltige Nahrungsmittel** *Milchsäure wirkt leicht abführend.* * **Maßnahmen, die zusätzlich zur Ernährungsumstellung durchgeführt werden können**	**Milchsäurehaltig** sind zum Beispiel Sauermilch, Joghurt, Kefir usw. **Zusätzliche Maßnahmen zur Obstipationsprophylaxe:** - Körperliche Bewegung - Massage der Bauchdecke - Genaueres siehe ATL "Ausscheiden"

Pflegeproblem:	Pflegeziel:	Pflegemaßnahmen/*Wirkung:*	Hinweise zur Durchführung:
Der/die Patient/in **hat Fieber,** ist appetitlos und neigt dazu, zu **wenig Nahrung** zu sich zu nehmen.	Der/die Patient/in nimmt ausreichend Nahrung auf. Die Ernährung ist an die Situation des Patienten/der Patientin angepaßt.	* **Diät für Akut-Fieberkranke bestellen (lt.Arzt)**	**Akut-Fieberkranke:** Leichte Kost, um den Körper nicht noch zusätzlich zu belasten und das Immunsystem nicht zu schwächen. - fettarm - eiweißarm - kohlehydratreich - vitaminreich
Der/die Patient/in hat aufgrund von **chronischem Fieber** einen **erhöhten Eiweißbedarf**.	Der Eiweißbedarf ist gedeckt.	* **Diät für Chronisch-Fieberkranke bestellen (lt.Arzt)**	**Chronisch-Fieberkranke:** Bei länger andauernden Fieberzuständen ist der erhöhte Nährstoffverbrauch zu beachten. Die Kost soll - eiweißreich - hochkallorisch, aber leicht verdaulich sein - appetitanregend zubereitet und - vitaminreich sein.
Der/die Patient/in schwitzt stark. Der **Elektrolyt-** und **Flüssigkeitsbedarf** ist **erhöht**. Zum Beispiel bei: - Fieberpatienten - Vegetativen Störungen - Körperlicher Belastung	Der Flüssigkeitshaushalt und Elektrolythaushalt sind im Gleichgewicht.	* **Ausgleich des erhöhten Flüssigkeitsbedarfes** * **Trinkfahrplan festlegen** * **Ausgleich des erhöhten Elektrolytbedarfs**	**Flüssigkeitsbedarf bei Fieberpatient/innen:** Pro 1 Grad Temperaturerhöhung rechnet man 0,5-1 Liter zusätzliche Flüssigkeit in 24 Stunden. **Elektrolytbedarf** Beim Schwitzen geht im wesentlichen Natrium verloren. Dies kann durch: - gesalzene Suppen, Hühnerbrühe oder Bouillon - Obst- und Gemüsesäfte ausgeglichen werden.

Pflegeproblem:	Pflegeziel:	Pflegemaßnahmen/*Wirkung:*	Hinweise zur Durchführung:
Der/die Patient/in muß sein/ ihr **Körpergewicht reduzieren.** Zum Beispiel bei: - Übergewicht	Übergewicht ist festgestellt und Normalgewicht bekannt.	* **Analyse des Ernährungszustandes** * **Analyse des Eßverhaltens und evtl. Unterstützung bei der Änderung der Eßgewohnheiten** *Nur so kann eine langfristige Gewichtsreduktion erreicht werden.*	**Analyse:** - Menge des Fettgewebes - Ermitteln des Ernährungszustandes nach dem sog. Quetelet-Index ***Quetelet-Index:*** (Nach: Juchli, 1991, S. 248) ***Körpergewicht in Kilo, geteilt durch die Körpergröße in Metern im Quadrat.*** *Die errechnete Zahl bedeutet:* * *15-18,8 Untergewicht* * *19-24,9 Normalgewicht* *Idealgewicht liegt an der unteren Grenze des Normalgewichts.* * *25-29,9 Übergewicht* * *30-39,9 Fettsucht, über 40 extreme Fettsucht*
	Das Körpergewicht reduziert sich pro Woche um................g.	* **Reduktionskost bestellen (lt. Arzt)** - **7531 kJ (1800 kcal)** - **6280 kJ (1500 kcal)** - **4189 kJ (1000 kcal)** - **3350 kJ (800 kcal)** * **Tägliche Gewichtskontrolle** * **Wöchentliche Gewichtskontrolle**	**Reduktionsdiät:** Der Energiegehalt der Nahrung wird reduziert. Der Eiweißgehalt der Ernährung soll nicht reduziert werden. Grundsätzlich ist eine langsame Gewichtsreduktion jeder schnellen Diät vorzuziehen. Bei einer energiereduzierten Mischkost kommt es durch die gezielte Auswahl der Lebensmittel zu einer Veränderung des Eßverhaltens.
	Der/die Patient/in kann die Diät zu Hause selbständig durchführen.	* **Diätberatung einschalten**	**Energiearme Lebensmittel auswählen:** Frisches Obst und Gemüse möglichst roh essen, Vollkornprodukte wie Kartoffeln, Reis einplanen, weniger tierische eiweißreiche Lebensmittel essen, da sie häufig versteckte Fette enthalten, fettarme Gartechniken verwenden.
	Schnelle Gewichtsreduktion.	* **Nulldiät (lt. Arztanordnung)**	**Nulldiät:** Zur schnellen Gewichtsreduktion bei therapeutischer Indikation anzuwenden: Mineralwasser, Tee; (ärztliche Betreuung ist notwendig). Tägl. Flüssigkeitsbedarf ist 2-3 Liter. Bei langanhaltender Nulldiät ist auf ausreichende Vitamin- und Mineralstoffzufuhr zu achten.

Pflegeproblem:	Pflegeziel:	Pflegemaßnahmen/*Wirkung*:	Hinweise zur Durchführung:
Der/die Patient/in **neigt zu Sodbrennen**	Ursachen sind erkannt, der/die Patientin ist schmerzfrei. Komplikationen ist vorgebeugt.	* **Beobachtung und Dokumentation von Symptomen und Zusammenhängen** * **Säurelocker vermeiden** * **Kleine Mahlzeiten / Schonkost**	**Säurelocker:** Alkohol, Nikotin, fette Speisen, Kaffee, Fruchtsäfte mithohem Fruchtsäuregehalt
Der/die Patient/in **hat starke Schmerzen beim Schlucken** (= Dysphagie) *Pflegeproblem tritt auf bei:* • *Ösophagitis* • *Intubation der Speiseröhre bei inoperablem Carcinom* • *evtl. bei Carcinom*	Die Nahrungsaufnahme ist schmerzfrei.	* **Parenterale Ernährung lt. Arztanordnung oder:** * **Passierte Kost** * **Viel zu den Mahlzeiten trinken** * **15 Minuten vor der Nahrungszufuhr Anästhesie-Gel verabreichen** * **Heiße und kalte Speisen meiden**	**Intubation der Speiseröhre:** Eine Passage der Speisen ist durch die Schwerkraft möglich. Aufrechte Haltung ist beim Essen erforderlich. Vorsicht bei der Einnahme von Medikamenten.
Die **Speiseröhre** wurde **intubiert**, es besteht die Gefahr der Aspiration.	Aspiration ist vorgebeugt.	* **Strenge Oberkörperhochlage nach der Nahrungsaufnahme, abhängig von der verabreichten Nahrung**	**Verweildauer des Speisebreis im Magen:** - Kohlenhydratreiche, breiige Nahrung wird nach relativ kurzer Zeit in den 12-Fingerdarm entleert (1-2 Std.) - Fettreiche und schlecht gekaute Nahrung kann bis zu 5 Stunden und länger im Magen verweilen
Der/die Patient/in entwickelt **postoperativ eine Spätstörung (Dumping-Syndrom)**: **Früh-Syndrom**: *10-30 Min. nach der Nahrungausfnahme entwikkelt der/die Patient/in Völlegefühl, Schweißausbruch, Herzklopfen, Blässe, Schwindel, Ohnmacht und Durchfall.* **Spät-Syndrom**: *2-3 Stunden nach der Nahrungausfnahme Beschwerden mit Schweißausbruch und s.o..*	Der/die Patient/in kennt die Ursachen und Verhaltensregeln, um dem Syndrom vorzubeugen. Herzkreislauf ist nach der Nahrungsaufnahme stabil.	* Informationsgespräch über Verhaltensregeln bei der Nahrungsaufnahme * Akutstadium kann mit Kohlenhydratgabe verbessert werden * Sonstige Verhaltensregeln siehe oben	**Verhaltensregeln bei der Nahrungaufnahme:** - Nur kleine Mahlzeiten zu sich nehmen - Keine Getränke während des Essens - Eiweißreiche Kost ist zubevorzugen - Vermeiden von Süßspeisen, Milch und Zucker - Ruhepausen nach dem Essen (**Vorsicht**: nicht flach liegen (Refluxgefahr) - Straffe Leibbinde tragen

Literaturliste zur ATL "Essen und Trinken"

Bienstein, C., Fröhlich A., Basale Stimulation in der Pflege, Verlag Selbstbestimmtes Leben, Düsseldorf 1991

Davies, P.M., Hemiplegie. Rehabilitation und Prävention, Springer Verlag, Berlin 1986

Esmé, D., Der Schlaganfallpatient, Hippokrates Verlag, Stuttgart 1987

Hofmann, M., Lydtin, H., Gesunde Ernährung und Krankenkost, Birken Verlag 1983

Juchli, L., Krankenpflege, Georg Thieme Verlag, Stuttgart, New York 1991

Mischo-Kelling, M., Zeidler, H., Innere Medizin und Krankenpflege, Urban & Schwarzenberg Verlag, München,Wien,Baltimore 1989

Schalch, F., Schluckstörungen und Gesichtslähmung, Gustav Fischer Verlag, Stuttgart, Jena, New York 1992

Schlieper, C. A., Ernährung heute, Handwerk und Technik, Dr. Felix Büchner, Hamburg 1991

Schwörer, C., Der apallische Patient, Gustav Fischer Verlag, Stuttgart 1988

ATL "Ausscheiden"

Die Aktivität "Ausscheiden" umfaßt das Ausscheiden von Urin, Stuhl, Schweiß und Sekretion von Flüssigkeit aus Sonden und Drainagen. Über Ausscheidungsvorgänge werden Flüssigkeit und Exkremente ausgeschieden um den Flüssigkeitshaushalt im Gleichgewicht zu halten bzw. sich der Abfallprodukte der Verdauung zu entledigen.

Viele Ausscheidungsvorgänge werden im Verborgenen verrichtet, weil sie zu den Intimitäten des Lebens gehören. Störungen in der Regulation des Stuhlgangs wirken sich auf den ganzen Organismus aus. So können Durchfall und flüssiger Stuhlgang den Verlust von Elektrolyten bedeuten und den Organismus schwächen; so kann eine Darmträgheit Unwohlsein und Appetitlosigkeit verursachen.

Störungen in der Urinausscheidung ziehen oft unbemerkt psychosoziale Probleme nach sich. Hier gilt es, die Integration in die Gesellschaft zu erhalten und zu fördern, indem z.B. bei bestehender Inkontinenz alle Möglichkeiten, die zur Verfügung stehen, genutzt werden.

Menschen, bei denen eine Inkontinenz besteht, sind eine Herausforderung an die Pflegenden. Der Umgang mit diesen Patienten, verbunden mit einer Abneigung gegenüber Exkrementen kann sehr belastend sein, besonders wenn man hierauf zu wenig vorbereitet ist. Das Thema "Ekel" wird sehr selten angesprochen, obwohl Pflegende fast täglich damit konfrontiert werden. Hier müssen sie ihren Weg finden, solche Situationen zu akzeptieren und zu bewältigen, indem sie sich untereinander austauschen und bestärken.

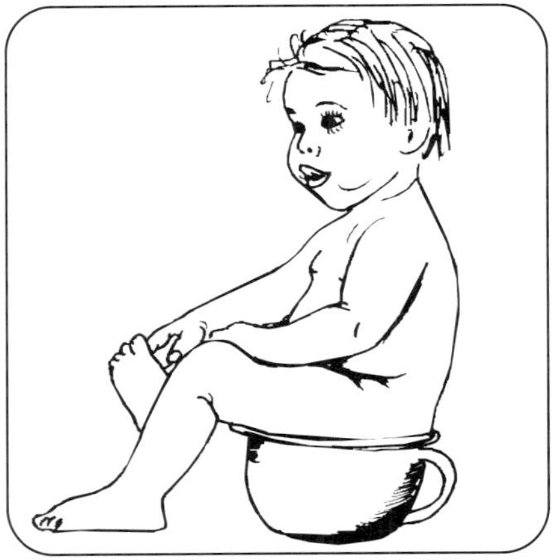

Pflegerische Aufgaben in der ATL "Ausscheiden":

- Beobachtung und Dokumentation der Ausscheidungsvorgänge
- Analyse von Inkontinenzsituationen
- Wissen über Einflußfaktoren und Gefahren
- Aufklärung über normale Ausscheidungsvorgänge
- Maßnahmen zur Darmstimulation
- Fertigkeiten im Umgang mit Harnkathetern und künstlichen Darmausgängen

Liste zur Erfassung der ATL "Ausscheiden"

Welche Ausscheidungsgewohnheiten liegen vor?

Stuhlgang:
- Morgens - abends

Urin - Hilfsmittel:
- Urinflasche
- Toilettenstuhl

Treten Schmerzen während des Ausscheidungsvorgangs auf?

Wie ist der Urin?
- Hell
- Klar
- Dunkel
- Trübe
- Blutig

Wie ist die Miktion?
- Willkürlich
- Schmerzlos
- Im Strahl

Oligurie	Harntagesmenge < 500 ml
Anurie	Harntagesmenge < 100 ml
Polyurie	Harntagesmenge > 2000 ml
Nykturie	Nächtl. vermehrtes Wasserlassen
Pollakisurie	Häufiger Harndrang

Ist der Patient inkontinent?
- Uringeruch
- Nasse Kleider
- Nasse Bettwäsche

Meidet der Patient soziale Kontakte?
- Meidet Gruppenkontakte
- Zieht sich zurück, meidet Einzelkontakte

Treten Blähungen auf?
- Ernährungsbedingt

Wie ist der Stuhlgang?
- Weich
- Hart
- Flüssig
- Täglich; Mehrmals täglich
- Alle zwei Tage
- Verhalten

Tritt ein Stuhlgeruch auf?
- Fäulnisgeruch

Ist die Ausscheidung über Sonden und Drainagen normal?
- 1500-2500 ml Urin
- 200-300 ml Magensonde

Besteht Brechreiz bzw. Erbrechen?
- Tageszeit
- Häufigkeit
- Menge, Beimengungen
- Zusammenhang, Mahlzeiten
- Kardiale Belastung

Sind Sonden und Drainagen vorhanden?
- Magensonde
- Blasenkatheter, Suprapubischer Katheter
- Thoraxdrainage
- Wunddrainage
- Redondrainage
- Robinsondrainage
- Wunddrainage, Zieldrainage
- T-Drain

Wie ist die Schweißabsonderung?
- Übermäßig an bestimmten Körperteilen
- Haut mehrmals tgl. mit großen Perlen bedeckt
- Vermindert

Analysebogen zur Erfassung einer Inkontinenz

Name:______________________________ Datum:__________

Uhrzeit:	6.00	7.00	8.00	9.00	10.00	11.00	12.00	13.00	14.00	15.00	16.00	17.00
Flüssigkeitszufuhr: Nahrungsaufnahme:												
Miktion: Toilettenstuhl - TS Toilette - T Steckbecken - ST Urinflasche - U												
Stuhlgang:												

Uhrzeit:	18.00	19.00	20.00	21.00	22.00	23.00	24.00	1.00	2.00	3.00	4.00	5.00
Flüssigkeitszufuhr: Nahrungsaufnahme:												
Miktion: Toilettenstuhl - TS Toilette - T Steckbecken - ST Urinflasche - U												
Stuhlgang:												

Legende:

HD - Harndrang, EK - Einmalkatheterismus, UA - Urinabgang, SA - Stuhlabgang, SD - Stuhldrang, TS - Toilettenstuhl, T - Toilette, ST - Steckbecken

Liste der Pflegeprobleme in der ATL "Ausscheiden"

Seite

Pflegeproblem/ Störungen in der Urinausscheidung:

Pflegeproblem/ Störungen in der Darmtätigkeit:

Pflegeproblem/ Allgemeine Störungen bei Ausscheidungen:

Pflegeproblem:	**Pflegeziel:**	**Pflegemaßnahmen/*Wirkung*:**
Der/die Patient/in kann **nicht selbständig zur Toilette gehen.**	Der/die Patient/in fühlt sich bei den Ausscheidungen wohl. Kann selbständig auf den Toilettenstuhl gehen.	* **Rufanlage in geeigneter Nähe** * **Patient/in zur Toilette führen** * **Anleitung und Unterstützung bei der Benutzung des Toilettenstuhls**
Der/die Patient/in darf/kann die **Ausscheidungen nur im Bett verrichten**	Der/die Patient/in ist über die verschiedenen Möglichkeiten informiert Ungehinderte Ausscheidung ist gewährleistet Kann die Bettflasche selbständig benutzen	* **Unterstützung bei der Ausscheidung mit Steckbecken/Urinflasche** * **Anleitung zur Benutzung der Urinflasche** *- nach jeder Miktion Spülen der Urinflasche* *- Zellstoff bereitlegen* * **Intimpflege 3 x tgl. durchführen** * **Händewaschen nach jedem Ausscheidungsvorgang ermöglichen** * **Bettschutz einlegen** * **Hautpflege nach Reinigung des Gesässes mit ________________**
Der/die Patient/in darf beim Sitzen auf der Toilette die **Hüfte nicht 90° abwinkeln**	Kann die Toilette selbständig benutzen. Komplikationen ist vorgebeugt.	* **Toilettenerhöhung anbieten** * **Patient/in anleiten, die Toilette mit der Erhöhung zu benutzen**

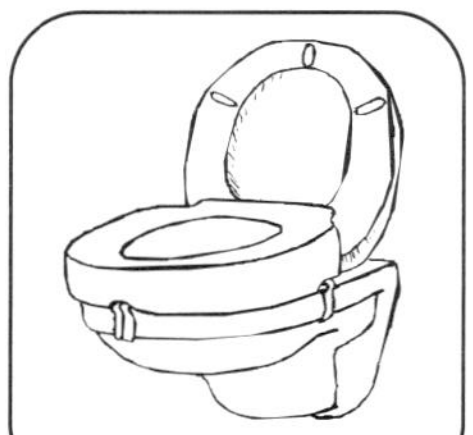

Toilettenerhöhung

Hinweise zur Durchführung:

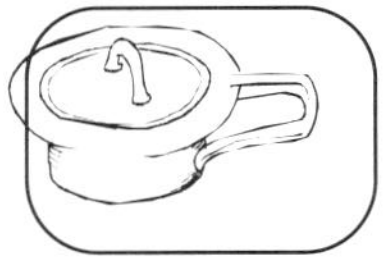

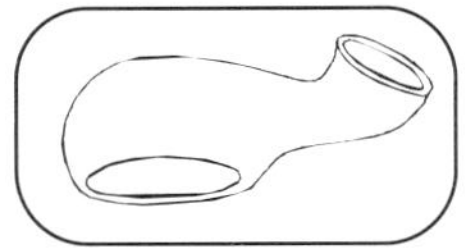

für Frauen

für Männer

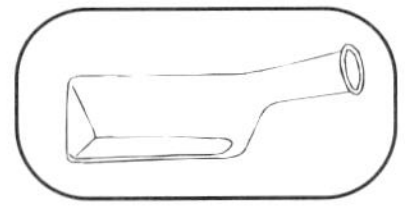

Hygiene:

- Steckbecken und Urinflasche müssen nach jeder Benutzung geleert und desinfiziert werden. Jede/r Patient/in hat ein Steckbecken/ eine Urinflasche für sich.
- Nach der Entlassung werden Steckbecken/Urinflasche in die Sterilisation gegeben
- Toilettendeckel/Nachtstuhl müssen nach jeder Benutzung desinfiziert werden (siehe Hygieneplan)

Unterstützung bei der Ausscheidung mit Steckbecken/Urinflasche beinhaltet folgende Arbeitsschritte:

- Einschieben bzw. einlegen der Hilfsmittel
- Säubern nach dem Ausscheidungsvorgang
- Entsorgung der Materialien und Desinfektion der Hilfsmittel
- Steckbecken/Urinflasche ins Patientenzimmer zurückbringen

Pflegeproblem:	Pflegeziel:	Pflegemaßnahmen/*Wirkung:*	Hinweise zur Durchführung:
Der/die Patient/in ist **inkontinent**. *Er/sie hat Angst vor sozialer Isolation. Er/sie fühlt sich im Selbstwertgefühl gemindert. Er/sie fühlt sich entwürdigt. Er/sie ist resigniert. Er/sie hat sein/ihr Krankheitsbewältigungskonzept verloren. Er/sie fühlt sich hilflos.*	Der/die Patient/in fühlt sich angenommen und verstanden. Der/die Patient/in entwickelt eine positive Einstellung zu der Beeinträchtigung.	* **Analysegespräch über die Inkontinenz führen** *Weckt Hoffnung und steigert das Copingverhalten (Bewältigungsstrategie).* * **Feststellen der Art der Inkontinenz:** **- Belastungsinkontinenz S. 115** **- Dranginkontinenz S. 116** **- Reflexinkontinenz S. 117** **- Überlaufinkontinenz S. 118**	**Grundsätze:** - Bezugsperson auswählen, mit positiver Einstellung zur Inkontinenzbewältigung - Intimsphäre und Diskretion bewahren - Verständnis signalisieren, keine emotionalen Signale (bagatellisieren, dramatisieren) - Aufzeigen von möglichen Hilfen s.u.
	Die Situation ist eingeschätzt. Der/die Patient/in ist in der Lebensqualität nicht beeinträchtigt.	* **Analyse der Urininkontinenz mit Hilfe des Analysebogens, S.109**	**Beobachtungsmerkmale - Einflußfaktoren:** **Urinabgang:** - Unregelmäßiger sporadischer Urinabgang ohne ersichtliche Zusammenhänge (Überlaufblase) - Ausgelöst durch Druck auf die Blase - Bei Husten, pressen, bücken, leichter körperlicher Belastung - Beim Gehen und schwerer körperlicher Belastung - Im Stehen, Sitzen oder Liegen - Uringeruch - Soziale Kontakte - Ausgliederung - Leistungsfähigkeit, Orientierung - Gezielte Analyse: Begleitumstände, Zeitpunkt, Häufigkeit **Art des Urinabgangs:** - Tröpfelnd, fließend, mit Harndrang **Ausmaß des Urinabgangs:** - schwer bis ~ 50 ml, absolut ab ~ 50 ml

Pflegeproblem:	Pflegeziel:	Pflegemaßnahmen/*Wirkung:*	Hinweise zur Durchführung:
	Der/die Patient/in beherrscht die Urinausscheidung. Der/die Patient/in hat einen intakten Schließmuskel.	* **Toilettentraining durchführen in festgelegten Zeitabständen:** - Zum Wasserlassen auffordern - Zur Toilette führen - Bettschüssel/Urinflasche geben - Unterstützung beim Setzen auf den Nachtstuhl geben *Die Füllung der Blase wird reduziert und die Schließmuskulatur nicht so stark belastet.*	**Toilettentraining:** Die Blasenentleerung geschieht abhängig von der Flüssigkeitsaufnahme in festgelegten Zeitabständen. Toilettengang anfangs alle 2 Stunden. In einem Zeitraum von ca. 10 Tagen werden dann Trink- und Toilettenzeiten mit Hilfe des Analysebogens individuell ermittelt.
		* **Trinkfahrplan nach Patientenbedürfnis erstellen und Patienten einweisen** * **Flüssigkeitsverabreichung auf Trinkfahrplan eintragen**	**Empfehlung - Erhöhte Flüssigkeitszufuhr:** - Spült die Blase, verhindert so Infektionen - Fördert die Wahrnehmung der Blasenfunktion **Trinkfahrplan** - Flüssigkeitszufuhr sinnvoll über den Tag verteilen, Analyse berücksichtigen **Kriterien in der Auswahl:** - Hautverträgliche, leichte Unterwäsche - Leichtes, schnelles Öffnen - Warme Unterwäsche - Sorge um ein gepflegtes Erscheinungsbild
	Der/die Patient/in fühlt sich wohl und kann sich der Inkontinenz entsprechend kleiden.	* **Auswahl geeigneter Kleidung** *Die Wahrnehmung des Intimbereiches wird unterstützt.* - **Trennung zwischen Tag- und Nachtkleidung**	
Die Haut ist durch die Inkontinenz gereizt.	Der/die Patient/in hat eine intakte Haut.	* **Intimpflege nach jedem Einnässen durchführen** * **Hautschutz im Intimbereich**	**Hautpflege - Hautschutzsalben:**: - Keine Entfettung der Haut durch Syndets oder alkalische Seifen, lauwarmes Wasser - Hautpflege mit W/Ö Präparaten (s. S. 57)
Der/die Patient/in kommt nicht schnell genug zur Toilette und kann den Urin nicht halten	Der/die Patient/in kommt rechtzeitig zur Toilette bzw. auf den Nachtstuhl.	* **Bett in Toilettennähe plazieren** * **Nachtstuhl bereitstellen**	______________________ ______________________

Pflegeproblem:

Er/sie kann den Urin nicht halten.

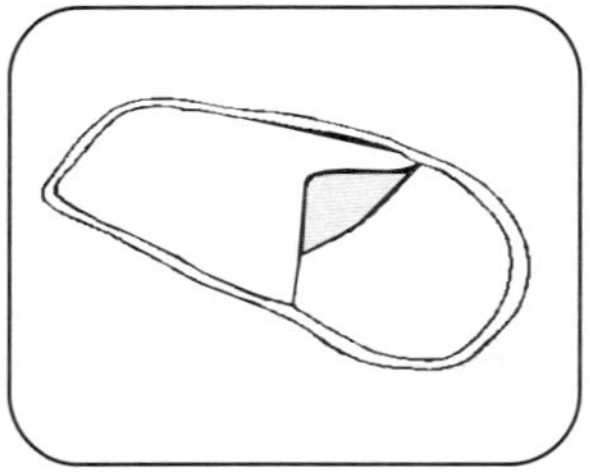

Selbsthilfegruppen:
Hilfe für inkontinente Personen
Blanckertzstr. 12
D-40513 Düsseldorf
Telefon 0211/5961216

Gesellschaft für Inkontinenzhilfe e.V.
Friedrich-Ebert-Str. 124
D-34119 Kassel
Telefon 0561/780604

Pflegeziel:

Der/die Patient/in ist sozial nicht isoliert und kann sich frei bewegen.

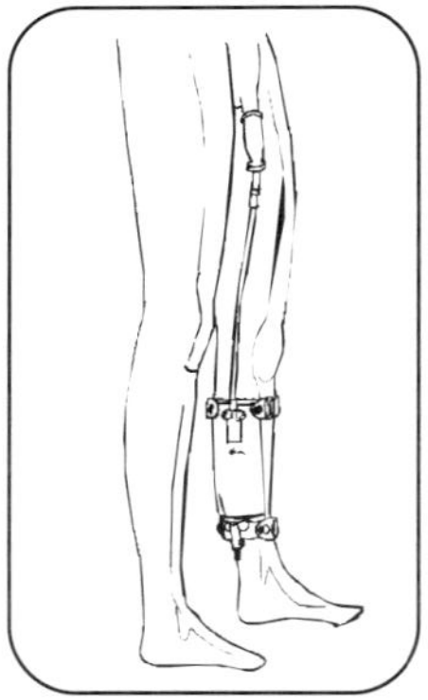

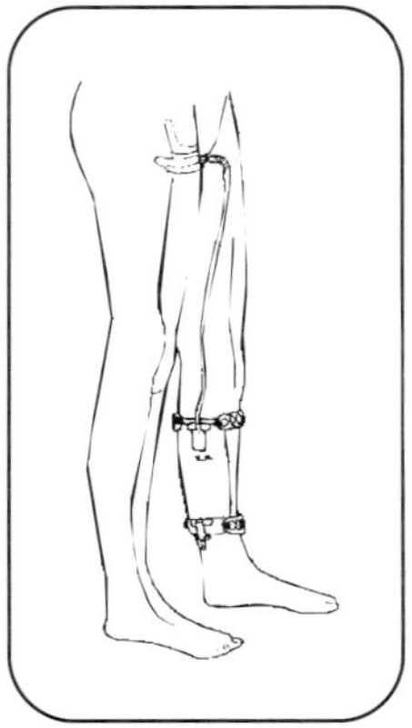

Pflegemaßnahmen/*Wirkung:*

Unterstützung bei der Auswahl von Inkontinenzhilfen:

- **Slipeinlagen**
  Geringe Saugfähigkeit; bei leichter Inkontinenz und Harnträufeln geeignet.
- **Einlagen-Vorlagen** (mit Netzhosen)
  Mittlere Saugfähigkeit; bei leichter bis mittlerer Inkontinenz geeignet.
- **Geschlossene Slips**
  Hohe Saugfähigkeit; bei schwerer Inkontinenz geeignet.
- **Kondom-Urinal für Männer**
  Reduziert das Allergierisiko.

- **Incogyn-System für Frauen**
  Steigert die Mobilität.

* **Bettschutz einbetten**
Vermittelt ein Sicherheitsgefühl.

* **Benutzen einer Inkontinezhilfe**
(s.o.)

* **Vermittlung von Selbsthilfegruppen**
Unterstützen die Akzeptanz von Inkontinenzhilfen durch Erfahrungsaustausch.

Hinweise zur Durchführung:

Auswahlkriterien:
- Auslaufsicherheit, Saugfähigkeit
- Nässeanzeiger
- Geruchsentwicklung
- Tragekomfort, Verträglichkeit
- Praktikabilität, Unauffälligkeit
- Umweltbelastung

Kondom-Urinal ist ein Ableitungssystem, welches über das männliche Glied gestreift und fixiert wird. Der Urinauffangbeutel kann individuell gewählt und unauffällig plaziert werden. Verschiedene Größen sind möglich.
Incogyn-System ist ein Ableitungssystem, welches tagsüber in der Scheide plaziert wird und den Harnröhrenausgang umschließt.

Bettschutz:
Flüssigkeitsfeste Unterlagen; oft mit einer Vliesbeschichtung versehen.

Selbsthilfegruppen:
- Örtliche Selbsthilfegruppen sind bei den Krankenkassen zu erfragen.

Pflegeproblem:	Pflegeziel:	Pflegemaßnahmen/*Wirkung:*	Hinweise zur Durchführung:
Der/die Patient/in hat Urinabgang bei leichter Belastung. **(Belastungsinkontinenz)**	Die Inkontinenzform ist eingeordnet.	BEOBACHTUNGKRITERIEN FÜR DIE ANALYSE: - **Bauchpresse, Husten, Heben** - **Gehen und leichter Belastung** - **Spontan** - **Im Liegen**	**Belastungsinkontinenz:** Unwillkürlicher Urinabgang bei körperlicher Belastung verursacht durch eine schwache Blasenmuskulatur, wobei der Schließmuskel unzureichend funktioniert. **Einflußfaktoren und Ursachen sind:** - Entbindungen - Schwere körperliche Arbeit - Östrogenmangel - Klimakterium - Adipositas - Prostataoperationen
Der/die Patient/in hat ein Wissensdefizit über die Ursachen der Belastungsinkontinenz und die Möglichkeiten, diese zu beheben.	Er/sie ist über Ursachen und Möglichkeiten informiert. Er/sie ist motiviert, aktiv mitzuarbeiten.	* **Informationsgespräch durchgeführt** * **Planen und Festlegen von Maßnahmen.** * **Inkontinenzhilfen s. S. 113-114**	**Gesprächsinhalte:** - Aufzeigen der Pflegemöglichkeiten - Anbieten von Inkontinenzhilfen
	Der/die Patient/in hat ein Gefühl für die Beckenbodenmuskulatur, er/sie ist kontinent.	* **Zum Beckenbodentraining nach jeder Miktion auffordern** *Die Widerstandskraft der Beckenbodenmuskulatur wird erhöht, und das Gefühl zur Wahrnehmung der Blase wird gefördert.* * **Zur Beckenbodengymnastik 3x tgl. 10 Minuten anhalten** *Die Wahrnehmung des Beckenbodens wird gefördert.*	**Beckenbodentraining:** - Bewußtes Anspannen der Muskulatur im Beckenboden (Harnsystem) nach einer Miktion - Festlegen der Häufigkeit und Intensität **Beckenbodengymnastik:** (siehe Standard Seite 145)
Der/die Patient/in ist ***aufgrund einer Adipositas urininkontinent.***	Der/die Patient/in hat Normalgewicht. Der/die Patient/in nimmt in einer Woche ... kg ab.	* **Gewichtsreduktion**	**Gewichtsreduktion:** ATL "Essen und Trinken"

Pflegeproblem:	Pflegeziel:	Pflegemaßnahmen/*Wirkung:*	Hinweise zur Durchführung:
Der/die Patient/in hat eine **instabile Blase**. Er/sie muß häufig Wasserlassen. Möglich bei: - Harnwegsentzündung - Tumor - Blasensteinen	Die Inkontinenzform ist eingeordnet.	Beobachtung und Analyse des Urinabgangs: - **Bei Hautberührung** - **Nach psychischer Belastung** - **Nach rezidivierenden Blasentzündungen**	**Dranginkontinenz:** Schon bei teilweiser Füllung der Blase steigt der Blaseninnendruck, der Schließmuskel kann dem Verschlußdruck nicht standhalten, und es kommt zu einem unfreiwilligen Urinabgang mit Harndrang.
Er/sie hat ein Wissensdefizit über die Ursachen und Möglichkeiten, diese zu beheben.		* **Informationsgespräch durchführen** * **Planen und Festlegen von Maßnahmen und Inkontinenzhilfen** (s. S. 113-114)	**Gesprächsinhalte:** - Aufzeigen der Pflegemöglichkeiten - Anbieten von Inkontinenzhilfen s.o.
	Das Fassungsvermögen der Harnblase ist vergrößert. Ein Mindestvolumen von 250 ml ist angestrebt.	* **Anleitung zum Blasentraining**	**Blasentraining:** Beim Erspüren des Harndrangs wird der Urin bewußt zurückgehalten. Tägliche Kontrolle über Ausscheidungsmenge und -zeitpunkt
Durch die Dranginkontinenz kommt es zu einem unfreiwilligen Urinabgang	Der/die Patient/in hat den gewohnten Rhythmus der Blasenentleerung gefunden.	* **Zum Toilettentrainung anleiten** *Die Füllung der Blase und der Drang zum Wasserlassen werden durch eine rechtzeitige Blasenentleerung gemindert.*	**Toilettentraining :** (s. auch S.113) - Toilettenzeiten und Flüssigkeitszufuhr gemeinsam festlegen (z.B. alle zwei bis drei Stunden) - Zeitplan aufstellen - Wecker aufstellen - Genaue Dokumentation jeder Miktion
Der/die Patient/in hat eine **chronische Blasenentzündung**. Er/sie muß häufig wasserlassen.	Der Gesundungsprozeß ist unterstützt.	* **Wärmeanwendung durchführen** * **Feucht-heiße Bauchwickel durchführen**	**Wärmezufuhr durch:** - Wärmflasche - Thermoelemente s. S. 122

Pflegeproblem:	**Pflegeziel:**	**Pflegemaßnahmen/*Wirkung:***	**Hinweise zur Durchführung:**
Der/die Patient/in hat **spontanen Urinabgang.** Reflexinkontinenz Möglich bei: - Verletzungen des Rückenmarks - Morbus Parkinson - Metastasen in der Wirbelsäule - Neurogene Ursachen	Die Inkontinenzform ist eingeordnet.	**BEOBACHTUNG UND ANALYSE DES URINABGANGS:** **- Bei Hautberührung** **- Harnträufeln** **- Menge des Urinabgangs** * Inkontinenzhilfen einsetzen s. S. 113-114	**Reflexinkontinenz** Häufig kommt es ohne einen gesteigerten Harndrang zu einem spontanen Urinabgang, der willkürlich nicht beeinflußbar ist. **Verursacht** wird dies durch eine Störung oberhalb des sakralen Miktionszentrums. Die Wahrnehmung der Blasenkontraktion ist verlorengegangen, und durch eine volle Blase und äußere Reize kommt es zum Harnabgang. Restharnbildung kann zu rezidivierenden Harnwegsentzündungen führen. Geringer Therapieerfolg.
Gefahr der Restharnbildung und der Harnwegsinfektion.	Der/die Patient/in hat einen zeitlichen Rhythmus in der Blasenentleerung. Harnwegsinfekt ist vorgebeugt.	* **Zum Toilettentraining anleiten** *Die Blase entleert sich zu festgelegten Zeiten.* * **Blasentraining anbieten** **- Urinieren im Stehen** *Die Harnentleerung kommt leichter in Gang.* **- Rhythmisches Beklopfen der unteren Bauchregion (Triggern)** *Auslösen des cutiviszeralen Reflexes durch die Hautreizung. Er provoziert die Öffnung des Blasenschließmuskels. Miktionen werden so willkürlich provoziert, um einer unkontrollierten Urinausscheidung vorzubeugen.* * **Restharnbestimmung mit Einzelkatheterismus durchführen** (nach Absprache mit dem Arzt)	**Allgemein gilt:** - Wahrung der Intimsphäre, soweit möglich - Urinflasche, bzw. Bettschüssel bereithalten Toilettentraining s. S. 113 **Klopftechnik:** - Mit den Fingerkuppen 10 Minuten rhythmisch auf die untere Bauchregion klopfen - Leichtes Streicheln bewirkt oft auch eine spontane Entleerung der Harnblase - Zeitintervalle beim Toilettentraining herausfinden und festlegen (z.B. alle vier Stunden)

Pflegeproblem:	Pflegeziel:	Pflegemaßnahmen/*Wirkung:*	Hinweise zur Durchführung:
Der/die Patient/in hat eine **atonische Blase**. Er/sie hat Harnträufeln und starken Harndrang. (Überlaufinkontinenz) Möglich bei: - Prostataadenom - Prostatitis - Diabetes mellitus	Die Inkontinenzform ist eingeordnet. * Inkontinenzhilfen einsetzen s. S. 113-114	BEOBACHTUNG UND ANALYSE DES URINABGANGS : - **Harndrang** - **Harnträufeln** - **Menge des Urinabgangs**	**Überlaufinkontinenz** Harndrang, Harnträufeln und Urinabgang bei gefüllter Blase bzw. großen Restharnmengen kennzeichen diese Form. Abflußbehinderungen wie Stenosen oder Prostatavergrößerungen sowie der Verlust der Kontraktionsfähigkeit der Blase können die Ursache sein. Große Mengen Restharn können bis zum Nierenversagen führen. **Gesprächsinhalte:** - Aufzeigen der Pflegemöglichkeiten - Anbieten von Inkontinenzhilfen
		* **Anleiten zur speziellen Blasenentleerung mit dem Credeschen Handgriff** *Der Druck auf die Blase macht ein Öffnen des Blasenschließmuskels wahrscheinlich.* - **Urinieren im Stehen** *Die Harnentleerung ist erleichtert.*	**Technik:** **Credescher Handgriff** - Mit der Faust vorsichtig über die Symphyse streichen und damit die volle Blase leerdrücken.
Gefahr der Restharnbildung und der Harnwegsinfektion.		* **Restharnbestimmung mit Einmalkatheter durchführen** (lt. Arztanordnung) *Die Blasenentleerung wird kontrolliert.*	**Restharnbestimmung:** Nach einer Miktion wird der/die Patient/in aufgefordert sich zu melden, um eine Einmalkatheterisierung durchzuführen. Die gewonnene Menge an Urin ist die Restharnmenge. 50 ml sind noch im Normbereich. Bei einer **Restharnmenge über 120 ml** wird der betreuende **Arzt informiert.**

Pflegeproblem:	Pflegeziel:	Pflegemaßnahmen/*Wirkung:*	Hinweise zur Durchführung:
Der/die Patient/in hat eine **Narkose** bekommen. *Gefahren: Harnverhalt, Herz-Kreislauf-Instabilität, Nierenversagen.*	Der/die Patient/in erleidet keine Komplikationen. Veränderungen werden frühzeitig erkannt.	* **Beobachtung der Urinausscheidung**	**Merkmale:** - Miktion, Zeitpunkt (mind. 6-8 Std. nach der Operation) - Menge - Farbe
	Der/die Patient/in kann spontan wasserlassen.	* **Urinflasche bzw. Bettschüssel anbieten oder in erreichbarer Nähe plazieren**	
*Der/die Patient/in hat eine **Narkose** bekommen und **hat** einen **Harnverhalt**.*	Der/die Patient/in kann spontan wasserlassen.	* **Stimulieren der Miktion (6 Std. nach OP) durch:** - **Wasserhahn im Zimmer laufen lassen** - **Hände in lauwarmes Wasser legen** - **Bei Frauen Wasser über den Genitalbereich laufen lassen** *Die Harnentleerung wird über den cutiviszeralen Reflex stimuliert.* - **Auflegen von feucht-warmen Kompressen**	**Auflegen von feucht-warmen Kompressen:** Durch das Auflegen oberhalb der Symphyse wird die Miktion provoziert. Ätherische Öle von Eukalyptus und Rosmarin unterstützen die Miktion. Dazu werden die Kompressen zusätzlich mit den ätherischen Ölen beträufelt.
		* **Einmalkatheterismus 6 Std. nach OP durchführen**	

Pflegeproblem:	Pflegeziel:	Pflegemaßnahmen/*Wirkung:*	Hinweise zur Durchführung:
Der/die Patient/in hat einen **Blasendauerkatheter.**	Infektion ist vorgebeugt.	* **2x tgl. Katheterpflege mit ...** * **Temperaturkontrolle** * **Tägliche Urinbeobachtung** * **Urinablaßventil nach Entleeren des Auffangbeutels desinfizieren.**	* Es ist ausreichend, wenn die Katheterpflege mit klarem Wasser und Einmalmaterial durchgeführt wird. In manchen Häusern wird die Katheterpflege mit Schleimhautdesinfektionsmitteln durchgeführt. Dabei wird die physiologische Haut- bzw. Schleimhautflora zerstört. * Veränderungen des Urins können auf einen Harnwegsinfekt hinweisen.
Der/die Patient/in **hat einen suprapubischen Blasenkatheter**. *Gefahr der Infektion der Punktionsstelle.*	Infektion ist vorgebeugt.		Verbandswechsel suprapubischer Blasenkatheter: Materialien: - 1sterile Schlitzkompresse (nicht selbst Kompressen schneiden) - 2 sterile Pinzetten - 1 sterile Kompresse - Desinfektionsmittel (z.B. Neo-Kodan) - sterile Tupfer - Fixomull und Verbandschere - nicht-sterile Handschuhe, Abwurf - Händedesinfektionsmittel
a) Einstichstelle ist reizfrei.		* **Jeden 2. Tag Kontrolle und Verbandwechsel und Desinfektion der Einstichstelle**	
b) Einstichstelle ist gereizt.		* **1x tgl. Kontrolle der Einstiegsstelle, Verbandswechsel mit ...**	Vorgehen: Händedesinfektion, mit Handschuhen altes Pflaster lösen, Händedesinfektion, Wischdesinfektion der Einstichstelle mit Pinzette und Tupfer, Auflegen der Schlitzkompresse u. der Kompresse mit Pinzette, mit Fixomull fixieren.
Gefahr der Lageveränderung des	Zug auf den Katheter ist vorgebeugt.	* **Zügelpflaster mit schmalem braunen Pflaster anbringen.**	

Pflegeproblem:	**Pflegeziel:**	**Pflegemaßnahmen/*Wirkung:***	**Hinweise zur Durchführung:**
Der/die Patient/in neigt zur **Darmträgheit**. (Gefahr der Obstipation) Möglich bei: - Bewegungsmangel - Immobilität - Schwangerschaft - Neurologischen - Erkrankungen - Fehlernährung - Medikamentennebenwirkung - Flüssigkeitsmangel - Fehlernährung	Der/die Patient/in erleidet keine Komplikationen. Veränderungen werden frühzeitig erkannt. Der/die Patient/in hat eine regelmäßige Stuhlausscheidung.	* **Täglich Beobachtung und Dokumentation der Darmtätigkeit**	**Kriterien:** / **Zeichen bei Trägheit:** Peristaltik: Vermindert, fehlt Abdomen: Gespannt, gebläht Blähungen: Keine Ausscheidung: Drei Tage keine Befinden: Übelkeit Konsistenz: Hart, trocken **Ursachen:** - Verletzung der Intimsphäre - Bewegungsmangel - Flüssigkeitsverlust - Medikamentennebenwirkung Eine **Obstipation** ist eine chronische Stuhlverstopfung, bei der die Stuhlentleerung meist mehrere (drei) Tage unterbleibt.
Der/die Patient/in hat ein Wissensdefizit zum Zusammenhang von Flüssigkeitszufuhr, Ernährung und Obstipationsgefahr.	Er/sie ist motiviert, die Flüssigkeitszufuhr zu erreichen.	* **Informationsgespräch mit dem Patienten und Festlegen der Flüssigkeitszufuhr**	* Meiden von schwarzem Tee, Cola * Abführende Wirkung haben Apfelsaft und Pflaumensaft
Patient/in trinkt von sich aus zu wenig.	Flüssigkeitszufuhr ist gewährleistet.	* **Trinkfahrplan aufstellen und Flüssigkeitsverabreichung** * **Balaststoffreiche Kost bestellen** * **Faserstoffreiche Kost bestellen** * **Sauermilchprodukte bestellen** *Fördert den Gärungsprozeß im Darm*	**Faserstoffreiche Ernährung:** - Vollkornprodukte - Rohes Obst und frisches Gemüse - Rohes Sauerkraut - Wenig Weißmehlprodukte - Keine blähenden Speisen
		* **Mobilisierung der/des Patienten/in** * **Sorge für ausreichende Intimsphäre** * **Feuchtwarmer Bauchwickel**	Probleme bei der Stuhlentleerung verstärken sich, wenn die Intimsphäre nicht gewahrt wird und Maßnahmen zur Entspannung unterbleiben.

Pflegeproblem:

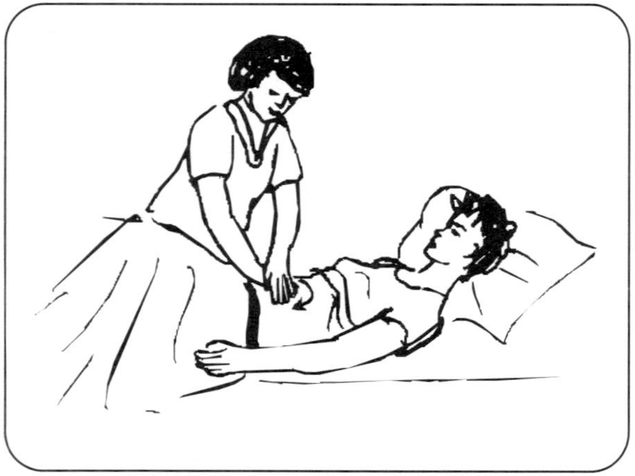

Pflegeziel:

Der/die Patient/in hat eine regelmäßige Stuhlentleerung und die Peristaltik ist stimuliert.

Pflegemaßnahmen/*Wirkung:*

Stimulieren der Darmperistaltik

* **durch eine Colonmassage**

* **Karlsbader Salz oder Glaubersalz verabreichen**
  Durch die osmotische Wirkung der Salze wird Wasser gebunden und wirkt so abführend.
* **Leinsamen oder Weizenkleie verabreichen**
  Quellen im Darm auf und stimulieren die Peristaltik.

* **Stimulierung der Stuhlentleerung mit Mikroklist**

* **Stimulierung der Stuhlentleerung mit einem Klistier.**

Hinweise zur Durchführung:

Colonmassage:
Kreisförmige Ausstreichungen dem Verlauf des Dickdarms folgend.
Beginn beim Blinddarm. Beim Duschen kann der Verlauf auch mit dem Wasserstrahl des Brausekopfes nachgeführt werden.

Zwei Eßlöffel auf ein Glas Wasser. Schneller Wirkungseintritt nach ca. zwei Stunden. Daher empfiehlt sich eine morgendliche Einnahme.

Quellmittel:
Bei der Verabreichung von Quellmittel ist auch auf eine ausreichende Flüssigkeitszufuhr zu achten. Da die Wirkung meist nach zwölf Stunden eintritt, ist eine Einnahme am Abend sinnvoll.

Mikroklist:
Bewirkt einen sanften Darmreiz und führt durch Gleitmittel zu einer leichten Darmentleerung.

Klistier:
Kleiner Einlauf (200 ml) zur Reinigung und Entleerung unterer Darmabschnitte (Sigma und Colon deszendens).
- Verabreichung bei Körpertemperatur
- Ca. 8 cm tief rektal vorsichtig einführen
- Klistier ausdrücken oder einrollen
- Für ca .15 Minuten „Halten" der Flüssigkeit, danach Stuhlentleerung

Pflegeproblem:

Der/die Patient/in hat **Blähungen und Magenkrämpfe**.

Pflegeziel:

Der/die Patient/in fühlt sich wohl.
Der Gesundungsprozeß ist unterstützt.

Pflegemaßnahmen/*Wirkung:*

* **Legen eines Darmrohres**
  Der Abgang von Darmgasen ist möglich.

* **Blähungsmildernde Tees verabreichen**
  Wirken entkrampfend und lösen Blähungen
* **Wärmeanwendung**

Feucht-heiße Bauchwickel
Wirken entkrampfend, schmerzlindernd und heilungsfördernd durch eine reflektorische Verbesserung der Durchblutung der Baucheingeweide.

- **Wickellösung mit Kamille**

- **Wickellösung mit Salzwasser**
  Salz intensiviert die Durchblutung und wirkt entwässernd.

Hinweise zur Durchführung:

* Für zehn bis fünfzehn Minuten

Tees:
- Kümmeltee
- Fencheltee

Mögliche Wärmekörper:
* Wärmflasche
* Thermoelemente

Zubereitung der Wickellösung::
- Salzwasser: *ein Liter pro zwei Eßlöffel Salz*
- Kamillenteeaufguß: *ein Liter Wasser pro ein Eßlöffel frische oder getrocknete Kamillenblüten*

Durchführung:
Das Innentuch wird von beiden Seiten aufgerollt und mit heißer Wickellösung übergossen (siehe Abb. 1). Mit Hilfe eines Auswringtuches wird das Innentuch möglichst gut ausgewunden (Abb. 2). Je trockener, desto wärmer wirkt der Wickel auf der Haut und wird auch besser toleriert. Der Wickel wird dann vorsichtig, je nach Verträglichkeit, auf den Rücken des Patienten gebracht (Abb. 3). Danach wird zügig ein Außentuch angelegt und der/die Patient/in in Rückenlage gelegt. Zusätzlich werden noch 1-2 nicht zu volle Wärmflaschen auf den Bauch gelegt. Der Druck auf den Bauch soll nur gering sein.
Einwirkdauer: fünfzehn bis dreißig Minuten

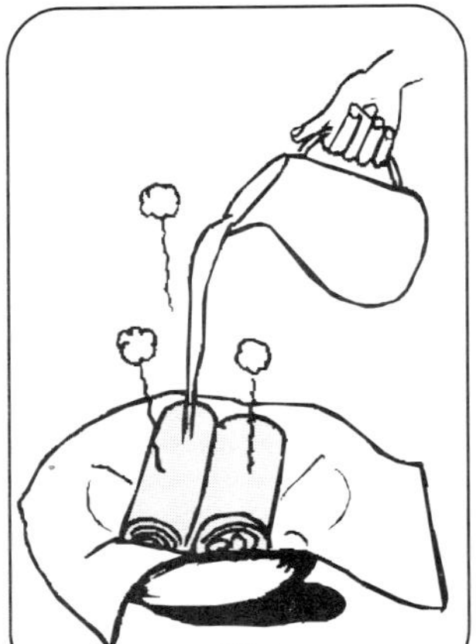
Abb. 1

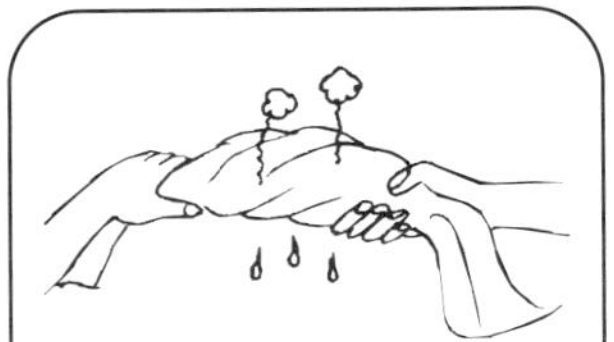
Abb. 2

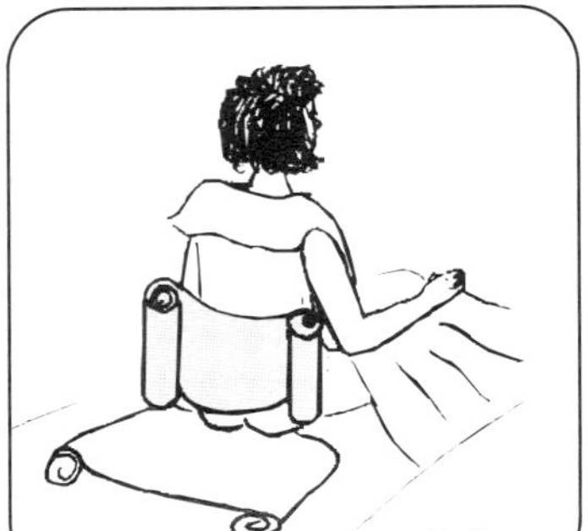
Abb. 3

Pflegeproblem:	Pflegeziel:	Pflegemaßnahmen/*Wirkung:*	Hinweise zur Durchführung:

Der/die Patient/in ist **stuhlinkontinent.**
 	
- Er/sie zieht sich zurück.
 	
- Er/sie hat ein beeinträchtigtes Selbstwertgefühl.
 	
- Er/sie fühlt sich hilflos.
	Die Inkontinenzform ist eingeordnet.	* **Gespräch über die Stuhlinkontinenz führen**
		Eine ursächliche Behandlung steigert den Pflegeerfolg.
		
		* **Feststellen der Inkontinenzursachen**
			Der sich ansammelnde Kot übt durch die Dehnung der Darmwand einen Reiz aus, der als Stuhldrang empfunden wird.
			Die Entleerung kann dadurch bestimmt und reguliert werden.
			Ursachen:
			- Wirkung von Abführmittel
			- Auswirkungen der Ernährung:
			  - Umstellung
			  - Genuß von Trockenobst, Obst, Müsli
			- Neurologische Störungen:
			  - Hemiplegie, Querschnittssyndrom
			- Psychosoziale Reaktion:
			  - Veränderung der Umgebung
			  - Neid und Mangel an Zuneigung
			- Schließmuskelstörungen, Darmvorfall:
			  - Geburten
			- Enteritis

		* **Ermitteln der Ausscheidungsgewohnheiten mit Hilfe des Analysebogens, S. 109**	**Beobachtungsmerkmale:** - Entleerungszeichen, Tageszeiten und Häufigkeit - Konsistenz und Beschaffenheit Begleiterscheinungen wie: - Blähungen, Schmerzen
Er/sie hat ein Wissensdefizit bzgl. der Möglichkeiten, Inkontinenzhilfen einzusetzen bzw. Kontinent zu werden.	Der/die Patient/in ist motiviert mitzuarbeiten. Er/sie ist aufgeklärt.	* **Beratungsgespräch über Inkontinenzhilfen und die weitere Vorgehensweise**	**Gesprächsinhalte:** - Analyse der Situation - Aufzeigen der Pflegemöglichkeiten - Anbieten von Inkontinenzhilfen - Aufzeigen, wie der/die Patient/in den Prozeß positiv unterstützen kann

Pflegeproblem:	Pflegeziel:	Pflegemaßnahmen/*Wirkung:*	Hinweise zur Durchführung:
	Die regelmäßige Darmentleerung in einem festen Rhythmus ist erreicht.	* **Toilettentraining durchführen zu festen Zeiten:** - **Zur Toilette führen** - **Auf den Nachtstuhl setzen** - **Das Steckbecken einschieben** *Das Selbstvertrauen ist gefördert.*	**Toilettentraining:** Die Stuhlentleerung wird, ähnlich wie beim Toilettentraining bei Urininkontinenz, zu festgelegten Zeiten forciert. Die Festlegung der Toilettenzeiten ist abhängig von der Analyse der Ausscheidungsgewohnheiten. Die Defäkation wird zu den festgelegten Zeiten mit Suppositorien oder manuell durch Konomassage stimuliert.
		* **Anleitung des/der Patient/in zur Verwendung von Inkontinenzhilfen** * **Inkontinenzhilfen** - **Windelhose** - **Netzhose mit Einlage** - **Ableitungssystem für stuhlinkontinente Patient/innen**	**Ableitungssystem für stuhlinkontinente Patient/innen:** Bei den Ableitungssystemen handelt es sich um ein ähnliches Prinzip wie bei den Ableitungssystemen, die bei der Anus-praeter-Pflege verwandt werden.
***Haut ist** durch die Ausscheidungen **gefährdet**.*	Haut ist intakt.	* **Intimpflege und Hautpflege nach jedem Stuhlgang**	**Intimpflege:** Sollte möglichst mit Wasser, Waschlotion und Einmalmaterial durchgeführt werden. Siehe ATL "Sich Waschen und Kleiden"
	Der/die Patient/in nimmt die Intimregion wahr.	* **Unterwäsche anziehen** *Fördert die Wahrnehmung des Intimbereichs*	Die Unterwäsche sollte zum Auskochen sein.

Pflegeproblem:

Der/die Patient/in **bekommt eine Stomaanlage**. Er/sie kennt die **neue Situation** nicht und kann die psychosoziale Situation noch nicht einschätzen.

SELBSTHILFEGRUPPEN:
Deutsche ILCO e.V.
Kepserstr. 50
D-85356 Freising
Telefon 08161/84909

DCCV e.V.
Deutsche Morbus Crohn
Colitis ulcerosa Vereinigung
Paracelsusstr. 15
D-51375 Leverkusen
Telefon 0214/75957

Pflegeziel:

Der/die Patient/in ist über Versorgungssysteme aufgeklärt und akzeptiert die Stomaanlage.

Pflegemaßnahmen/*Wirkung:*

*** Beratungsgespräch über Versorgungssysteme**
- **Informationsmaterial anbieten**
- **Möglichkeiten und Umgang demonstrieren**

*** Auswahl eines geeigneten Versorgungssystems**
- **geschlossener Beutel ohne integrierten Hautschutz**
- **geschlossener Beutel mit integriertem Hautschutz**
- **Basisplatte mit Rastring und Kolo-Ileostomiebeutel zum Aufdrücken**
- **Basisplatte ohne Rastring zum Aufkleben des Kolo-Ileostomie-beutels**
- **postoperative Versorgungssysteme mit sterilem, transparenten Ausstreifbeutel.**

*** Präoperatives Anleiten zur Stomapflege**
- **Informationsmaterial bereitstellen**

*** Anzeichnen des Stomaausgangs (präoperativ)**

*** Vermitteln von Selbsthilfegruppen**

Hinweise zur Durchführung:

Beratungsgespräch:
- Bezugsperson des Pflegeteams auswählen
- Lebenspartner, Angehörige integrieren
- Aufzeigen der Pflegemöglichkeiten

Auswahl:
- Stomaberater integrieren Klinikangestellte oder Sanitätsfachhandel

Ileostomie:
- Ausstreifbeutel mit einem Fassungsvolumen von 700 - 1500 ml, da der Stuhl dünnflüssig ist.
- Als Hautschutz empfiehlt sich eine Adhäsivplatte oder -paste, die direkt auf die Haut geklebt wird. Auf die Platte wird dann der Beutel geklebt.

Kolostomie:
- Geschlossener Beutel, da der Stuhl fest ist.
- Häufig ist ein Kohlefilter integriert, der die Geruchsentwicklung reduziert.

Kurzfristiges Stoma:
- Stomakappe oder Minibeutel

Anzeichnen des Stomaausgangs:
Nachdem der Operateur die bevorstehende OP mit Patient/in und Pflegepersonal besprochen hat, wird die genaue Austrittstelle des Stomas ermittelt und angezeichnet. Es wird geprüft, wo die Versorgungssysteme postoperativ am komplikationslosesten eingesetzt werden können. Im Sitzen, Stehen und Liegen wird überprüft, ob sich im Bereich des möglichen Stomaausgangs ungünstige Hautfalten, Narben o.ä. befinden.

Pflegeproblem:	Pflegeziel:	Pflegemaßnahmen/*Wirkung:*	Hinweise zur Durchführung:
Der/die Patient/in **hat eine Stomaanlage**. **Gefahr postoperativer Komplikationen**.	Veränderungen werden sofort erkannt.	* **Auswahl des geeigneten Versorgungssystems** * **Tägliche Haut- und Stomainspektion**	**Beobachtung auf:** - Allergische Reaktionen - Ödembildung - Pilzinfektionen - Nekrosen, Durchblutungsstörungen des Stomas - Ausscheidung: Ileostoma: 2-5 Tage postoperativ Colostoma: 3-5 Tage postoperativ
Der/die Patient/in kann die postoperative Versorgung nicht selbständig durchführen.	Der/die Patient/in fühlt sich wohl, Komplikationen ist vorgebeugt.	* **Regelmäßige Enthaarung der Haftfläche** * **Stomaversorgung festlegen und durchführen** - **Reinigung der Hautregion um das Stoma** - **Anpassen der Hautschutzplatte und Anbringes des Versorgungssystems**	**Reinigung:** * <u>Materialien</u>: Einmalwaschlappen und Tücher, Wasser, Seife * <u>Vorgehen</u>: von außen nach innen zum Stoma hin reinigen Hautfältchen mit Watteträgern reinigen
	Die Selbständigkeit des Patienten / der Patientin ist unterstützt.	* **Anleiten des/der Patient/in zur selbständigen Versorgung des Stomas**	* Die Öffnung der Hautschutzplatte muß exakt um das Stoma anliegen. Dies wird am besten mit einer zuvor angefertigten Schablone erreicht. Unebenheiten oder kleine Hautfalten lassen sich mit Hautschutzpaste ausgleichen. Anfänglich ist es sinnvoll, ein 2-teiliges Versorgungssystem zu verwenden, das eine genaue Kontrolle des Stomas und evtl. noch unbedeckter Haut ermöglicht. In der ersten Zeit nach der Stomaanlage wird das Stoma um ca. 40 % kleiner. Dies verlangt eine sorgfältige Anpassung.
Der/die Patient/in kann die Versorgung des Stomas nicht selbständig durchführen.	Die Stomaversorgung nach der Entlassung ist gewährleistet.	* **Anleitung und Schulung von Angehörigen zur Versorgung des Stomas** * **Sozialarbeiter einschalten, um die Versorgung zu Hause zu gewährleisten.**	

Pflegeproblem:	Pflegeziel:	Pflegemaßnahmen/*Wirkung:*	Hinweise zur Durchführung:
*Der/die Patient/in kann den **Abgang von Darmgasen nicht kontrollieren**.*	Der/die Patient/in fühlt sich wohl und wird nicht durch Geruchsbelästigung beeinträchtigt.	* **Versorgungssystem mit Aktivkohlefiltern verwenden** * **Verwenden von Aktivkohlefiltern zum Aufkleben auf die Versorgungssysteme** * **Patient/in dazu anleiten, den Aktivkohlefilter zu verwenden** * **Diätberatung organisieren**	* **Einige Aktivkohlefilter müssen z.B. beim Duschen** durch Abkleben vor Feuchtigkeit geschützt werden
Er/ sie hat ein **Problemstoma**: - *Er/sie entwickelt allergisch oder toxisch bedingte Hautprobleme*	Er/ sie hat intakte Haut.	* **Abklären möglicher Ursachen** * **Umstellung des Versorgungssystems** * **Beutelüberzug benutzen** * **Zweiteilige Versorgungssysteme mit Hautschutz verwenden**	* <u>Ursachen:</u> - Überempfindlichkeit gegen das Versorgungssystem und das Pflegemittel - Durch zu große Beutelöffnungen schädigen die Ausscheidungen die Haut - Reaktion auf das Plastikmaterial des Versorgungsbeutels * Genaue Anpassung ist möglich; die Hautschutzplatte bleibt mehrere Tage, dadurch wird die Haut nicht so stark strapaziert
- *Es entwickelt sich ein Stomaprolaps*	Zusätzlichen Komplikationen ist vorgebaut.	* **Stomaversorgung im Liegen durchführen** * **Benutzen einer Prolapsplatte**	
- *Durch Bauchwandbruch um das Stoma oder eine ungünstige Stomaanlage ist die Stomaabdichtuung kaum möglich.*		* **Ausprobieren verschiedener Versorgungssysteme** * **Anpassen eines Mieders mit entsprechender Aussparung** * **Stomatherapeuten vermitteln**	* Es gibt inzwischen Versorgungssysteme speziell für "Problemstomata" * Die Firmen bieten zu den verschiedenen Stomaversorgungssystemen **Abdichtpasten** an.

Pflegeproblem:	Pflegeziel:	Pflegemaßnahmen/*Wirkung:*	Hinweise zur Durchführung:
Der/die Patient/in hat eine Stomaanlage und **fühlt sich** dadurch **gehemmt**.	Der/die Patient/in hat ein Selbstwertgefühl entwickelt.	* **Gesprächsbereitschaft signalisieren**	**Gesprächsaspekte:** - Vertrauenspersonen integrieren - Akzeptanz von Ängsten und Emotionen
	Der/die Patient/in kennt Hilfsmittel und Verhaltensregeln, die ihm die Lebensqualität erhalten. Der/die Patient/in ist über 24 Std. ausscheidungsfrei.	* **Kontakte zu örtlichen Selbsthilfegruppen vermitteln**	- Krankenkassen oder ILCO
		* **Abklären, ob die Irrigation für die/den Patient/in eine geeignete Technik ist.** * **Analyse der Ausscheidungsgewohnheiten mit Hilfe eines Protokolls**	**Irrigation:** Die Irrigation ist für Träger eines Colostomas eine angenehme Versorgungsmöglichkeit. Durch regelmäßige Darmspülung wird die Stuhlentleerung zu einer festen Zeit provoziert. Die Stuhlentleerung kann zu bestimmten Zeiten trainiert werden, so daß dann tagsüber eine Stomakappe getragen werden kann. Der Zeitpunkt der Irrigation soll abhängig von den Ausscheidungsgewohnheiten festgelegt werden.
Der/die Patient/in hat eine **Kolostomie** und fühlt sich unsicher bei der **Irrigation** über das Stoma, bzw. *hat ein Wissensdefizit, wie die Irrigation durchgeführt wird.*	Der/die Patient/in kann selbst die Irrigation des Darms durchführen.	* **Zur Durchführung der Darmirrigation anleiten** *Die Stuhlentleerung kann bei regelmäßiger Irrigation auf feste Zeiten trainiert werden, da sich der Darm vollständig entleert. Der/die Patient/in soll unbelastet einige Stunden ohne Defäkation leben.* * **Versorgung des Stomas mit einem Stöpselverschluß**	**Darmirrigation:** Handwarmes Wasser (ca. 32° und 1 - 1,5 l) wird mit Hilfe eines Einlaufsystems in den Darm gespült und so eine Darmentleerung provoziert. Der entleerte Dickdarm stellt anschließend eine Art Beutel dar, in dem sich der Stuhl sammeln kann. Danach bleiben Gasentwicklung und Stuhlgang über Stunden aus.

Pflegeproblem:	Pflegeziel:	Pflegemaßnahmen/*Wirkung*:	Hinweise zur Durchführung:
Es besteht die Gefahr des **Nierenversagens**.	Komplikationen sind frühzeitig erkannt.	* **Bilanzierung im 24-Stunden Turnus durchführen und dokumentieren**	**Was zählt zur Einfuhr?** - Trinkmenge - "Feste Nahrung", die in Flüssigkeiten enthalten ist. - Infusionsmenge - Sondennahrung - Nahrungsmittel, deren Gewicht voll berechnet wird: Suppen, Gemüse. Obst, Joghurt, Pudding - Nahrungsmittel, deren Gewicht nur teilweise berechnet wird: Teigwaren, Kartoffeln, Reis (dieser Punkt wird überwiegend bei Dialysepatienten beachtet) **Was zählt zur Ausfuhr?** - Urin - Stuhl bei Durchfall - Erbrochenes - starkes Schwitzen - Sekrete, die über Sonden/Drainagen abgeleitet werden
		* **Stundenurinkontrolle durchführen und dokumentieren**	Bei der Stundenurinkontrolle wird die Urinausscheidung stündlich kontrolliert und dokumentiert. Der/ die Patient/in benötigt dazu einen Dauerkatheter oder einen suprapubischen Blasenkatheter (siehe S. 120).

Pflegeproblem:	Pflegeziel:	Pflegemaßnahmen/*Wirkung:*	Hinweise zur Durchführung:
Der/die Patient/in bekommt **Diuretika**. Gefahr des Flüssigkeitsdefizites und vermehrter Urinausscheidung.	Komplikationen werden frühzeitig erkannt.	* **Einschätzen des Flüssigkeitshaushaltes** - **Tägliche Kontrolle des Körpergewichts**	**Kriterien:** / **Zeichen:** Stimmungslage: *matt, teilnahmslos* Hautzustand: *Spannung verloren* Schleimhäute: *trocken (Zunge)* Urinausscheidung: *rückläufig*
Gefahr hypotoner Kreislaufverhältnisse.	Kreislaufveränderungen werden frühzeitig erkannt.	* **Erstellen einer Flüssigkeitsbilanz** *Flüssigkeitshaushalt kann genau eingeschätzt werden.*	Seite 130
		* **Kreislaufkontrollen festlegen und durchführen** - **Puls und Blutdruckverhalten** * **Beobachtung bei der Mobilisation auf Schwindel und Kollapsneigung**	**Kriterien:** / **Zeichen:** Blutdruck: *hypoton* Puls: *tachykard*
Gefahr eines Kaliummangels.	Eine Kaliumveränderung wird frühzeitig erkannt.	BEOBACHTUNG KLINISCHER ZEICHEN VON KALIUMVERÄNDERUNGEN * **Zeichen eines Kaliumüberschußes:** - Mißempfindungen - Geschmacksirritationen - Rhythmusstörungen - Bradykardie	**Zeichen eines Kaliummangels:** - Leistungsminderung - Muskelschwäche bis zu Wadenkrämpfen - Veränderte Stimmungslage, gesteigerte Reizbarkeit bis zur Teilnahmslosigkeit - Neigung zu Obstipation, Appetitlosigkeit - Bewußtseinsstörungen - Tachykardie - Ödeme
Der/die Patient/in kennt die Wirkungsweise von Diuretika nicht.	Der/die Patient/in ist über Verhaltensregeln und Gefahren ausreichend informiert.	* **Informationsgespräch über Diuretikawirkung und Anleitung zur Selbstbeobachtung**	**Gesprächsinhalte:** - Häufiges Wasserlassen - Gefahr von Kreislaufveränderungen - Aufzeigen von Zeichen die auf eine Kaliumveränderung hinweisen

Pflegeproblem:	**Pflegeziel:**	**Pflegemaßnahmen/*Wirkung:***	**Hinweise zur Durchführung:**
Der/die Patient/in **neigt zu Ödemen** und bekommt Diuretika. Möglich bei: - Herzinsuffizienz - Niereninsuffizienz	Der/die Patient/in hat einen intakten Flüssigkeitshaushalt, Veränderungen werden frühzeitig erkannt. Der/die Patient/in erleidet keine Komplikationen.	* **Tägliche Kontrolle des Körpergewichts**	Ödeme sind Flüssigkeitsansammlungen in der Haut, verursacht durch Austritt von Flüssigkeit aus dem Gefäßsystem.
		* **Erstellen einer Flüssigkeitsbilanz** *Flüssigkeitshaushalt kann genau eingeschätzt werden.*	S.130
		* **Kreislaufkontrollen festlegen und durchführen**	
		* **Natriumarme Kost**	Lt. Arztanordnung
		* **Festlegen der Trinkmenge** dem Krankheitsbild entsprechend	Nach ärztlicher Anweisung Trinkmenge reduzieren.
		* **Beobachtung der Haut**	**Beobachtungsmerkmale:** - Hautzustand - Hautturgor, Spannungszustand - Befeuchtung der Schleimhäute - Hauttest: durch Drücken mit einem Finger auf die Haut bleibt eine Delle zurück.
		* **Hochlagern der betroffenen Extremität** *Fördert den venösen und den lymphatischen Abfluß.*	Bei Herzinsuffizienz hat die Herzbettlagerung Vorrang.
		* **Umfang der Extremität messen** * **Bauchumfang bei Aszites**	

Pflegeproblem:

Der/die Patient/in **verliert Flüssigkeit und Sekrete** über Sonden und Drainagen. Gefahr von Abflußbehinderungen.

Pflegeziel:

Der/die Patient/in hat einen ausgeglichenen Flüssigkeitshaushalt. Veränderungen werden erkannt.

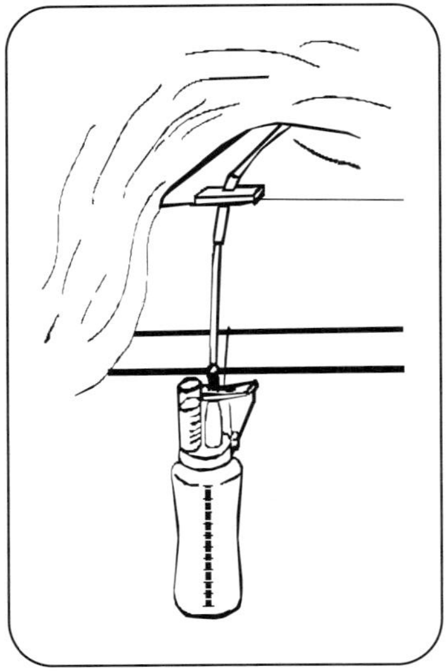

Pflegemaßnahmen/*Wirkung:*

* **Beobachtung von:**
- **Ausscheidungsart und -menge**
- **Plazierung der Schläuche**

- **Magensonden**
- **Wunddrainagen**
- **Thoraxdrainagen**
- **Redondrainagen**
- **T- Drainagen**
- **Verbände**

* **Dokumentation der Ausscheidungsmenge und Beobachtungen.**

Hinweise zur Durchführung:

Allgemein gilt:
- Abfluß ermöglichen durch Plazierung unterhalb der Punktionsstelle oder Operationsgebiet bzw. Wunde
- Abflußbehinderung vermeiden durch knickfreien Verlauf

Beobachtungskriterien:
- Menge, Häufigkeit
- Zeitpunkt
- Farbe, Konsistenz

Magensonden:
- Bis zu 1000 ml /Tag , wässrig bis goldgelb

Wunddrainagen:
- Abhängig von der Art des Eingriffes

Thoraxdrainagen:
- Je nach Erkrankung, Exsudat oder Transsudat oder blutiges Sekret
- Sogwirkung beachten (je nach Krankheitsbild z.B. 5 cm/H_2O bei Pneumektomie oder bis zu 25 cm/H_2O bei Atelektase)

Redondrainagen:
- Bei 2/3 Füllung Flaschenwechsel, blutiges Sekret, Sogwirkung beachten

T- Drainagen:
- Am 1. Tag bis zu 1000 ml, danach nimmt die Sekretion ab, Liegedauer ca. 9 Tage

Möglichst alle 6, 12, oder 24 Stunden, bei der Bestimmung der Ausfuhr Sonden und Drainagen berücksichtigen.

Pflegeproblem:	**Pflegeziel:**	**Pflegemaßnahmen/*Wirkung:***	**Hinweise zur Durchführung:**
Der/die Patient/in **schwitzt stark**.	Der/die Patient/in hat einen ausgeglichenen Flüssigkeitshaushalt. Veränderungen werden erkannt.	* **Beobachtung des Schwitzens** * **Inspektion der Haut**	**Beobachtungsmerkmale:** - **Zeitpunkt:** Vor oder nach körperlicher sowie psychischer Belastung - **Menge:** Großperlig bei Fieber und bei Hitze, kleinperlig bei hypotonen Kreislaufveränderungen (Kollaps, Schock). Objektiv die Menge einzuschätzen, ist in der Praxis nicht möglich, daher beschreibt man die Anzahl der durchnäßten Kleidung, beziehungsweise der Wäschestücke. - **Geruch:** Normaler Schweiß riecht leicht säuerlich. Je nach Situation und Erkrankung kann z.B bei stoffwechselbedingter Erkrankung der Schweiß nach Aceton (Diabetes) oder Erde (Lebererkrankung) riechen.
		* **Körperpflege intensivieren** - **Wäschewechsel anbieten**	**Körperpflege:** - Kein heißes Wasser, sondern kühle Waschungen und nur mit einem Handtuch abtupfen. - Desodorierung ATL "Sich Waschen und Kleiden"
		* **Ausgleich des Elektrolytverlustes nach Arztverordnung** * **Schutz vor Zugluft**	**Elektolythaltige Getränke:** - Mineralwasser

Pflegeproblem:	Pflegeziel:	Pflegemaßnahmen/*Wirkung:*	Hinweise zur Durchführung:
Der/die Patient/in **erbricht häufig**.	Der/die Patient/in erleidet keine Komplikationen.	* **Beobachtung und Erfassen der Situation**	**Beobachtungskriterien:** - **Zeitpunkt:** Vor oder nach Mahlzeiten (bei Magen-, Darmerkrankungen) Unabhängig von der Nahrungsaufnahme - **Art des Vorgangs:** schwallartig, würgend, ständig - **Menge:** Nierenschale anbieten und einschätzen - **Beschaffenheit:** Wässrig klarer Magensaft; gelbgrünlicher Gallensaft; Kaffeesatzartig bei Blutungen; flüssig bis schleimig zäh mit Speiseresten - **Begleiterscheinungen:** Vegetative Reaktionen mit Bradykardie Schweißausbruch Abgang von Urin und Stuhl
		* **Unterstützung beim Brechvorgang** * **Anleitung zur Seitenlage beim Erbrechen,** wenn nichts Krankheitsbezogenes dagegen spricht - **Anschließend Mundpflege ermöglichen, ggf. durchführen**	**Unterstützung:** - Zellstoff und Nierenschale bereithalten - Sorge für ruhige Atmosphäre - Geeignete Position: Nach vorne gebeugt im Sitzen. Seitlich im Liegen - Gegendruck bei Bauchwunden auf die Bauchwand
		* **Ausgleich der Verluste nach Arztverordnung**	Der Verlust von Wasser, Chlor und Natrium muß wieder ausgeglichen werden.

1. Indikation:
- zur Diagnostik.
- zur Entlastung bei einer Magenatonie oder nach Eingriffen im Magen-Darmtrakt.
- als Ernährungssonde
- zur Entgiftung (.z.B. bei Suizid).

2. Pflegeziele:
Der/die Patient/in ist über den Ablauf und Verhaltensregeln informiert.
Der/die Patient/in verletzt sich nicht und erleidet keine Schmerzen.
Die Sondenlage ist korrekt.

3. Material:
Magensonde - Charrier (so klein wie möglich) und Material (weich und flexibel)
Handschuhe
Gleitmittel - Lokalanästhetikum (Gel) oder Silikonspray
Nierenschale, Zellstoff, Abdecktuch,
Glas Wasser - 50 ml Spritze, Stethoskop - Lackmuspapier
Sekretauffangbeutel mit Aufhängevorrichtung
Pflaster, Klemme

4. Durchführung:

4.1 Vorbereiten des/der Patienten/in:
- Information über Notwendigkeit und Ablauf der geplanten Maßnahmen
- Wunsch nach Eigensondierung berücksichtigen
- Aufzeigen von Verhaltensregeln:
  Schlucken beim Passieren des Rachens
- Möglichkeit zur Blasenentleerung geben
- Lagerung in Oberkörperhochlagerung
- Vorhandene Zahnprothese entfernen
- Auswahl des Nasenlochs:
  das schlechter belüftete Nasenloch wird ausgewählt

Test: Ein Nasenloch zuhalten, und die Belüftung testen. Anschließend das andere Nasenloch zuhalten, und ebenfalls die Belüftung testen und vergleichen.

4.2 Technik:
- Länge abmessen und markieren: Naseneingang, Ohrläppchen, Sternumspitze (50 cm)
- Circa 15 cm des distalen Endes der Sonde mit Gleitmittel (Gel) einschmieren oder mit Silikonspray besprühen
- Sonde unter drehenden Bewegungen durch den unteren Nasengang einführen und bis zur Markierung vorschieben, Patienten zum Schlucken und Atmen auffordern
- Bei Auftreten von Husten und Zyanose zurückziehen (Verdacht auf tracheale Lage)
- Fixation der Sonde an der Nase

4.3 Lagekontrolle:
- Aspiration von Magensaft: klar, im Gegensatz zur goldgelben Galle, ph Wert ist sauer
- Einspritzen von Luft und auskultatorische Kontrolle über der Magengegend (gurgelndes Geräusch weist auf korrekte Lage hin, eingespritzte Luft wieder absaugen)
- Röntgenologische Kontrolle ist auch möglich

4.4 Abfluß:
- Sekretabfluß sicherstellen durch Plazierung des Beutels unterhalb des Magenniveau (Heberprinzip)
- Je nach Arztverordnung Beutel höher hängen oder abklemmen

5. Nachsorge

5.1 Material:
- Einmalmaterial verwerfen - Hausmüll - Mülltrennung beachten

5.2 Dokumentation:
- Handlung, Charrier und plazierte Länge dokumentieren
- Besonderheiten festhalten

6. Entfernen der Magensonde:
- Nur auf ärztliche Anweisung
- Information des Patienten
- Lösen der Fixierung
- Vorsichtiges Herausziehen
- Überprüfung auf Vollständigkeit
- Mundpflege anbieten

7. Besonderes:
Bei der Lagerung und der Auswahl des Nasenloches müssen krankheitsbezogene Aspekte beachtet werden.

1. Indikation:

Zur Diagnostik.
Perioperativ und postoperativ.
Als therapeutische Maßnahme.
Zur ständigen Harnableitung bei Blasenentleerungsstörungen.

2. Pflegeziele:

Die Intimsphäre ist geschützt.
Der/die Patient/in ist über den Ablauf informiert und zur Mitarbeit motiviert.
Der Urin ist dauerhaft abgeleitet.
Der/die Patient/in infiziert sich nicht.

3. Material:

- Katheter 12 - 14 Charrier für Frauen
  16 - 18 Charrier für Männer
- Geschlossenes Urinableitungssystem
- Aufhängevorrichtung für Urinsystem
- Zwei sterile, anatomische Pinzetten
- 6 sterile Tupfer
- Schleimhautdesinfektionsmittel (Polyvidonjod)
- Gleitmittel (z.B. mit Oberflächenanästhetikum)
- Auffangschale
- Wasserdichter Bettschutz
- Zwei Paar sterile Handschuhe
- 10 ml Aqua dest. in einer Spritze
- Lochtuch und Bettschutz
  (1 Charrier = 1/3 mm - French Gauge)

4. Durchführung

4.1 Vorbereitung des/der Patienten/in:

- Information über den Ablauf und Aufklärung über Befinden beim Tragen des DK (zunächst Reiz zum Wasserlassen, da Fremdkörper)
- Intimtoilette durchführen
- Position: Flache Rückenlage, evtl. den Beckenboden mit einem kleinen Kissen unterstützen, Beine angezogen.

4.2 Technik:

- Situation einschätzen - Besonderheiten berücksichtigen
- Händedesinfektion
- Positionieren der Materialien in Griffnähe
- Bettschutz plazieren
- Sterile Handschuhe anziehen
- Dauerkatheter und Urinbeutel zusammenstecken und Sterilgut öffnen - steriles Lochtuch plazieren
- Desinfektion der Genitalien mit Schleimhautdesinfektionsmittel bei **der Frau:**
  - Schamlippen spreizen
  - Mehrere Wischvorgänge (mind. 6) von der Symphyse zum Anus hin wischen z.B.:
    Zwei Tupfer für beide großen Schamlippen
    Zwei Tupfer für beide kleinen Schamlippen
    Zwei Tupfer für Harnröhrenmündung
- Katheter mit Gleitmittel unter sterilen Bedingungen benetzen
- Steriles Einführen mit einer Pinzette oder mit sterilen Handschuhen

- Desinfektion der Genitalien mit Schleimhaut-desinfektionsmittel **beim Mann:**
  - Vorhaut wenn möglich zurückziehen
  - Fassen des Penis zwischen Zeigefinger und Ringfinger
  - Wischvorgänge von der Harnröhrenmündung zum Körper hin, jeweils ein neuer Tupfer (mind. sechs)
  - Mehrere Tropfen Gleitmittel auf die Harnröhrenmündung träufeln und vorsichtiges Spreizen der Harnröhrenmündung
  - Instillation des Gleitmittels (mit Anästhetikum)
  - Aufsetzen einer Penisklemme um Wirkungseintritt abzuwarten

- Steriles Einführen mit einer Pinzette oder mit sterilen Handschuhen, dazu den Penis leicht strecken
- Beobachtung auf Urinabfluß und dann noch circa 5 cm weiter schieben
- Blockung des Ballons mit 10 ml Aqua dest.
- Bei Angaben von Schmerzen sofort Blockung ablassen (Fehllage)
- Zurückziehen der Vorhaut beim Mann
- Plazieren des Urinableitungssystems unterhalb des Blasenniveaus

4.3 Lagekontrolle:
- Beobachtung auf Urinabfluß

4.4 Abfluß:
- Sekretabfluß sicherstellen durch Plazierung des Beutels unterhalb der Harnblase und knickfreien Ablauf

5. Nachsorge

5.1 Material:
- Einmalmaterial verwerfen - Hausmüll - Mülltrennung beachten

5.2 Dokumentation:
- Handlung und Charrier dokumentieren
- Besonderheiten festhalten

6. Pflege:
Zweimal täglich mit klarem Wasser oder mit einer Polyvidonjodlösung reinigen und säubern.

7. Besonderes:
Anfangs wird der Dauerkatheter einen starken Harndrang auslösen. Dies sollte vorher eindeutig angesprochen werden.

Bei längerer Liegedauer sollte das komplette System nach mindestens drei Wochen gewechselt werden. Silikon-Latex-Katheter dagegen können noch etwas länger belassen werden.

Ein geschlossenes Kathetersystem hat eindeutig die Infektionsgefahr gesenkt. Daher ist bei Manipulationen am Kathetersystem eine Diskonnexion zu unterlassen oder aber das komplette System zu wechseln.

1. Indikation:
Täglicher Beutelwechsel und tägliche Versorgung des Systems.

2. Pflegeziele:
Die Haut ist sauber und trocken.
Der/die Patient/in ist über den Ablauf der Stomapflege informiert und beherrscht selbst die Handhabung.
Die Intimsphäre ist weitgehend gewahrt.

3. Material:
Beutel:
Kolostomie - Geschlossener Beutel mit Kohlefilter
(Stuhl hat eine feste Konsistenz)
Ileostomie - Ausstreifbeutel (flüssiger Stuhl, der oft entleert wird)
Lauwarmes Wasser und milde Seife
Fusselfreies, weiches Tuch - Wattestäbchen
Abwurfmöglichkeit (Abfallsack - Geruchsentwicklung beachten)
Basisplatte - Adhäsivplatte
Handschuhe

4. Durchführung

4.1 Vorbereitung des/der Patienten/in:
- Information über den Ablauf und Anleitung der Handhabung
- Lagerung: *anfangs im Liegen, Oberkörper hoch, oder im Stehen*
- Sichtschutz plazieren, ggf. in der Toilette (Spiegel vorhanden)

4.2 Technik:
- Situation einschätzen - Besonderheiten berücksichtigen
- Aufdecken der Bettdecke
- Händedesinfektion
- Handschuhe anziehen
- Vorsichtiges Entfernen des Beutelsystems - Basisplatte kann ca. vier Tage belassen werden
- Reinigung mit Wasser und milder Seife von außen nach innen
- Rillen mit Wattestäbchen vorsichtig reinigen
- Mit klaren Wasser nachwaschen
  Inspektion des Stomas und der Hautbeschaffenheit: *Durchblutung, Ödembildung, Zurückziehen des Wulstes Hautirritationen, Blasenbildung, Pusteln*
- Haut trocknen lassen (ggf. mit Fön unterstützen)
- Enthaarung der Haftfläche
- Je nach Verträglichkeit Hautlotionen verwenden
- Basisplatte anpassen und zuschneiden sowie vorsichtig ankleben. Mit der ganzen Handfläche andrücken und die Hand kurze Zeit belassen, Wärme läßt die Platte besser haften.
- Neuen Beutel ankleben.

1. Indikation:
Eine Kolostomie, bei der noch ein großer Anteil des Dickdarms intakt ist.
Um die vollständige Entleerung des Stuhls und die Stuhlausscheidung zu trainieren.

2. Pflegeziele:
Der/die Patient/in ist über den Ablauf der Irrigation informiert und beherrscht selbst die Handhabung.
Die Intimsphäre ist gewahrt.

3. Material:
Spezialbeutel:
Stomakappe
1000 ml Wasser

4. Durchführung

4.1 Vorbereitung des/der Patienten/in
- Information über den Ablauf und Anleitung der Handhabung
- Position: Im Sitzen
- In der Toilette

4.2 Technik
- Entfernen des Beutelsystems und Anlegen des Spezialbeutels
- Einführen des Trichters und der Spülflüssigkeit
- Abwarten der Stuhlentleerung (circa 60 Minuten)
  In dieser Zeit kann der/die Patient/in die Körperpflege durchführen.
- Verschluß des Stomas mit einer Stomakappe.

5. Besonderheiten
Das Spülen des Darms und Training der Stuhlausscheidung kann, je nach Verlauf des Heilungsprozesses und nach Arztrücksprache, circa vier Wochen nach der Stomaanlage geschehen. Wenn sich die Stuhlausscheidung reguliert hat, kann der/die Patient/in ohne weitere Einschränkungen den Alltäglichkeiten nachgehen. Dies steigert die soziale Integration.

Stoma - Mögliche Komplikationen

Komplikation	Vorbeugung und Behandlung
Nekrose Nekrose des Stomas aufgrund mangelnder Durchblutung. Die Stomaschleimhaut ist dunkelrot bis grau. Ursache kann eine Einschnürung bei der Versorgung des Stomas sein.	Vorbeugend ist ein sehr weicher, flexibler Hautschutz zu empfehlen sowie ein transparenter Beutel, um das Stoma regelmäßig inspizieren zu können.
Stomaabszeß Eine Infektion des Stomas kann durch mangelnde Asepsis bei der Operation oder durch mangelhafte Stomahygiene entstehen. Sie äußert sich in den typischen Entzündungszeichen wie Rötung, Schmerz, Schwellung und Temperaturanstieg.	Sinnvoll ist eine orthograde Darmspülung sowie eine hygienisch einwandfreie Stomaversorgung.
Stomaretraktion Beim Zurückziehen des Darms unter das Hautniveau besteht die Gefahr einer Peritonitis.	Wegen der Gefahr des Zurückziehens des Stomas unter das Hautniveau ist jegliche Manipulation (digitale Untersuchung) zu unterlassen.
Stomaprolaps Ein Vorfall des Darms kann durch Überanstrengung hervorgerufen werden.	Eine angepaßte (Hautplatte) Stomaversorgung im Liegen ist notwendig sowie ein fachlich angepaßtes Mieder oder eine Prolapsplatte.
Stomahernie Durch Überbeanspruchung der Bauchdecke kann sich eine Hernie entwickeln. Dabei wölbt sich die Bauchdecke vor.	Der Stomaträger darf die Bauchdecke nicht beanspruchen, daher ist ein Tragen und Heben von Lasten über 10 kg zu unterlassen. Ggf. kann ein angepaßtes Mieder getragen werden.

1. Indikation:
Bei Verstopfung und Darmträgheit.
Zur Diagnostik (vor rektoskopischen Untersuchungen).
Vor Operationen (abdominalen Eingriffen und Beckenoperationen).
Als therapeutische Darmspülung.

2. Pflegeziele:
Rasche und vollständige Stuhlentleerung aus dem Dickdarm.

3. Material:
- Flüssigkeit (Wasser)
- Zusatz:
  * *Kamillentee*
  * *Glycerin* ~ *Pro Liter Wasser 20 ml Glycerin*
  * *NaCl* ~ *Pro Liter Wasser 2 ml NaCl*
  * *Rizinusöl* ~ *Pro Liter Wasser 20 ml Rizinusöl*
- Irrigator
- Flexibles Darmrohr 24 - 26 Charrier, und Vaseline
- Irrigator, mit Anschlußstück und langem Schlauch (~ 1,5 Meter)
- Klemme
- Infusionsständer oder Aufhängevorrichtung
- Steriles Darmrohr
- Handschuhe
- Bettschutz
- Toilettenstuhl

4. Durchführung:

4.1 Vorbereiten des/der Patienten/in:
- Information über Notwendigkeit, Ablauf und Wirkungsweise der geplanten Maßnahmen;
- Aufzeigen von Verhaltensregeln:
  - *Entspannen der Schließmuskeln*
  - *Bewußtes Festhalten der Spülflüssigkeit nach dem Einlauf;*
- Lagerung zunächst in Linksseitenlage oder Rückenlage im Bad.

4.2 Technik:
- Situation einschätzen - Besonderheiten berücksichtigen
- Aufdecken der Bettdecke
- Händedesinfektion
- Handschuhe anziehen
- Bettschutz plazieren und Lagerung einnehmen lassen
- Einfetten des Darmrohres mit Vaseline und unter vorsichtigen leichten Drehbewegungen circa 10 cm rektal einführen
- Langsames Einlaufenlassen der Spülflüssigkeit durch Lösen der Klemme
- Beobachtung auf:
  - *Reflux der Flüssigkeit neben dem Darmrohr*
  - *Verträglichkeit bzw. Zeichen eines Kollaps oder bei Schmerzen*
- Beim Auftreten von Komplikationen den Einlauf unterbrechen und ggf. Abklärung mit dem behandelnden Arzt

- Einnehmen der Rechtsseitenlage
- Aufforderung die Flüssigkeit zu halten (wenn tolerabel für 10 Minuten)
- Vorsichtiges Herrausziehen des Darmrohres
- Begleitung des/der Patienten/in zur Toilette
- Beobachtung der Ausscheidung auf:
    - *Flüssigkeitsmenge*
    - *Beimengungen, Konsistenz*
- Durchführung der Intimtoilette

5. Nachsorge:

5.1 Material:
- Einmalmaterial verwerfen - Hausmüll - Mülltrennung beachten
- Gesondert bei meldepflichtigen Infektionserkrankungen

5.2 Dokumentation:
- Flüssigkeitsmenge und Zusatz
- Verträglichkeit und Reaktion

6. Besonderheiten:

6.1 Allgemein:
- Kontraindikationen beachten z.B.:
    - *Mechanischer Ileus*
    - *Akute Baucherkrankungen wie: Peritonitis, Blutungen, Operationen (auch gynäkologische)*
    - *Drohende Frühgeburt*
    - *Rektale Darm- und Scheidenfisteln*

1. Indikation:
- Bei Streßinkontinenz

2. Pflegeziele:
Die Beckenbodenmuskulatur ist gestärkt.
Der/die Patient/in atmet entspannt und ruhig.

3. Durchführung:

3.1 Vorbereitung des/der Patienten/in:
- Information über den Ablauf und Anleitung der Handhabung
- Position: Rückenlage oder im Sitzen, je nach Mobilität
- Einüben einer entspannten Atmung: Durch die Nase einatmen und langsam durch den Mund wieder aus.

3.2 Übung im Liegen:
- Geeignet für immobile, bettlägerige Patienten.
- In Rückenlage Beine aufstellen, die Füße haben Kontakt, aber die Knie sind geöffnet.
- Während der Ausatmungsphase werden die Knie aneinander geführt und gleichzeitig die Schließmuskulatur und die Scheidenmuskulatur angespannt. Die Spannung wird so lange wie möglich angehalten (10-14 Sekunden). In der Einatmungsphase werden die Knie wieder langsam geöffnet und die Spannung langsam gelöst. Konsequentes Üben über 10 Minuten mehrmals (~ 3-4 mal) am Tag.

3.3 Übung im Sitzen:
- Geeignet für mobile Patienten
- Sitzen auf dem vorderen Drittel der Stuhlfläche
- Während der Ausatmungsphase wird wieder die Schließmuskulatur angespannt. Die Spannung sollte so lange wie möglich angehalten werden (10-14 Sekunden). In der Einatmungsphase wird die Spannung langsam wieder gelöst.
  Zur Unterstützung der Anspannung kann auch eine Knierolle zwischen die Oberschenkel gelegt - oder die Übung während des Fahrradfahrens durchgeführt werden.

Literaturliste zur ATL "Ausscheiden"

Baumhammer, J. u.a., Das Neue Lehrbuch der Krankenpflege, W. Kohlhammer Verlag, Stuttgart 1992

Bienstein, C., Schröder, G., Dekubitus, Prophylaxe und Therapie, Verlag Krankenpflege, Frankfurt 1990

Gnamm, E., Köther, I., Altenpflege in Ausbildung und Praxis, Thieme Verlag, Stuttgart 1990

Juchli, L., Krankenpflege, Thieme Verlag, Stuttgart 1991

Jung, U., Hautpflege und Hautschutz bei Inkontinenz, „Die Schwester Der Pfleger“, Januar, S. 64, Bibliomed Verlag, Melsungen 1993

Langer, R., Krankenpflege, Verlag Haus & Gross, Völklingen 1992

Larsen, R., Anästhesie und Intensivmedizin für Schwestern und Pfleger, Springer Verlag, Berlin 1992

Meier, R., Elementare Pflege, Bardtenschlager Verlag, München 1988

Seel, M., Die Pflege des Menschen, Brigitte Kunz Verlag, Hagen 1992

GEDANKEN ZUR ATL "SICH BEWEGEN"

Bewegung ist Leben, Leben ist Bewegung.

Daß Bewegung eine Äußerung von Leben ist, kann jeder nachvollziehen. Bewegung ist wichtig für die Gesamtentwicklung des Menschen. Wissenschaftler (Piaget) sehen in der Zusammenarbeit von sensorischen Reizen und motorischer Antwort erst die Grundlage für eine kognitive (geistige) Entwicklung von Kindern. So wird sogar vermutet, daß das kinästhetische Empfinden (Empfinden und Steuerung) der eigenen Bewegung Vorraussetzung dafür ist, daß unsere fünf Sinne funktionieren und sich entwickeln können.

Bewegung kann aber auch unsere Leistungsfähigkeit und Belastbarkeit steigern und das Atemvolumen positiv beeinflußen sowie die Aufnahme von Sauerstoff fördern. Bewegung ist notwendig, um die Darmtätigkeit aufrecht zu erhalten. Darüber hinaus wurden Auswirkungen auf unsere psychische Stabilität beschrieben; auch eine Steigerung des Selbstbewußtseins und des Selbstwertgefühls kann durch regelmäßige Bewegung erreicht werden.
Des weiteren können Aggressionen und Streßzustände durch Bewegung ausgeglichen werden.
Neben den individuellen Bewegungsbedürfnissen haben Säugling und Kleinkind ein physiologisch erhöhtes Bewegungsbedürfnis.

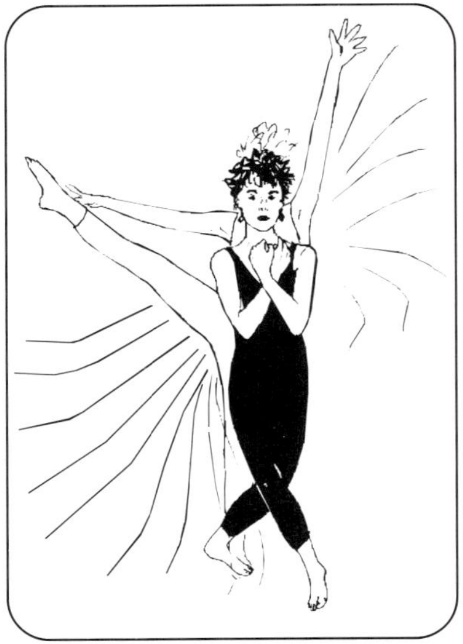

Um unsere körperlichen und seelisch-geistigen Kräfte wieder zu regenerieren, benötigen wir ausreichend ausgleichende Bewegung.

Die Bewegung ist nicht nur Ausdruck unsers Körpers, unserer Haltung, sondern auch eine Form der Kommunikation (Körpersprache).Wenn wir auf einzelne Bewegungsstörungen treffen, müssen wir davon ausgehen, daß der ganze Mensch betroffen ist, da viele Aktivitäten in anderen Lebensbereichen nicht ausgeführt werden.

So kann eine Verletzung mit Bewegungseinschränkung, zum Beispiel ein Gipsverband, die Ausführungen in den ATLs "Sich Waschen und Kleiden" sowie "Essen und Trinken" elementar beeinflußen und beeinträchtigen.

Pflegerische Aufgaben in der ATL "Sich Bewegen" sind:

- Analyse von Bewegungsabläufen und Funktionsstörungen
- Wissen um Einflußfaktoren und Gefahren bei Bewegungsbeeinträchtigung
- Einsatz präventiver Maßnahmen zur Vermeidung von Sekundärerkrankungen
- Unterstützung beim Aufstehen und Gehen
- Fachgerechte Anleitung zur Anwendung von Hilfsmitteln beim Gehen.

LISTE ZUR ERFASSUNG DER ATL "SICH BEWEGEN"

Welche Figur hat der/die Patient/in?
mager - hochgewachsen - schmal - schlank
kräftig - stabil - gedrungen - korpulent

Wie ist die Körperhaltung?
gerade - aufrecht - ästhetisch
gebeugt - schief - träge - müde
steif - gespannt - verkrampft
schwach - unsicher

Wie sind die Bewegungsabläufe?
harmonisch - bewußt - ästhetisch
lebhaft - willkürlich - stereotyp
gehemmt - steif - unharmonisch
unkoordiniert - zitternd
verlangsamt - eingeschränkt
überschießend - krampfartig

Wie ist das Gangbild?
gleichmäßig - schlurfend - trippelnd
verlangsamt - unsicher - steif

Besteht eine Funktionseinschränkung?
* Normale Bewegung im vollen Ausmaß auch gegen einen Widerstand möglich.
* Bewegungen können gegen die Schwerkraft ausgeführt werden
* Verminderung der groben Kraft
* Die Willkürmotorik ist ausgefallen (Parese)

Besteht eine Bewegungseinschränkung?
Leicht, mittel, stark, sehr stark im:
Handgelenk, Ellenbogengelenk, Schultergelenk, Hüftgelenk, Kniegelenk, Sprunggelenk, Wirbelsäule
Störungen in der:
Beugefunktion, Streckfunktion

Welche Auswirkungen hat die Einschränkung auf die Aktivitäten des täglichen Lebens?
- Kann sich allein versorgen
- Ist auf Unterstützung angewiesen in der ATL ...
- Ist ganz auf Hilfe angewiesen in der ATL ...

Besteht eine Erkrankung des Bewegungsapparates?
Rheuma, Gicht, Arthrose, Verletzung,

Wie ist das Bewegungsverhalten?
* Bewegt sich regelmäßig
* Treibt regelmäßig Sport

Bewegungseinschränkung aufgrund:
Behinderung, Gips, Verband, Bettruhe, Verschlechterung des Allgemeinzustandes
Bewegt sich nicht mehr aufgrund:
Bewußtlosigkeit (Koma), Sedierung, Paraplegie

Werden Hilfsmittel beim Gehen benötigt?
- Gehstock *- Dreifuß*
- Unterarmstützen *- Rollator*

Sind bestimmte Körperteile durch berufliche oder sportliche Inanspruchnahme besonders belastet?
Kniegelenk, Handgelenk

Bei welcher Körperhaltung treten Beschwerden auf?
Stehen, Sitzen, Gehen

Treten folgende Symptome auf:
Steife Gelenke, knirschende Gelenke, Überwärmung, Rötung, Knoten, Deformationen, Ödeme, Taubheitsgefühl, Grundschmerz, schmerzhafte Bewegungen

Bestehen Risikofaktoren?

Thrombosegefahr
Operation, Gerinnungsstörung, Schwangerschaft, Flüssigkeitsverlust, Bewegungseinschränkung

Dekubitusgefahr
Hautzustand, Urininkontinenz, Stuhlinkontinenz, gefäßverengende Medikamente, Umgebung - faltige Bettwäsche, psychische Verstimmung

Kontrakturgefahr
Verbrennung,
Lähmung
Immobilität

Liste der Pflegeprobleme in der ATL "sich bewegen"

Seite

Pflegeproblem/Potentielle aufgrund von Bewegungsmangel

Pflegeproblem/ Bewegungseinschränkung durch Anordung:

Pflegeproblem/Bewegungseinschränkungen des Patienten:

Liste der Pflegeprobleme in der ATL "sich bewegen"

Pflegeproblem/ Gehen:

Pflegeproblem/Bewegungsverhalten/-muster:

Pflegeproblem/Plegie-Spastik:

Pflegeproblem/Wahrnehmungsstörungen:

Pflegeproblem:	Pflegeziel:	Pflegemaßnahmen/*Wirkung:*	Hinweise zur Durchführung:
Der/die Patient/in hat keine Spontanbewegungen. Es besteht **Dekubitusgefahr** aufgrund:	Der/die Patient/in ist über die gewählten Pflegemaßnahmen informiert und zur Mitarbeit motiviert.	* **Einschätzung der Dekubitusgefährdung mit Hilfe der erweiterten Nortonskala** * **Hautinspektion durchführen**	Standardmäßig wird die Druckentlastung eingesetzt. Weitere Pflegemaßnahmen ergeben sich aus der ursächlichen Problematik. **Gefährdete Regionen** sind dort, wo Knochenvorsprünge dicht unter der Hautoberfläche liegen. **Rückenlage:** - Hinterkopf, Schulterblätter, Kreuzbein, Steißbein, Ferse, Fußsohle (Fußballen) **Seitenlage:** - Ohr, Schultergelenk, Rollhügel, Knie, Knöchel, Ferse **Beobachtung:** Rötung und Blasenbildung **Häufigkeit:** Bei jedem Lagewechsel
langandauernder Druckeinwirkung durch: - *Bettlägrigkeit* - *Immobilität* - *Bewegungsmangel* - *Bewußtlosigkeit* - *Lähmung* - *Bewegungseinschränkung* - *Ruhigstellung (Extension)*	Der/die Patient/in erleidet keine Komplikationen. Veränderungen werden frühzeitig erkannt.	* **Festlegen der Pflegemaßnahmen und Dokumentation** * **Informationsgespräch mit dem/der Patienten/in**	
	Die Haut ist ausreichend durchblutet. Der/die Patient/in hat eine intakte Haut.	DRUCKENTLASTUNG * **Zweistündlicher Lagerungswechsel** *Es wird eine bestimmte Körperregion regelmäßig komplett entlastet und kann somit gut durchblutet werden.* - **30° Seitenlagerung nach Seiler** - **Rückenlage** - **Bauchlage**, bei Toleranz des Patienten - **135° Lagerung** - **schiefe Ebene mit Hilfe von Lagerungskeilen** - **Freilage** * **Mobilisation**	**Lagerungsintervalle:** Bei Hautrötung verkürzen sich die Lagerungsintervalle **Grundsätzlich gilt:** - Scherkräfte vermeiden - Inspektion der Haut beim Umlagern

Pflegeproblem:	Pflegeziel:	Pflegemaßnahmen/*Wirkung:*	Hinweise zur Durchführung:
	Die Hautdurchblutung ist angeregt.	- **Hohllagerung - Freilagerung** *Es können gezielt bestimmte (gefährdete) Regionen ohne Auflagedruck gelagert werden; somit ist die Durchblutung gewährleistet.* - 5-Kissen-Methode - Freilagern der Ferse mit Lagerungshilfsmitteln - Freilagern der Ellenbogen mit Lagerungshilfsmitteln - Freilagern des Steißes mit Lagerungshilfsmitteln - Freilagern der Ohren (besonders in Seitenlage) mit Lagerungshilfsmitteln	**Vorteile der Hohllagerung:** - Die betroffene Region wird nicht auf die Matratze oder sonstige Lagerungsmittel gelagert, sondern frei. Möglich bei Gelenken und in der Steißbeinregion mit speziellen Pflastern oder Luftringen. - Ein bestehender Dekubitus wird, soweit nichts anderes dagegenspricht, frei gelagert. **Nachteile der Hohllagerung:** - Bei ringförmiger Hohlagerung besteht die Gefahr, daß durch den Druck des Ringes die Gefäßperfusion (Durchblutung) beeinträchtigt wird. Es entsteht ein ischämischer Kranz.
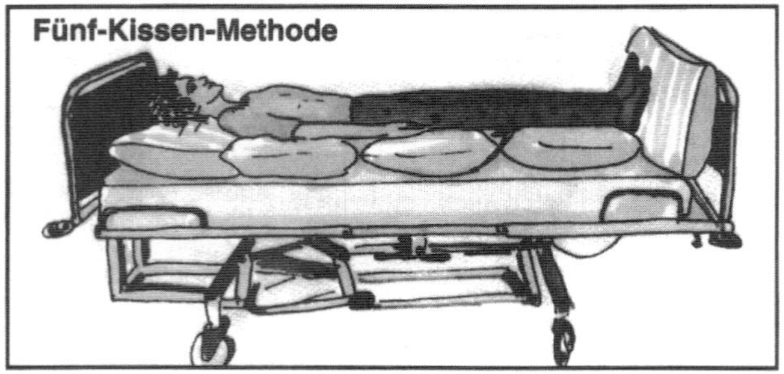 			
Der/die Patient/in hat ***keine bzw. reduzierte Bewegung.*** *Es besteht* ***Dekubitusgefahr.*** *Er/sie darf mobilisert werden.*		* **Mobilisation** - zum Sitzen im Rollstuhl mobilisieren - in den Lehnstuhl setzten - mit dem Gehwagen oder Gehhilfen bewegen *Gefährdete Bezirke werden entlastet, der Kreislauf aktiviert und die Durchblutung gefördert. Die Beweglichkeit wird gefördert und so der Immobilität entgegengewirkt.*	**Vorgehen:** - Aufklärungsgespräch und Aufzeigen der Möglichkeiten - Mit Bewegungsübungen im Bett beginnen - Aufstehen, wenn Der/die Patient/in Bewegungsübungen im Bett ausgeführt hat - Mobilisation dem Leistungsvermögen des Patienten anpassen - Festlegen eines individuellen Zeitplans, dabei Art und Methoden bestimmen, z.B.: 1. 3x tgl. vor den Mahlzeiten für ca. 15 Min. in den Lehnstuhl setzen 2. 1x tgl. mit Gehwagen laufen

Pflegeproblem:	Pflegeziel:	Pflegemaßnahmen/*Wirkung:*	Hinweise zur Durchführung:
		WEICHLAGERUNG *Eine große Auflagefläche bewirkt einen geringeren Auflagedruck*	**Nachteile der Weichlagerung:** - Die Körperwahrnehmung wird reduziert. - Die Mobilisation ist schwieriger.
	Der Auflagedruck ist reduziert.	* **Schaumstoffquardermatratzen** *Die Faltenbildung wird reduziert und eine weiche Lagerung erreicht.* * **Air-soft-Matratze**	Die Quarder verhindern das Auftreten von Falten und Dellen einer Matratze. Sinnvoll ist **nur eine Auflage** (Tuch) damit die Wirkung erhalten bleibt, wobei das Bettlaken nicht eingespannt wird.
		* **Wasserbett** *Der Druck wird auf die gesamte Auflagefläche verteilt.*	**Nachteil des Wasserbettes:** - Gefahr der Seekrankheit, Erbrechen - Bietet keinen Bewegungsanreiz - Verstärkung einer Inkontinenz
		* **Spezialbetten** - **Luftkissenbett** - **Sandgebläsebett**	Durch Luftdüsen werden Mikroglaskugeln aufgewirbelt. Ein Laken deckt die Glaskugeln ab, auf die der Patient gelagert wird. Durch den Blasvorgang wird der Patient ständig bewegt, bzw. schwebt förmlich auf seinem Laken. **Nachteil von Spezialbetten:** - Kostenaufwendig und teilweise bedienerunfreundlich - Gefahr von Flüssigkeitsverlust
	Scherkräfte sind reduziert.	BEEINFLUSSUNG DER SCHERKRÄFTE * **Synthetische Felle** *Der Druck wird verteilt und die Haut kann zirkulieren. Das Auftreten von Scherkräften ist minimiert.* * **Schaumstoffeinlagen** * **Einbetten von Gelkissen**	**Synthetische Felle** sind sinnvoll, solange sie die Feuchtigkeit aufnehmen und nicht zu stark verfilzen. Soll das Fell den Druck ausgleichen, muß der Patient direkt auf dem Fell gelagert werden. Oft wird das Fell als zu warm und aufgrund des synthetischen Stoffes als unangenehm empfunden.

Pflegeproblem:	Pflegeziel:	Pflegemaßnahmen/*Wirkung:*	Hinweise zur Durchführung:
Es besteht erhöhte ***Dekubitusgefahr,*** *da die* ***Haut*** *zusätzlich* ***durch äußere Einflüsse geschädigt*** *ist. Der/die Patient/in ist inkontinent.*	Die Haut ist intakt und vor äußeren Einflüssen geschützt.	* **Hautschutz nach jeder Reinigung des Gesässes auftragen**	(siehe ATL "Körperpflege")
		* **Schonende Hautreinigung**	Die Hautreinigung sollte nicht mit Pflegeschaum o.ä. vorgenommen werden, da die reinigenden Substanzen auf der Haut verbleiben und zu zusätzlicher Belastung führen. Sinnvoll ist eine Teilwaschung gleichzeitig mit der Körperpflege. (siehe ATL "Sich Waschen und Kleiden")
Die Mikrozirkulation der Haut ist reduziert - aufgrund der Druckeinwirkung	Die Hautdurchblutung ist gefördert.	* **Einsatz von Inkontinenzhilfen**	(siehe ALT "Ausscheiden")
		* **Hautmassage der druckbelasteten Körperstellen**	Eine Verbesserung der Durchblutungssituation der Haut in Zusammenhang mit einer Dekubitusprophylaxe ist derzeit noch nicht wissenschaftlich untersucht. So ist nicht nachgewiesen, ob eine Durchblutungsförderung bei druckbelasteter Haut positive Auswirkungen hat.
		* **Hautmassage mit durchblutungsfördernden ätherischen Ölen (Rosmarinöl)**	
		* **Sorge für krümel- und faltenfreie, trockene Wäsche**	
Die Haut ist sehr trocken und deshalb stark ***dekubitusgefährdet.***		* **Trinkfahrplan festlegen Flüssigkeitszufuhr gewährleisten** *Der Hautturgor bleibt erhalten.*	(siehe ATL "Essen und Trinken")

Pflegeproblem:

Der/die Patientin ist in seiner/ihrer Bewegung eingeschränkt. Der venöse Rückfluß ist reduziert. Es besteht **Thrombosegefahr.**

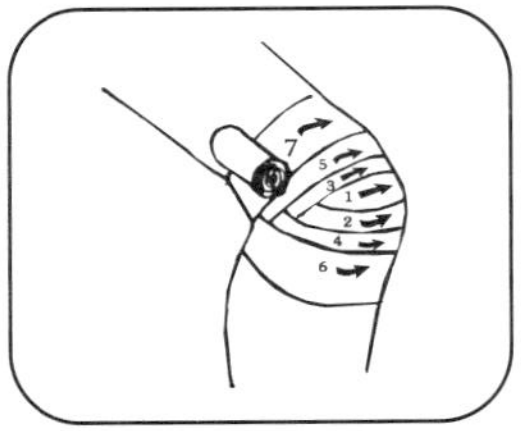

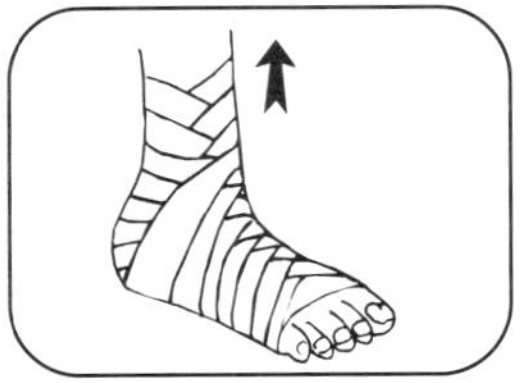

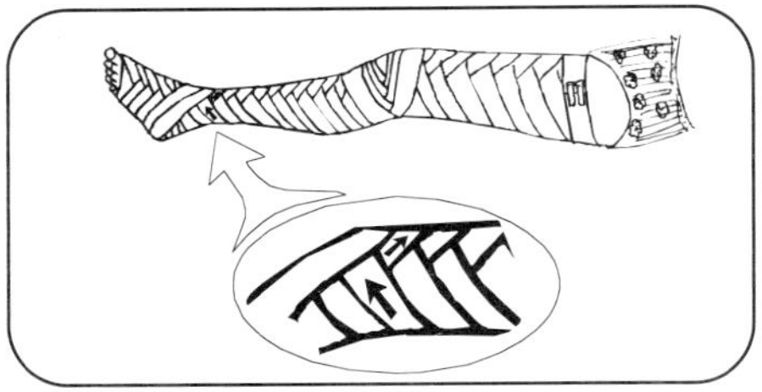

Pflegeziel:

Der/die Patient/in ist über sinnvolle Pflegemaßnahmen informiert und zur Mitarbeit motiviert.

Der/die Patient/in erleidet keine Zusatzerkrankung. Veränderungen werden frühzeitig erkannt.
Der/die Patient/in hat physiologische Blutströmungsverhältnisse.
Der/die Patient/in toleriert das Tragen von Kompressionsstrümpfen.

Pflegemaßnahmen/*Wirkung:*

* **Aufzeigen der Notwendigkeit präventiver Maßnahmen und gemeinsames Festlegen von Pflegemaßnahmen** mit dem Patienten.

* **Kompressionsstrümpfe anpassen und beim Anlegen unterstützen**
Erhöht die Strömungsgeschwindigkeit des venösen Blutes und fördert somit den venösen Rückfluß zum Herzen.
Die Kompression hat einen Druck im Knöchelbereich von 18 mm/Hg und verringert sich kontinuierlich bis zum Oberschenkel dort auf 8 mm/Hg.

* **Anleitung des/der Patient/in beim Anziehen der Kompressionsstrümpfe**

* **Kompressionsverband durchführen**
Die oberflächlichen Venen werden komprimiert und der venöse Rückfluß wird gefördert.

Hinweise zur Durchführung:

Standardmäßig wird die abgestufte Kompression eingesetzt und mit Antikoagulantien (ärztlicher Bereich) kombiniert. Weitere Pflegemaßnahmen ergeben sich aus der ursächlichen Problematik.

Kompressionsstrümpfe der Kompressionsklasse I und II :
- Abmessen beider Beine in entstauter Lage
- 10 Min. bei 15°-30° oder 1 Min. bei 90°
- Spezielle Meßtechnik beachten: Um den Druck im Knöchelbereich zu gewährleisten, ist eine exakte Anpassung des Kompressionsstrumpfs im Sprunggelenksbereich notwendig.
- Ausstreichen der Beine (evtl. Hautpflege)
- Anziehen nach entstauter Lage

Kompressionsverband:
- Kurzzug Idealbinde
- Entstaute Lagerung für 10 Minuten
- Binden in Achtertouren beginnend am Zehengrundglied mit 50 % Überlappung wickeln
- Ferse einwickeln zur Vermeidung von Abschnürungen und Ödemen

Kontraindikationen:
- Ausgeprägte Ödeme, Schwellungen
- Durchblutungsstörungen, Arteriosklerose
- Verletzungen und offene Hautdefekte

Beachten: Vor dem Anlegen von Kompressionsstrümpfen müssen die Beine entstaut sein.

Pflegeproblem:	Pflegeziel:	Pflegemaßnahmen/*Wirkung:*	Hinweise zur Durchführung:
	Abschnürungen und Minderdurchblutung durch die Kompressionsstrümpfe sind erkannt.	* **Kontrolle auf korrekten Sitz der/des Kompressionsstrümpfe/-verbands** - **Anfänglich alle 5 Stunden** - **Beobachtung auf Thrombosezeichen**	**Beobachtungsmerkmale und Maßnahmen:** - Abschnürungen vermeiden. *Eine Firma von Kompressionsstrümpfen bietet die "intelligente Kontrollmöglichkeit" an, um im Vorfeld zu erkennen, ob der Kompressionsstrumpf im Oberschenkelbereich abschnürt: Dehnen sich die eingewebten Quadrate zu länglichen Rechtecken, ist der Strumpf oben zu eng.* - Zehen durch Sichtfentster kontrollieren - Hautzustand einschätzen (Druckstellen) - Strümpfe sinnvollerweise über 24 Stunden tragen, keinesfalls nachts ausziehen - Schwellung, Rötung, Hauttemperatur - Schmerzen - Fußsohlendruckschmerz
	Der venöse Rückfluß ist physiologisch.	* **Anleiten des/der Patienten/in zu aktiven Bewegungsübungen** *Aktiviert die Muskelpumpe und fördert den venösen Rückfluß in den tieferen Venen.*	**Muskelpumpe:** Durch die Kontraktion der Muskulatur werden die Venen komprimiert, wodurch das Blut herzwärts gepumpt wird. **Bewegungsübungen:** - Fuß kreisen - Fuß strecken und beugen (Pedaltreten)
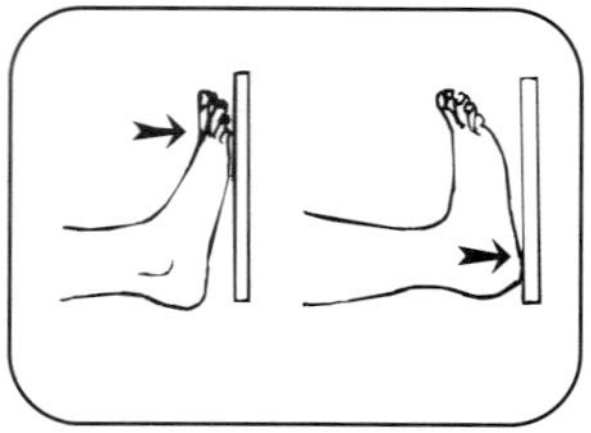 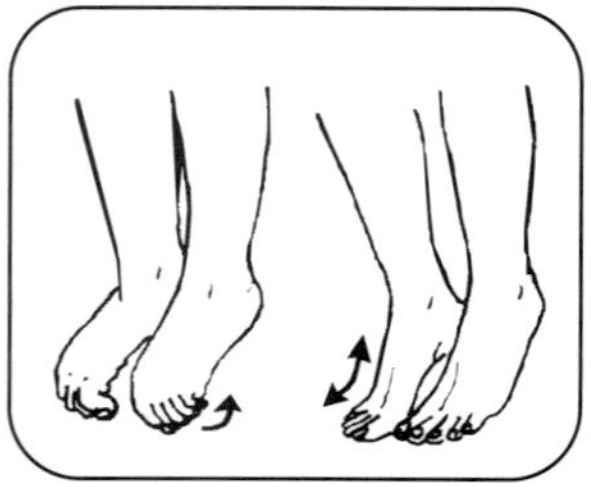	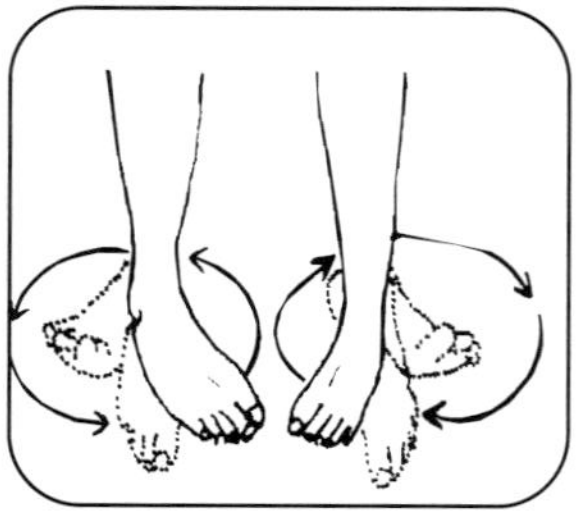 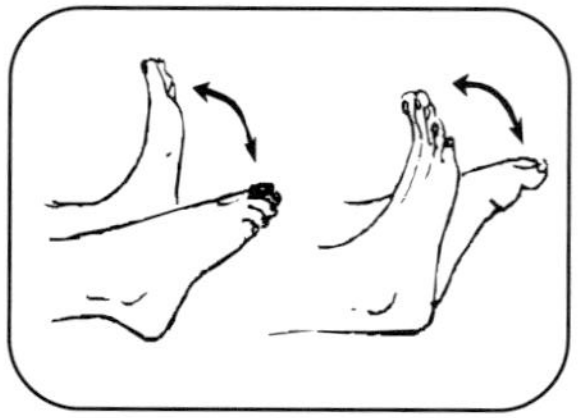	* **Bettfahrrad einsetzen** *Bewirkt eine bis zu 3,5fache Strömungsbeschleunigung im Unterschied zum Liegen sowie eine Entleerung der Venen.* * **Hochlagerung der unteren Extremitäten** *Durch das Ausnutzen des hydrostatischen Gefälles wird der Rückfluß gefördert.*	**Bettfahrrad:** - Leichten Widerstand einstellen. - Füße in den Pedalen fixieren. - Dreimal täglich für 15 Minuten - Hochlagerung bei 30° mittels einer Schiene oder eines Lagerungskissens. - Hochlagerung bei 90° für ca. 1 Minute - **Nicht bei Patienten mit dekompensierter Herzinsuffizienz sowie Arteriosklerose**

Pflegeproblem:	Pflegeziel:	Pflegemaßnahmen/*Wirkung:*	Hinweise zur Durchführung:
	Der/die Patient/in erleidet keine Zusatzerkrankung. Der venöse Rückfluß wird gefördert.	* **Frühmobilisation mit Gehübungen** *Die Muskelpumpe wird aktiviert und die Beweglichkeit unter Beibehaltung gewohnter Bewegungsabläufe gefördert.*	**Zu beachten:** Der Leistungsfähigkeit anpassen - Vor dem Transfer aus dem Bett, Bewegungsübungen im Bett zur Förderung der Beweglichkeit und Stabilisierung der Kreislaufverhältnisse
*Der/die Patient/in ist **thrombosegefährdet** durch **Gefäßwandschäden** wie z.B.* - Thrombophlebitis - Schäden nach Varizenstripping - Entzündung der Gefäße - Schäden nach operativen Eingriffen - Sklerotischer Verengung	Das Gefäßlumen ist frei.	* **Weichlagerung und Sorge für störungsfreien, venösen Rückfluß** * **Kompressionsstrumpf Klasse II-III** * **Mobilisation** (s.o.) * **Intraoperativ: sehr straffer Kompressionsverband** * **Kompressionsstrumpf, Klasse V, maßangefertigt**	**Freier venöser Rückfluß:** - Übereinanderschlagen der Beine und langes Sitzen vermeiden - Keine einengende Kleidung tragen - Lagerung ohne punktuellen Druck - Vorteil des Kompressionsstrumpfs V: kontinuierlicher Druckabfall von distal nach proximal ist gewährleistet.
***Thrombosegefahr** infolge **beschleunigter Blutgerinnung** durch **Veränderung der Viskosität** aufgrund von:* - Flüssigkeitsmangel - Blutverlust - Durchfall - Erbrechen - Therapie mit Cortison - Bluteindickung bei Polyglobulie - Gerinnungsneigung bei viralen Infektionserkrankungen	Der/die Patient/in hat einen ausgeglichenen Flüssigkeitshaushalt.	* **Flüssigkeitszufuhr 2,5 Liter nach Arztrücksprache** *Durch einen ausgeglichenen Flüssigkeitshaushalt wird die Fließeigenschaft des Blutes verbessert.*	**Beobachtung auf:** - Flüssigkeitsverluste, Erbrechen, Durchfälle
	Der/die Patient/in ist zur Mitarbeit bereit. Der/die Patient/in ist über sinnvolle Pflegemaßnahmen informiert.	* **Beratungsgespräch über Verhaltensmaßnahmen** * **Verabreichung von Antikoagulantien nach Arztverordnung** *Die intravasale Gerinnung wird gehemmt und die Fibrinolyse gefördert.*	**Beratung:** - Freier venöser Rückfluß - s.o. - ausreichende Flüssigkeitszufuhr festlegen **Zu beachten:** - Anaphylaktische Reaktion berücksichtigen - Beobachtung der Haut- und Schleimhäute auf Blutungen - Bei Heparin, Osteoporosegefahr bei längerer Anwendung

Pflegeproblem:	Pflegeziel:	Pflegemaßnahmen/*Wirkung:*	Hinweise zur Durchführung:
Der/die Patient/in **hat ausgeprägte Beinvarizen**, Gefahr der Thrombose.	Der/die Patient/in erleidet keine Zusatzerkrankung. Veränderungen werden frühzeitig erkannt.	* **Angepaßte Kompressionsstrümpfe mit höherem Kompressionsdruck** - Ansonsten gelten die vorher aufgezeigten Pflegemaßnahmen - Wechsel der Strümpfe nach Arztverordnung	**Kompressionsstrümpfe, Klasse II-III** Kompressionstrümpfe bei Varizen haben einen Fesseldruck von 23-40 mm Hg.
Die **Kompressionsstrümpfe** führen zu Juckreiz aufgrund einer **Hautunverträglichkeit**. Der/die Patient/in fühlt sich nicht mehr wohl.	Der/die Patient/in toleriert das Tragen von Kompressionsstrümpfen.	* **Analyse der Hautverhältnisse** * **Tgl. Pflege der Beine** - mit klarem Wasser waschen - Hautpflege im Liegen mitW/Ö-Lotion - Strumpfwechsel alle 2 Tage	Durch den hohen Anteil der Kunststoffasern des Kompressionsstrumpfes ist die Luftzirkulation beeinträchtigt, und die Haut trocknet schneller aus. Z.B.: bei trockener Haut Pflege mit W/Ö Lotionen (siehe ATL "Waschen und Kleiden")
		* **Anbieten von Strümpfen mit einem höheren Baumwollanteil.** *Baumwolle als Naturprodukt wird auf der Haut besser vertragen.*	Kompressionsstrümpfe werden in der Regel mit einem hohen Kunststoffanteil angeboten, um den elastischen Druck zu gewährleisten. Strümpfe mit einem höheren Baumwollanteil sind hautverträglicher; sie sind im Sanitätsfachhandel erhältlich.
		* **Täglich elastisches Wickeln mit Langzugbinden**	Langzugbinden beeinträchtigen die Luftzirkulation nicht so stark wie Kurzzugbinden und sind hautverträglicher.
Der/die Patient/in **kann die Kompressionsstrümpfe nicht alleine anziehen**.	Selbständigkeit ist unterstützt.	* **Anleitung des/der Patient/in zum Benutzen von Anziehhilfen**	Anziehhilfen: - Strumpf-Butler

Pflegeproblem:	Pflegeziel:	Pflegemaßnahmen/*Wirkung:*	Hinweise zur Durchführung:
Gefahr einer Kontraktur aufgrund des Bewegungsmangels. Möglich bei: - Schmerzen - Verletzungen - Verbrennungen - Rheuma - Arthrose - Arthritis - Lähmung	Krankhafte Veränderungen werden frühzeitig erkannt.	* **Beobachtung der Beweglichkeit der Gelenke und der Körperhaltung**	**Frühzeichen einer Kontraktur:** - Schmerzen - Schmerzhafte Bewegungen - Einschränkung des Bewegungsradius - Zwangshaltung - Kompensatorische Bewegungen - Rötung - Schwellung - Überwärmung - Pathologische Haltungsmuster - Zwangshaltungen
	Der/die Patient/in ist über Verhaltensmaßnahmen informiert und zu Bewegungsübungen motiviert.	* **Information über Bewegungsverhalten und gemeinsames Festlegen von Bewegungsübungen im therapeutischen Team:**	**Zu beachtende Einflußfaktoren:** - Lähmungen - Flexionsneigung - Schmerzen - Bewegungsmangel - Stimmungslage - Bewegungsmangel
	Der/die Patient/in hat einen harmonischen Bewegungsablauf. Die Gelenkfunktion ist erhalten, und alle Gelenke sind frei beweglich. Der/die Patient/in erkrankt nicht an einer Sekundärerkrankung (Kontraktur).	* **Aktive Bewegungsübungen in den Grundmustern der Gelenke**, nicht in extremen Haltungsmustern. *Das Bewegen der Gelenke hält die Bänder und Muskeln, die das Gelenk umkleiden, intakt und elastisch. Es beugt degenerativen Prozessen im Knochen vor (Osteoporose).* * **Positives Verstärken von Patientenaktivitäten** *Erleichtert dem Patienten die Akzeptanz zu den Übungen und motiviert ihn.* * **Alltagsbewegungen unterstützen und fördern** * **Trainingsgeräte anbieten.**	**Fragen, die bei Bewegungsübungen geklärt sein müssen:** - Darf der Patient bestimmte Bewegungsmuster nicht durchführen? - Was ist der Grund des Bewegungsmangels? Ggf. Ursache beheben. - Sollen vor den pflegerischen Tätigkeiten, Analgetika verabreicht werden? (Arztverordnung) - Abstimmung mit den Physiotherapeuten

Pflegeproblem:	Pflegeziel:	Pflegemaßnahmen/*Wirkung:*	Hinweise zur Durchführung:
		* **Frühmobilisation** *Fördert die Beweglichkeit aller Gelenke unter physiologischen Bedingungen* - in den Rollstuhl setzen - in den Lehnstuhl setzen - Gehübungen machen	**Frühmobilisation:** - Aktivitäten gemeinsam festlegen - Vor dem Aufstehen, Bewegungsübungen im Bett durchführen - Blutdruckkontrolle - Integration mit anderen Verrichtungen z.B. zum Essen an den Tisch setzen - Abstimmung und Festlegung der Techniken mit dem Patienten und im Team
Der/die Patient/in **kann keine aktiven Bewegungsübungen durchführen**. (Kontrakturgefahr) Möglich bei: - Lähmungen - Körperlicher Schwäche	Die Gelenkfunktion ist erhalten und alle Gelenke sind frei beweglich. Der/die Patient/in erkrankt nicht an einer Sekundärerkrankung (Kontraktur).	* **Passive und assistive Bewegungsübungen in den Grundmustern der Gelenke**, nicht in extremen Haltungsmustern. - Hüftgelenk - Handgelenk - Sprunggelenk - Knie - Schulter- und Ellenbogengelenk	**Prinzipien**: - Proximales Gelenk fixieren - Distales Gelenk aus der Mittelstellung unter Zug bewegen, soweit es die Beweglichkeit zuläßt - Schmerzgrenze nicht überschreiten - Bewegungen nur in einer Ebene beugen und strecken, keine Rotationsbewegung - Dreimal täglich bei gefährdeten Personen
		* **Häufiger Lagewechsel, Bewegungsradius der Gelenke jeweils verändern.** *Eine wechselnde Lagerung innerhalb der physiologischen Stellung ist ein Beitrag zur Mobilisation und hat eine therapeutische Bedeutung.*	**Möglich sind:** - 30° Seitenlagerung nach Seiler - 135° Lagerung (Bauch) - Rückenlage - Arm im Wechsel zwischen 30° und 90° - Ellenbogen im Wechsel zwischen Streckstellung und 90° Beugung - Hände im Wechsel zwischen Beugung (Schalenhaltung) und Streckung - Beine und Hüfte im Wechsel zwischen Streckung und leichter Beugung - Sprunggelenk möglichst in 90° Stellung

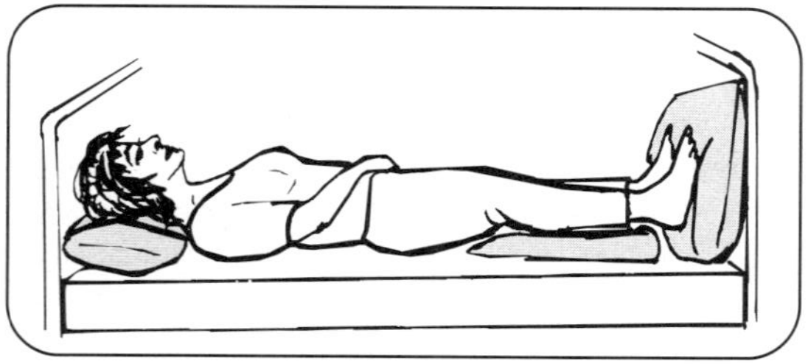

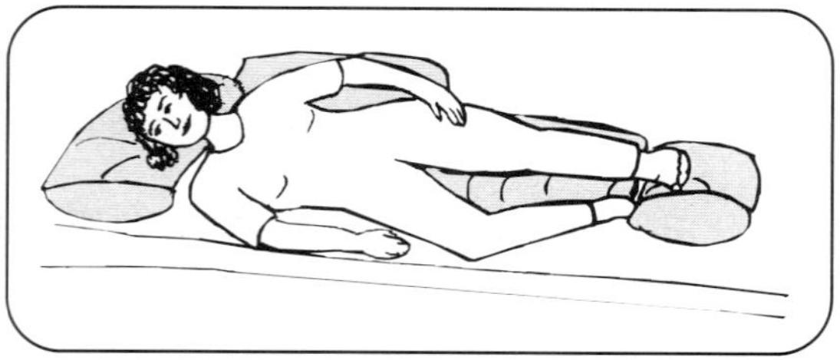

Pflegeproblem:

Der/die Patient/in **darf sich nicht beugen** und die **Wirbelsäule nicht verdrehen**. Gefahr eines Querschnitts.

Möglich bei:
- Wirbelsäulenbrüchen
- Nach Bandscheibenoperationen

Pflegeziel:

Der/die Patient/in ist über das Bewegungsverhalten informiert.
Der/die Patient/in ist über Bewegungstechniken informiert und erleidet keine Komplikationen.

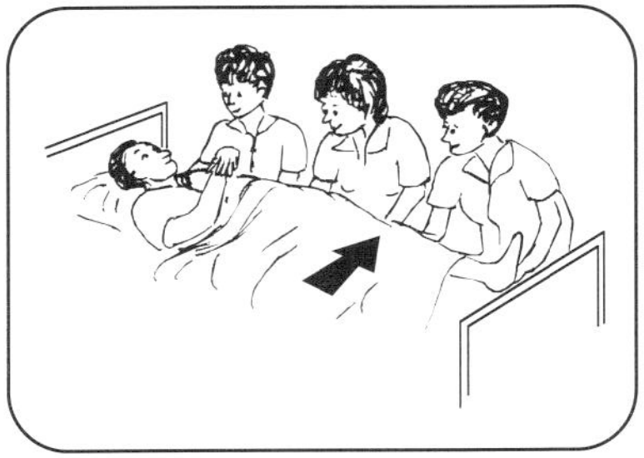

Pflegemaßnahmen/*Wirkung:*

* **Drehen des Patienten/der Patientin "en bloc"**

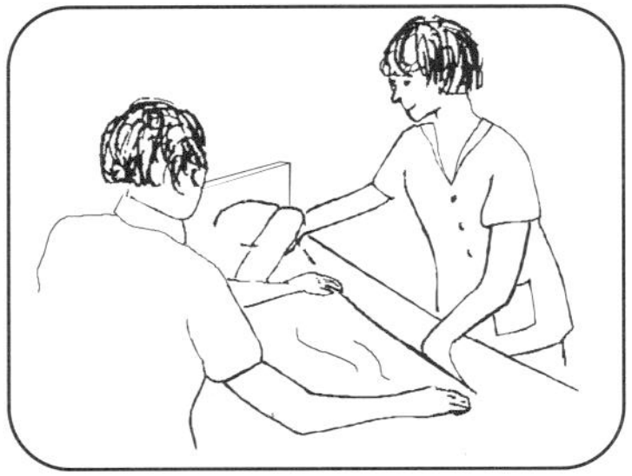

* **Information des Patienten/der Patientin über seine/ihre Bewegungsmöglichkeiten**

* **Kopfteilverstellung feststellen und beschriften**

* **Bettebenen zum Essen verstellen**

Hinweise zur Durchführung:

Drehen „en bloc“
- Arme auf der Brust verschränken
- Kissen zwischen den Beinen und Knien
  Die gerade Position und Haltung wird unterstützt.
- Bewußtes Geradehalten des Körpers
- Alle Pflegenden stehen auf einer Seite
- Vorsichtiges Drehen mit Abstützung des Kopfes, Koordination im Team
- Halten an den Körpermaßen
- Festhalten des Patienten

Pflegeproblem:	Pflegeziel:	Pflegemaßnahmen/*Wirkung:*	Hinweise zur Durchführung:
Der/die Patient/in **hat eine Extensionsbehandlung und darf die betroffenen Gelenke nicht bewegen**. Gefahr der Reposition.	Der/die Patient/in toleriert diesen Zustand.	* **Aufklärung über Bewegungsverhalten**	**Bewegungsverhalten:** Je nach Ruhigstellung - dürfen die betroffenen Körperteile nicht bewegt werden (absolute Ruhigstellung); - können die betroffenen Körperteile in der Grundposition je nach Arztverordnung bewegt werden; - sollen nicht fixierte Gliedmaßen bewegt werden.
	Der/die Patient/in erleidet keine Nervenläsion und Komplikationen. (Peronaeuslähmung)	SORGE UM FACHGERECHTE LAGERUNG: * **Beobachtung auf Druckstellen und Sensibilität**	**Gefährdete Stellen:** - Knochenvorsprünge - Ferse - Peronaeusbereich - Unterschenkel
		* **Auspolstern der Lagerungsschiene**	**Lagerungsschiene:** - Polsterung des Fibulaköpfchens - Polsterung der Ferse und des Knöchels
	Die Zugwirkung ist konstant.	* **Freihängendes Gewicht** *Die konstante Zugwirkung wird gewährleistet.*	
		* **Achsengerechte Zugwirkung der Extension** *Der Gefahr der Distraktion (Verschiebung) der Knochen ist gemindert.*	

Pflegeproblem:	Pflegeziel:	Pflegemaßnahmen/*Wirkung:*	Hinweise zur Durchführung:
Der/die Patient/in **hat eine endoprothetische Versorgung der Hüfte** bekommen (TEP). Gefahr der Luxation der Hüftprothese.	Der/die Patient/in ist über das Bewegungsverhalten informiert. Der/die Patient/in toleriert diesen Zustand. Der/die Patient/in beherrscht das Bewegungsverhalten.	* **Informationsgespräch über das postoperative Bewegungsverhalten** *Steigert die Akzeptanz und das Copingverhalten des Patienten.* * **Praeoperatives Einüben** * **Postoperative Unterstützung**	**Bewegungsverhalten** je nach OP Technik: - Bein in Abduktion - Fuß in Innenrotation - Keine Hüftbeugung (Flexion), kein Sitzen - Aufstehen über die gesunde Seite - Keine Seitenlagerung auf die operierte Seite - Halten des operierten Beines durch zweite Pflegekraft
Gefahr der Luxation der Hüftprothese beim Sitzen auf der Toilette.	Der/die Patient/in kennt das Bewegungsverhalten und kann mit Hilfen umgehen.	* **Bereitstellen einer Toilettenerhöhung** *Mindert die Hüftbeugung*	
Der/die Patient/in hat eine endoprothetische Versorgung der Hüfte bekommen *Gefahr der Prothesenlockerung bei den Gehübungen.*	Der/die Patient/in kennt das Bewegungsverhalten und die Belastbarkeit des operierten Beines.	* **Informationsgespräch über die postoperative Belastbarkeit des operierten Beines nach Arztanweisung** *Steigert die Akzeptanz und das Copingverhalten des Patienten.*	**Mobilisation des operierten Beines:** * Abhängig von der Operationstechnik Zum Beispiel: * Beachtung des Bewegungsverhalten s.o. * Zementierte Hüftgelenke: - Oft sofortige Belastung möglich * Nichtzementierte Hüfte: - Lagerungsstabil - Belastbarkeit nach Kilogramm Angabe
		* **Unterstützung bei der Mobilisation** - beim Aufstehen - beim Transfer in den Stuhl - beim Gehen	**Unterstützung:** - Praeoperatives Einüben von Bewegungstechniken - Abstützung am Unterarm - Anbieten von Gehhilfen - Gehstöcke

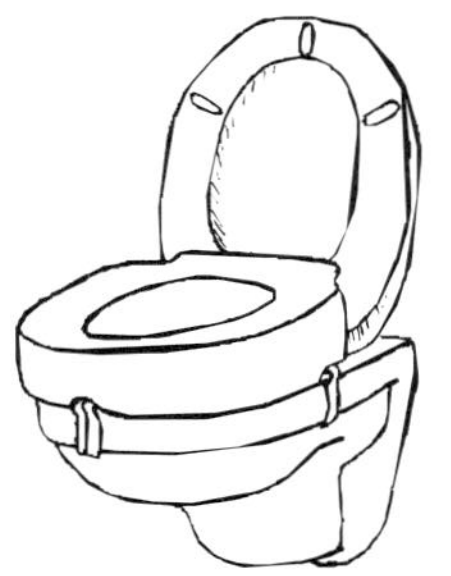

Toilettenerhöhung

Pflegeproblem:

Der/die Patient/in **hat eine Kontraktur** und ist in der Beweglichkeit eingeschränkt.

Pflegeziel:

Der/die Patient/in akzeptiert die Beeinträchtigung. Die Beweglichkeit ist gefördert.

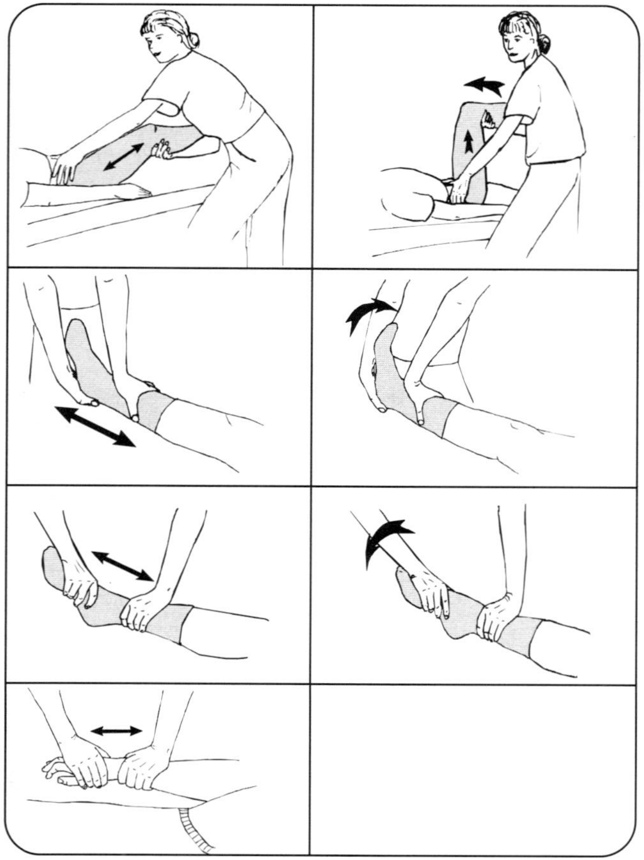

Pflegemaßnahmen/*Wirkung:*

* **Beobachtung der Beweglichkeit und Funktionseinschränkung**

* **Assistive und passive Bewegungsübungen**

* **Aufstellen eines gemeinsamen Mobilisationsplanes (Zeitplan)**

* **Warmes Bewegungsbad (34°)**
Lockert die Muskelspannung.

* **Organisation von Hilfsmitteln**
Unterstützt die Haltungs- und Bewegungsarbeit.

* **Tägliche Gehübungen**

Hinweise zur Durchführung:

Beobachtungsmerkmale:
- Störungen im Bewegungsablauf
- Einschränkung in der Körperpflege und beim An- und Auskleiden
- Einschränkung in der Nahrungsaufnahme
- Beeinträchtigung in der Kontaktaufnahme
- Störung im Selbstwertgefühl des Patienten

Zu beachten:
- Absprache über eine gemeinsame therapeutische Lagerung
- Tägliche Bewegungsübungen

Badewirkung:
Durch den Auftrieb im Wasser wird die Muskulatur aufgrund des Archimedischen Prinzips nicht so stark belastet. Sie muß die Haltungsarbeit nicht mehr in vollem Umfang leisten.
Dies unterstützt die Lockerung der Muskulatur sowie die Dehnung der Bänder und Sehnen
bei Kontrakturen.

Hilfsmittel:
- Gehstöcke
- Dreipunktstock
- Gehwagen

Gehübungen:
- Wegstrecke festlegen und bei Leistungssteigerung verlängen

Pflegeproblem:	Pflegeziel:	Pflegemaßnahmen/*Wirkung:*	Hinweise zur Durchführung:
Der/die Patient/in hat eine **Oberschenkelamputation**. **Gefahr** der **Beugekontraktur** im Hüftgelenk.	Der/die Patient/in ist über Verhaltensmaßnahmen informiert und zu Bewegungsübungen und zur Mitarbeit motiviert.	* **Aufklärungsgespräch über Bewegungsverhalten und Festlegen von Bewegungsübungen**	**Bewegungsverhalten:** - Streckstellung einhalten - Oberschenkel nicht auf Gehstöcke auflehnen
	Der/die Patient/in kann den Oberschenkel frei bewegen.	* **Oberschenkel im Hüftgelenk in Streckstellung lagern**	**Hilfsmittel:** - Sandsack
		* **Bauchlagerung durchführen** *Fördert die Streckstellung des Oberschenkels.*	
		* **Mobilisation mit Gehhilfen**	**Mobilisation:** - Achten auf physiologische Stellung der Gliedmaße - Gehstöcke anbieten
Der/die Patient/in hat ein ***verändertes Körperschema*** *aufgrund einer Amputation und ist unsicher beim Gehen.*	Der/die Patient/in wird in der Körperwahrnehmung gefördert.	* **Aktive und assistive Bewegungsübungen** * **Bewegungsübungen und Gehübungen mit einer Prothese** *Unterstützt und erhält eingefahrene Bewegungsmuster.* * **Täglich die Leistungsgrenze erfassen und individuell steigern**	**Gehübungen:** In den ersten postoperativen Tagen wird ein fester Verband oder sogar ein Gipsverband angelegt, um die Rückbildung des Wundödems zu fördern. Um die Gehfähigkeit zu erhalten, wird sofort mit Gehübungen begonnen. Ab der zweiten Woche wird oft eine orthopädische Behelfsprothese angelegt.

Pflegeproblem:	Pflegeziel:	Pflegemaßnahmen/*Wirkung:*	Hinweise zur Durchführung:
Der/die Patient/in ist bettlägerig und **kann die Position im Bett nicht selbst verändern**. Möglich bei: - Lähmungen - Körperlicher Schwäche - Verbänden	Der/die Patient/in ist über Bewegungstechniken informiert und kann diese selbst ausführen. 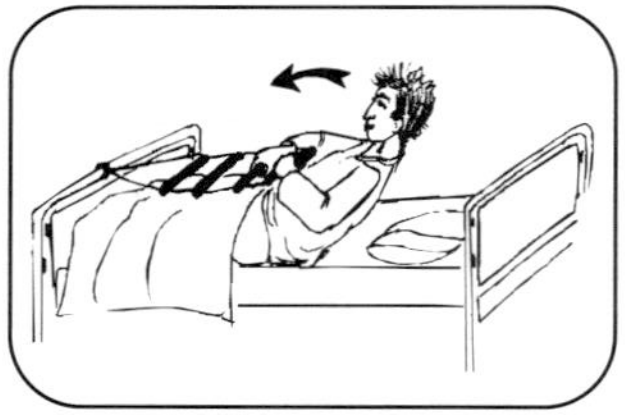	* **Anleiten von kinästhetischen Bewegungstechniken** * **Strickleiter anbieten** *Fördert den funktionellen, physiologischen Bewegungsablauf* * **Bettbügel entfernen** *Fördert die Integration der gelähmten Seite und mindert die Entwicklung spastischer Haltungsmuster.*	**Entengang:** - Aufstellen der Beine - Verlagerung einzelner Körperteile z.B.: rechte Schulter, rechte Hüfte, linke Hüfte, linke Schulter - Unterstützung der Pflegenden durch Fassen an Hüfte und Schulterblatt **Bettbügel** Beim Benutzen des Bettbügels wird der Körper in Richtung Zimmerdecke bewegt. Hierbei ist eine große Kraftanstrengung nötig. Zum Aufrichten und Bewegen im Bett muß der Körper aber in eine andere Richtungen bewegt werden.
*Der/die Patient/in leidet an einer Halbseitenlähmung und **kann sich nicht im Bett drehen**.*	Der/die Patient/in kann Bewegungen einleiten.	* **Anleiten zum Rollen auf die Seite**	* **Rollen auf die Seite** - Das Bein der wegzudrehenden Seite aufstellen - Fuß gegen die Matratze drücken - Finger einfädeln und Arme strecken - Kopf und Arme zur Seite drehen und den Körper nachführen
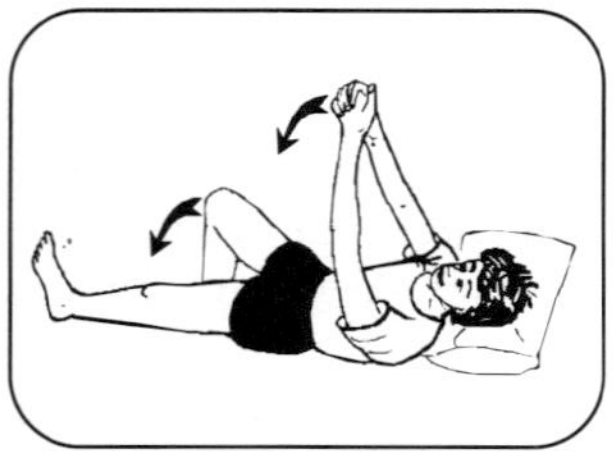	Der/die Patient/in wird in der Wahrnehmung gefördert.	* **Gezielte Weichlagerung** **- Ferse, Gesäß**	**Keine Superweichlagerung** Sensorische Reize werden weniger wahrgenommen und können nicht unterschieden werden. Dies hemmt die Ausführung von Bewegungen.

Pflegeproblem:

Der/die Patient/in **kann sich nicht allein vom Bett in den Stuhl bewegen**.

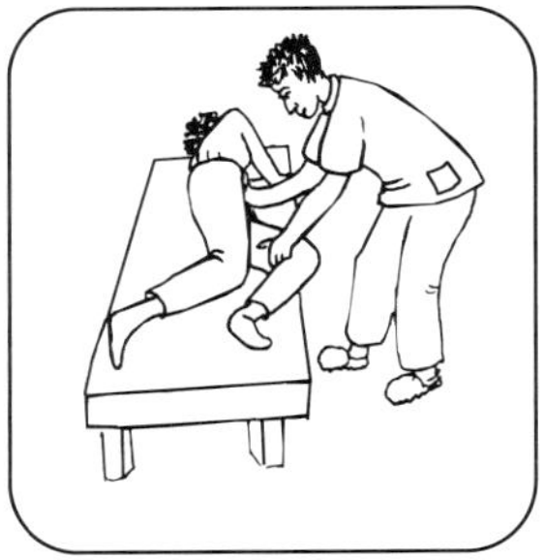

(Abb.1)

Pflegeziel:

Der/die Patient/in kennt eine Bewegungstechnik und wird beim Aufstehen unterstützt.

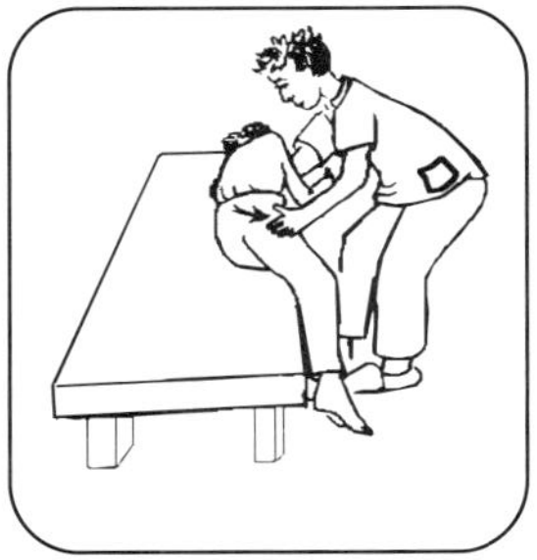

(Abb.2)

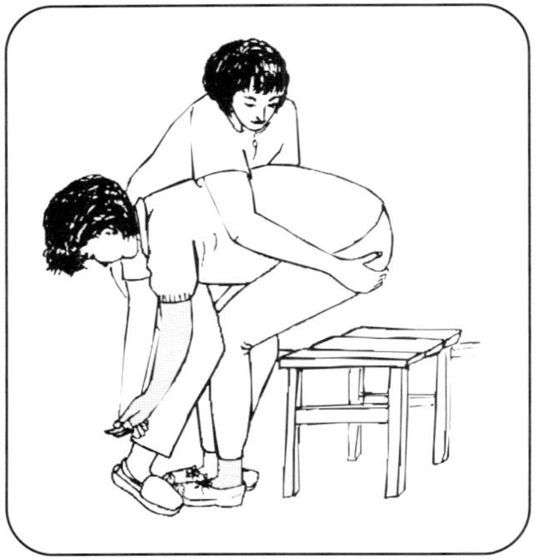

Pflegemaßnahmen/*Wirkung:*

* **Anleiten und Einüben einer Aufstehtechnik**
Unterstützung des/der Patient/in beim Aufsetzen

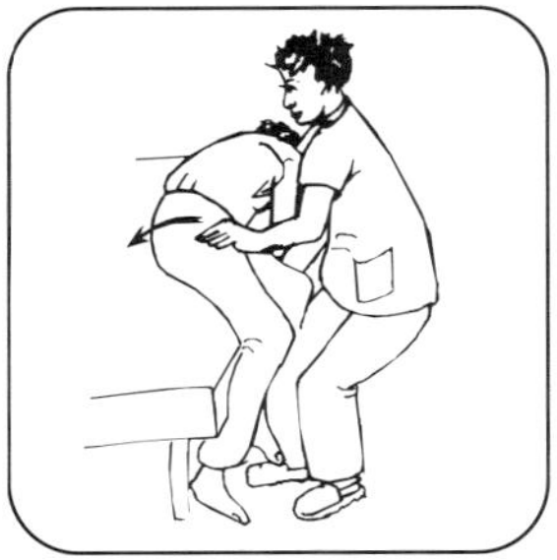

* **Anleitung zum Transfer vom Bett zum Sitzen auf dem Stuhl**

* **Unterstützung des/der Patienten/in beim Transfer von Bett zum Stuhl**

Hinweise zur Durchführung:

Möglichkeiten:
Drehende Bewegung
- Rückenlage - Beine aufstellen
- Kopf zur aufzustehenden Seite drehen
- Rollen in Seitenlage, dabei den Arm des/der Pflegenden unter den Brustkorb legen (Abb.1)
- Abstützen des Beckens und nach vorne drehende Bewegung zum Sitzen (Abb.2)

Möglichkeiten:
- Den Stuhl neben das Bett stellen und feststellen
- Stellung des/der Pflegenden vor den/die Patient/in - Beine in Schrittstellung positionieren
- Der/die Patient/in legt beide Arme über die Schulter des/der Pflegende/n
- Der/die Patient/in hebt unter Mithilfe das Gesäß leicht an und wird durch Führen in den Stuhl gesetzt. Die/der Pflegende führt mit den Händen am knöchernen Teil der Hüfte

Pflegeproblem:	Pflegeziel:	Pflegemaßnahmen/*Wirkung:*	Hinweise zur Durchführung:
Der/die Patient/in **rutscht beim Sitzen im Stuhl** häufig nach unten und kann sich nicht alleine aufsetzen.	Der/die Patient/in kennt eine Bewegungstechnik und wird beim Aufsitzen unterstützt.	* **Unterstützung im Sitzen geben** - *Körpergerechten Lehnstuhl auswählen* - *Auf Fußkontakt mit dem Boden achten, evtl. Fußbank / Schemel anbieten*	**Möglichkeiten:** - Der/die Pflegende kniet vor dem Stuhl - Der/die Patient/in stellt die Beine zurück in Richtung Stuhl (leichtes Anwinkeln) - Der/die Patient/in legt die Arme über die Schulter der Pflegekraft - Durch Gewichtsverlagerung und durch leichtes Anheben des Gesäßes wird Der/die Patient/in zurückbewegt
Der/die Patient/in **kann nicht alleine aus dem Stuhl aufstehen**.	Der/die Patient/in kennt eine Bewegungstechnik und wird beim Aufsitzen unterstützt.	* **Unterstützung beim Aufstehen geben** - *Anleiten zum spiralförmigen Aufstehen (Methode ist weniger kraftaufwendig): Der/die Patient/in dreht sich beim Aufstehen leicht um 180°.*	**Möglichkeiten:** - Der/die Pflegende kniet vor dem Stuhl - Der/die Patient/in stellt die Beine zurück in Richtung Stuhl (leichtes Anwinkeln) - Der/die Patient/in legt die Arme über die Schulter der Pflegekraft - Durch Anheben der Arme und vorsichtige Gewichtsverlagerung kann sich Der/die Patient/in aus dem Stuhl bewegen

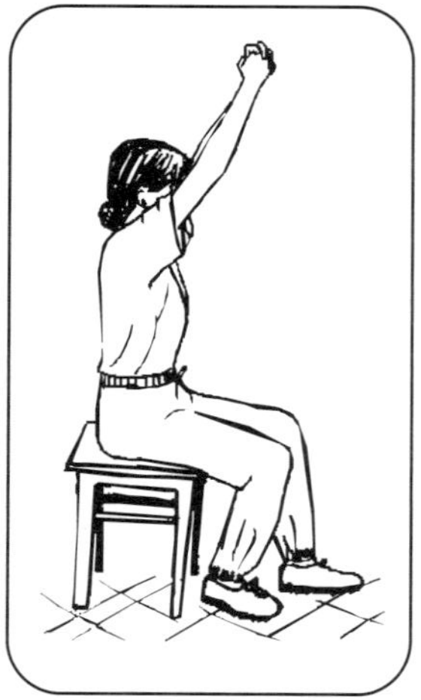

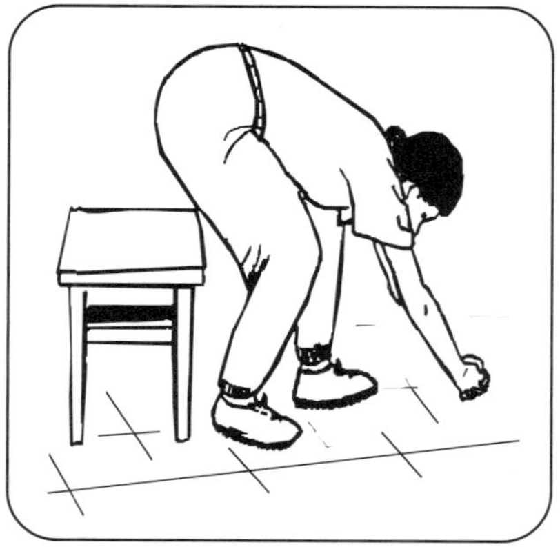

Pflegeproblem:	Pflegeziel:	Pflegemaßnahmen/*Wirkung:*	Hinweise zur Durchführung:
Der/die Patient/in **ist unsicher im Gehen**.	Der/die Patient/in hat harmonische Bewegungsabläufe und fühlt sich sicher im Gehen.	* **Beobachtung der Bewegungsabläufe und der Körperhaltung** *Macht einen Pflegeerfolg wahrscheinlicher.* * **Unterstützung beim Gehen und bei der Mobilisation** - durch eine Pflegeperson - durch zwei Pflegepersonen * **Anleitung des/der Patienten/in beim Einsatz von Gehhilfen**	**Ursachen:** - Ängstliches Verhalten - Gelenkserkrankungen - Neurologische Erkrankungen - Gleichgewichtsstörungen - Körperkonstitution (Behinderungen) - Sehbehinderungen - Kreislaufstörungen (Schwindel) - Körperliche Schwäche **Merkmale:** - Wie kommt es zu den Stürzen? - Kann der Patient sich innerhalb der Räume sicher bewegen, oder besteht Rutsch- oder Stolpergefahr aufgrund von Stufen, Matten etc. oder fehlender Haltegriffe? - Liegt eine Erkrankung vor: Hypotonie, Epilepsie, Morbus Parkinson ... - Bewegt sich der Patient zu schnell oder überschießend?
Der/die Patient/in ***neigt beim Gehen zu Stürzen***.	Der/die Patient/in ist über die grundsätzlichen Prinzipien informiert und wendet diese an.	* **Grundsätze bei der Mobilisation einhalten** * **Positives Verstärken von Erfolgen** *Beugt einer depressiven Stimmungslage vor und motiviert zu neuen Handlungen.* * **Informationsgespräch über Sicherheitsmaßnahmen führen**	**Grundsätzliches:** - Festes, hohes Schuhwerk mit griffigen, rutschfesten Sohlen, (Hausschuhe oft ungeeignet) - Stolperfallen beseitigen, Fußschwellen kennzeichnen, Möbel an die Seite - Benutzung der Handläufe - Sehhilfen einsetzen: Brillen, Kontaktlinsen - Ausreichende Lichtverhältnisse

Pflegeproblem:	Pflegeziel:	Pflegemaßnahmen/*Wirkung:*	Hinweise zur Durchführung:
Der/die Patient/in hat **Kreislaufstörungen, Sturzgefahr** aufgrund hypotoner Kreislaufverhältnisse.	Der/die Patient/in hat physiologische Kreislaufverhältnisse.	* **Blutdruckkontrollen vor den Maßnahmen zur Mobilisation** * **Bewegungsübungen im Liegen vor der Mobilisation** *Mobilisiert den Kreislauf und beugt hypotonen Dysregulationen vor.* * **Kompressionsstrümpfe vor dem Aufstehen anlegen.** *Stabilisiert die Kreislaufverhältnisse.* * **Aufzeigen und Anleiten zur Benutzung von Handläufen**	**Bewegungsübungen:** - Durchbewegen der großen Gelenke in den Grundmustern - Nicht über die Schmerzgrenze
Der/die Patient/in ist **unsicher im Gehen** aufgrund **körperlicher Schwäche**. Möglich bei: - Langen Krankheitsverläufen - Konsumierenden Erkrankungen	Der/die Patient/in hat harmonische Bewegungsabläufe und fühlt sich körperlich fit.	* **Einschätzung des Ernährungszustandes** und eventuelle Ernährungsberatung * **Spannungsübungen** *Stärkt die Muskulatur und unterstützt die Haltungs- und Bewegungsarbeit.* * **Anbieten von Hilfsmitteln mit Anleitung** *Der Patient wird in seiner Selbständigkeit unterstützt und kann sich unabhängig bewegen.* * **Unterstützung beim Gehen**	**Ernährung:** ATL "Essen und Trinken" **Spannungsübungen:** - Übungen gegen einen Widerstand - Expander oder Gymnastikband **Gehhilfen:** - Gehstöcke, Vier-Punkt-Gang - Gehgestell, Abstützung ist sicher und fest - Dreifußgang, Abstützung ist sicher und fest - Eulenberg ist ungünstig, da er die Bewegung blockiert - Rollator, unterstützt das Gehen

Pflegeproblem:	Pflegeziel:	Pflegemaßnahmen/*Wirkung:*	Hinweise zur Durchführung:
Der/die Patient/in **hat Angst vor einem Sturz**.	Der/die Patient/in fühlt sich angenommen und verstanden.	* **Ängste ernst nehmen und ansprechen** *Der Patient fühlt sich akzeptiert und angenommen.*	**Möglichkeiten:** - Problematik erfassen - Aufzeigen von Hilfsmitteln zur Unterstützung
Der/die Patient/in ist ***unsicher im Gehen*** *aufgrund einer Gelenkserkrankung.*	Der/die Patient/in hat eine physiologische Körperhaltung. Bewegungsabläufe sind harmonisch. Der/die Patient/in ist über die Möglichkeit von Hilfsmitteln informiert und kann diese anwenden.	* **Beobachtung der Bewegungsabläufe und regelmäßiges Ansprechen auf korrekte Körperhaltung** * **Analgetikagabe nach Arztverordnung** * **Organisation von Hilfsmitteln**	**Hilfsmittel:** - Schuheinlagen - Orthopädische Schuhe - Handläufe - Gehhilfen
Der/die Patient/in ist ***unsicher im Gehen aufgrund von Übergewicht***	Der/die Patient/in kann den Bewegungsablauf beim Gehen kontrollieren. Der/die Patient/in fühlt sich sicher beim Gehen.	* **Körpergewicht ggf. normalisieren** * **Anbieten von Gehhilfen**	**Gehhilfen:** - Gehstock - Rollator

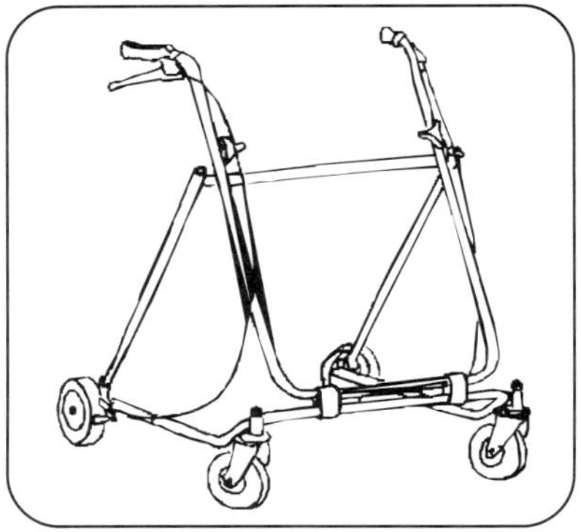

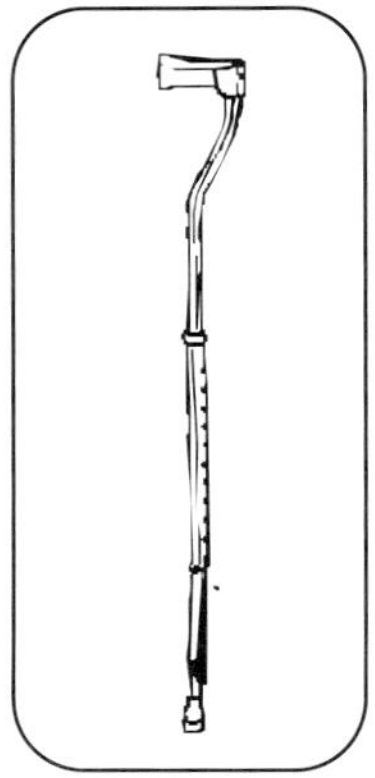

Pflegeproblem:	Pflegeziel:	Pflegemaßnahmen/*Wirkung:*	Hinweise zur Durchführung:
Der/die Patient/in **kann nur mit Hilfe von Gehstöcken gehen**.	Der/die Patient/in ist über die Handhabung der Gehstöcke informiert.	* **Informationsgespräch über die Handhabung von Gehstöcken** *Steigert die Akzeptanz und das Copingverhalten des Patienten, vermindert die Unfallgefahr.* * **Inspektion der Gehstöcke** * **Beobachten des Gangbildes und der Handhabung der Gehstöcke**	**Grundsätzlich gilt bei Gehstöcken:** - Kontrolle des Gummistopfens auf Verschleißerscheinungen - Armgriff bei herabhängendem Arm in Höhe des Handballens - Sicheres Schuhwerk - Körper leicht nach vorne beugen - Keine zu großen Schritte ausführen - Gefahren beseitigen, Stolperfallen, nasser Fußboden
Der/die Patient/in **darf/ kann** das rechte/ linke **Bein nicht belasten**. 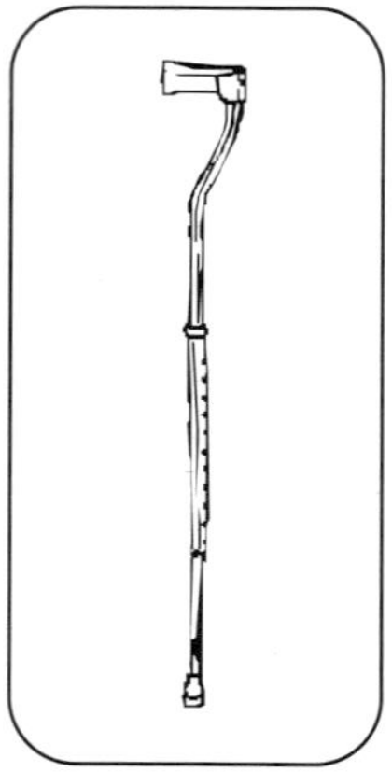	Der/die Patient/in kennt das Bewegungsverhalten und beherrscht es.	* **Informationsgespräch über die Belastbarkeit des Beines (Zweipunktgang)** *Steigert die Akzeptanz und das Copingverhalten des Patienten.* * **Inspektion der Gehstöcke** * **Anleitung und Einübung des Gehens mit Gehstöcken im Zweipunktgang:** *Fördert den Lernprozeß unter hilfreichen Bedingungen und erleichtert die praeoperative Handhabung.*	**Zweipunktgang:** - Beide Gehstöcke vorstellen - Das kranke Bein nach vorne nehmen und nicht belasten - Mit dem gesunden Bein den Schritt aus-führen **Gehstöcke:** - Gehübungen praeoperativ einüben

Pflegeproblem:	Pflegeziel:	Pflegemaßnahmen/*Wirkung:*	Hinweise zur Durchführung:
Der/die Patient/in **darf/ kann** das rechte/linke **Bein nur teilbelasten**.	Der/die Patient/in kennt das Bewegungsverhalten und beherrscht es.	* **Informationsgespräch über die Belastbarkeit des Beines (Dreipunktgang)** *Steigert die Akzeptanz und das Copingverhalten des Patienten.*	- Inspektion der Gehstöcke s.o.
		* **Anleitung und Einübung des Gehens mit Gehstöcken praeoperativ** *Fördert den Lernprozeß unter hilfreichen Bedingungen und erleichtert die präoperative Handhabung.* * **Anleitung und Einübung des Gehens mit Gehstöcken postoperativ**	**Dreipunktgang:** - Beide Gehstöcke vorstellen - Das kranke Bein nach vorne nehmen und mit der Sohle abrollen ohne zu belasten - Das gesunde Bein nachführen - Achten auf Gangsicherheit
		* **Beobachtung des Gangbildes und Kontrolle der Teilbelastung**	
Der/die Patient/in **darf die Beine belasten und benötigt Gehstöcke**.	Der/die Patient/in kennt das Bewegungsverhalten und beherrscht es.	* **Informationsgespräch über die Handhabung der Gehstöcke** *Steigert die Akzeptanz und das Copingverhalten des Patienten.*	- Inspektion der Gehstöcke s.o.
		* **Anleitung und Einübung des Gehens mit Gehstöcken**	**Vierpunktgang:** - Linkes Bein vorstellen - Rechten Stock vorstellen - Rechtes Bein vorstellen - Linken Stock vorstellen - Achten auf Gangsicherheit
		* **Beobachtung des Gangbildes und Handhabung der Gehstöcke**	

Pflegeproblem:	Pflegeziel:	Pflegemaßnahmen/*Wirkung:*	Hinweise zur Durchführung:
Der/die Patient/in kann aufgrund einer **arteriellen Gefäßerkrankung** nur eine bestimmte **Wegstrecke** gehen. (Claudicatio intermittens)	Der/die Patient/in kennt die schmerzfreie Wegstrecke. Der/die Patient/in kann die schmerzfreie Gehstrecke halten. Der/die Patient/in trainiert täglich.	* **Informationsgespräch über ein notwendiges Gefäß- und Gehtraining.** *Die Durchblutung wird gefördert.* * **Tägliches Gehtraining** *Steigert die Durchblutung und der Stoffwechsel wird angeregt.* * **Ruhepausen Festlegen und Einhalten** *Bietet die Möglichkeit zur körperlichen und psychischen Entspannung* * **Wöchentliches Testen und Festlegen einer Trainingsstrecke**. *Der Patient sieht Behandlungserfolge und wird dadurch motiviert.*	**Gefäßtraining - Stoffwechseltraining:** - Bewegungsübungen mit den Füßen, Pedaltreten. **Gehtraining:** - Der Patient testet in einem normalen Schrittempo (etwa bei 100 Schritten in der Minute) seine schmerzfreie Gehstrecke. - Diese wird dokumentiert, um später Erfolge zu verdeutlichen und die tägliche Trainingsstrecke festzulegen. - Sie liegt bei 2/3 der schmerzfreien Gehstrecke. - Während der täglichen Gehstrecke dürfen keine Schmerzen auftreten.
Im Liegen besteht die Gefahr der Minderdurchblutung der Beine.	Die Durchblutung ist gewährleistet.	* **Verabreichung von durchblutungsfördernden Mitteln nach Arztverordnung** * **Beintieflage** * **Füße warm halten**	**Arterielle Gefäßerkrankung der Beine:** Es ist besonders wichtig, die Füße vor Verletzungen zu bewahren, da die Wundheilung beeinträchtigt ist. - Keine einschnürenden Socken verwenden - Weiches Schuhwerk verwenden - Füße gut pflegen und weich umpolstern

Pflegeproblem:	Pflegeziel:	Pflegemaßnahmen/*Wirkung:*	Hinweise zur Durchführung:
Der/die Patient/in ist in der **Bewegungsfreiheit eingeschränkt** durch: - Drainagen - Magensonde - Infusionsleitungen - Verband, Schiene	Der/die Patient/in kann sich im Bett bewegen. Der/die Patient/in akzeptiert den momentanen Zustand.	* **Anleitung im Umgang mit den Drainagen und Schläuchen** *Mindert die Angst wenn der Bewegungsspielraum bekannt ist.* * **Drainagen, Sonden oder Infusionsschläuche fixieren** *Genügend Bewegungsspielraum unterstützt den Patienten in seiner Selbständigkeit und fördert die Akzeptanz der Erkrankung und Therapie.* * **Verlängerungen benutzen, um die Bewegungsfreiheit zu erhöhen**	**Regeln**: - Information über Bewegungseinschränkung - Ablauf durch Gefälle gewährleisten, keine Knickstellen - Ggf. Unterarmschiene verwenden **Möglichkeiten:** - Klemmen bei Drainagen, Besonderheiten beachten, z.B. Thoraxdrainage - zwei Klemmen, Wasserschloß - Mullbinde bei Infusionsschläuchen - Genügend Bewegungsspielraum ermöglichen - Ablauf gewährleisten - keine Steigung - Kein Bodenkontakt - Anbieten einer Tasche - Fixationsmöglichkeiten am Bein
Der/die Patient/in ist **beim Aufstehen unsicher im Umgang mit den Sonden und Drainagen.**	Der/die Patient/in kann selbständig Aufstehen und sich ungehindert bewegen.	* **Aufzeigen und Anleiten des selbständigen Aufstehens** * **Unterstützung beim Aufstehen** * **Mobilisation des/der Patient/in**	**Beobachtungsmerkmale:** - Sichere Fixierung der Drainagen - Abflußbehinderungen - Beherrschung der Handhabung - Rückgang der Ausscheidungsmenge - Schmerzen, besonders Druckschmerz - Gespannter Verband
- hat Infusionen		* **Fahrbarer Infusionsständer** * **Akku-betriebene Infusomatoren und Perfusoren einsetzen**	
- hat eine Thoraxdrainage		* **Dreikammereinwegsaugsystem verwenden**	**Dreikammerreinigungssystem:** Steril verpackte Einwegsysteme bieten den Patienten die Möglichkeit, kurzfristig ohne Sog auszukommen, da das Saugsystem über ca. 1 Std. einen Unterdruck aufrechterhält. (Herstellerhinweise beachten)

Pflegeproblem:

Der/die Patient/in ist im **Bewegungsablauf** eingeschränkt aufgrund einer **Steifigkeit** in den Gelenken und **schmerzhafter Bewegungen**.

Möglich bei:
- Gelenkrheumatismus

*Der **Bewegungsablauf** ist gestört. Der/die Patient/in ist beim Gehen und Greifen unsicher .*

*Der/die Patient/in hat einen **Anlaufschmerz,** der ihn/sie im Bewegungsablauf hindert.*

*Der/die Patient/in hat einen **langanhaltenden Ruheschmerz,** der ihn/sie hindert, Bewegungen einzuleiten.*

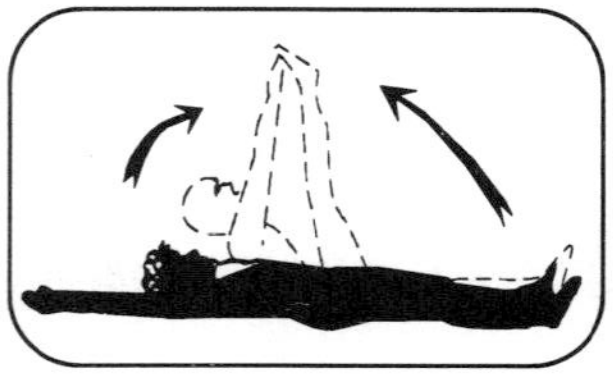

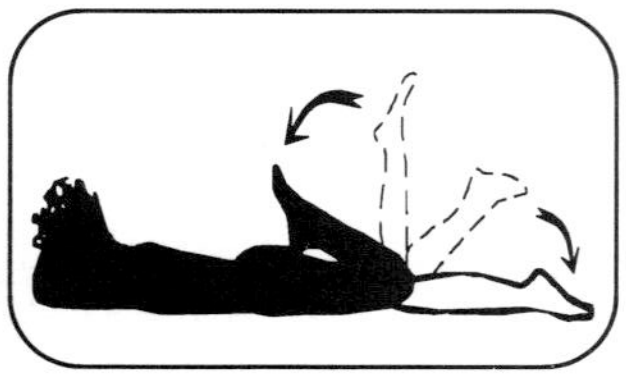

Pflegeziel:

Die Beweglichkeit der Gelenke ist erhalten.
Die Bewegungsabläufe sind harmonisch und koordiniert.
Der/die Patient/in kann sich schmerzfrei bewegen.

Pflegemaßnahmen/*Wirkung:*

EINSCHÄTZEN DER SITUATION
Dadurch kann eine gezielte individuelle Auswahl der therapeutischen Möglichkeiten erreicht werden.
* **Beobachtung des Schmerz- und des Bewegungsverhaltens und Dokumentation**
* **Analyse von Funktionseinschränkungen**

JE NACH BEFINDLICHKEIT DES PATIENTEN/ DER PATIENTIN:
* **Lagerung in physiologischer Mittelstellung der Gelenke**
Die Bänder und Sehnen werden gedehnt, so daß eine Verkürzung gemindert wird.

* **Bewegungsübungen festlegen**
- **Anleitung von aktiven oder assistiven Bewegungsübungen**
- **Zeitpunkt**
- **Häufigkeit**
- **Dauer**

Hinweise zur Durchführung:

Merkmale:
- Tageszeit erfassen, morgens - abends
- Schwellungen
- Entzündungszeichen: Überwärmung, Rötung
- Funktionseinschränkung
- Knorpelreiben
- Haltung und Bewegungsablauf
- Schmerzen bei Bewegung (Anlaufschmerz) oder Schmerzen durch Belastung (Belastungsschmerz)
- Mißempfindungen (Parästhesie)
- Psychosomatische Störungen beachten

Möglich sind:
- Arm im Wechsel zwischen 30° und 90°
- Ellenbogen im Wechsel zwischen Streckstellung und 90° Beugung
- Hände im Wechsel zwischen Beugung (Schalenhaltung) und Streckung.
- Beine und Hüfte im Wechsel zwischen Streckung und leichter Beugung
- Sprunggelenk möglichst in 90° Stellung

Möglich sind:
- Bewegungsübungen in den Grundstellungen der Gelenke
- Schmerzgrenze nicht überschreiten

Pflegeproblem:	Pflegeziel:	Pflegemaßnahmen/*Wirkung:*	Hinweise zur Durchführung:
Der/die Patient/in befindet sich in einem ***akuten Stadium.*** *Er/sie* ***verharrt in einer Schonhaltung.***	Der/die Patient/in kann sich schmerzfrei bewegen. Die Schmerzen sind gelindert.	* **Kälteanwendung durchführen** *Lindert den Schmerz und hemmt die Ausbreitung einer Entzündung.*	**Kälteanwendungen:** - Kalte Bäder, Güsse oder Eispackungen Nur im akuten Stadium **Grundsätzlich** gilt: - Körper erwärmen - Bewegungsübungen - Dauer der kalten Dusche circa 30 sec. - Wasser nur abtupfen - Warm ankleiden - Gymnastik - Kalte Anwendungen niemals auf die kalte Haut. ATL "Körpertemperatur regulieren"
Chronisches Stadium: ***Gefahr von Kontrakturen***	Die Beweglichkeit der Gelenke ist erhalten. Die Bewegungsabläufe sind harmonisch und koordiniert.	* **Wärmeanwendungen durchführen** *Die Durchblutung wird angeregt und die Schmerzen gelindert.*	**Wärmeanwendungen:** - Warme Kartoffeln und Zwiebeln - Heilerde nach Arztverordnung - Warmes (34° C) Bewegungsbad - Warme Kleidung Nur bei chronischem Verlauf
		* **Koordination mit den Ergo- und den Physiotherapeuten**	- Therapieplan mit den Ergotherapeuten auf den Tagesablauf sinnvoll abstimmen - Zeitplan für Medikamenteneinnahme festlegen
		* **Informations- und Motivationsgespräch mit dem/der Patient/in durchführen**	ATL "Sinn finden"

Pflegeproblem:	Pflegeziel:	Pflegemaßnahmen/*Wirkung:*	Hinweise zur Durchführung :
Der/die Patient/in **bewegt sich steif** aufgrund eines erhöhten Muskeltonus. Alle Bewegungsabläufe sind verlangsamt.	Der/die Patient/in kennt die eigenen Fähigkeiten und ist zu einer aktiven Mitarbeit motiviert.	* **Beobachtung und Analyse der Fähigkeiten** - **Stimmungslage**	**Beobachtung:** - Körperhaltung in Ruhe und in Bewegung **Achten auf:** Tremor - *Ruhezittern* Rigor - *Steifigkeit, Erhöhung des Tonus* Akinesie - *Bewegungsarmut* Freezing - *Stehenbleiben, Klebenbleiben*
Der/die Patient/in hat einen trippelnden, schlurfenden Gang. Möglich bei: - Morbus Parkinson	Der/die Patient/in ist über grundsätzliche Verhaltensregeln informiert und beherrscht das Gangbild. Der/die Patient/in ist zu einer aktiven Mitarbeit motiviert und kennt Möglichkeiten, die Körperhaltung zu kontrollieren.	* **Grundsätze im Bewegungsablauf aufzeigen und anleiten**	**Grundsätze:** - Bei Fehlern nicht ungeduldig reagieren - Immer nur eine Bewegung ausführen - Komplexe Bewegungsabläufe vermeiden - Beim Gehen die Füße bewußt anheben - Große Schritte machen - Spreizen der Beine beim Gehen *Dadurch wird die Standsicherheit erhöht.* - Mit den Fersen bewußt Abrollen *Fördert ein harmonisches Gangbild.* - Aufrechte physiologische Körperhaltung, kein Zurücklehnen *Unterstützt das Gleichgewichtsgefühl.*
Der/die Patient/in ***neigt zu Stürzen***	Die Sturzgefahr ist reduziert.	* **Sorge für eine sichere Umgebung** *Der Patient fühlt sich sicherer und kann sich auf den Bewegungsablauf konzentrieren.* * **Gehhilfen einsetzen**	**Grundsätze:** - Handläufe - Genügend Licht - Keine Fußmatten, Teppich etc. - Fußschwellen kennzeichnen - „Freie Bahn schaffen“, Möbel zur Seite - Festsitzendes Schuhwerk

Pflegeproblem:	Pflegeziel:	Pflegemaßnahmen/*Wirkung:*	Hinweise zur Durchführung:
	Der/die Patient/in kann sich auf die Bewegungsabläufe konzentrieren. Der/die Patient/in kann seine/ihre Bewegungsabläufe koordinieren.	* **Bewußte Konzentration auf die Körperhaltung und auf die geplante Bewegung** * **Positives Verstärken einer physiologischen Haltung durch häufiges Loben.**	**Konzentration** - Der/die Patient/in konzentriert sich bewußt auf seine Bewegungen und versucht, diese zu erspüren. Anfänglich wirken die Patienten verunsichert in ihrem Bewegungsablauf, aber mit zunehmender Übung verliert sich die Unsicherheit.
	Der/die Patient/in hat eine physiologische Körperhaltung und verletzt sich nicht.	* **Einsatz eines Spiegels** *Der Patient wird in der Wahrnehmung seiner Körperhaltung gefördert.*	**Spiegel:** - Bei Sitzhaltung, in Sitzhöhe plazieren - Auch bei der Körperpflege und sonstigen Aktivitäten
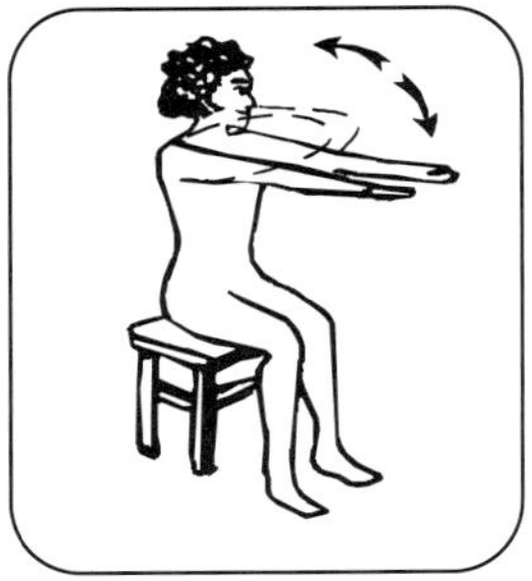	Der/die Patient/in kann sich frei bewegen.	* **Aktive Bewegungsübungen evtl. mit Musik oder vor einem Spiegel** *Die Musik unterstützt die Entspannung.*	**Bewegungsübungen:** - Schwingübungen, Arme
		* **Anbieten von Schwimmübungen** *Löst die Muskelspannung und Steifigkeit in den Gelenken, besonders bei warmen Wasser.*	**Schwimmen:** - Dem Leistungsvermögen des Patienten anpassen - Bewegungsbad von 34° C - Vollbad
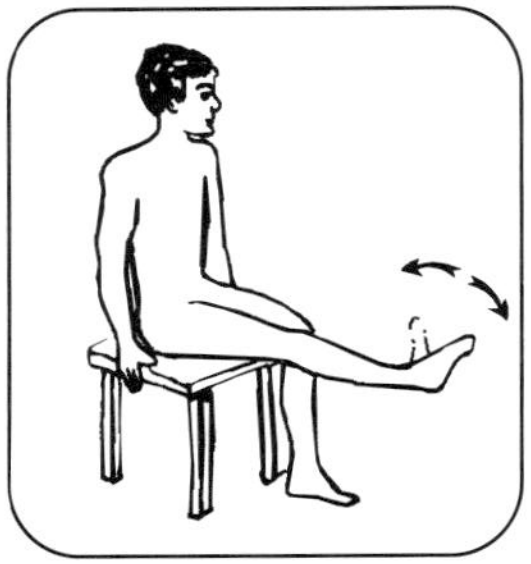	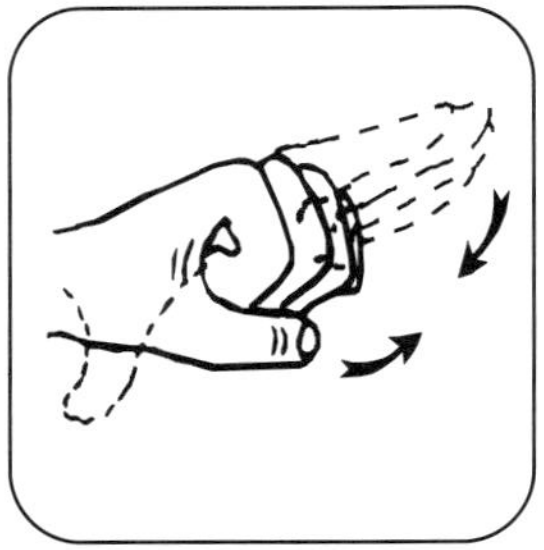	* **Spaziergänge festlegen** * **Integration in eine Gruppe, die regelmäßig spazierengeht;** *motiviert zu regelmäßigen eigenen Spaziergängen.*	

Pflegeproblem:	Pflegeziel:	Pflegemaßnahmen/*Wirkung:*	Hinweise zur Durchführung:
Der/die Patient/in **verharrt in bestimmten Bewegungen** und ist unbeweglich. Möglich bei: - Morbus Parkinson	Der/die Patient/in ist über Verhaltensmaßnahmen informiert und beherrscht diese.	* **Aufzeigen und Anleiten von Verhaltensmaßnahmen beim „Kleben“ - Freezing** * **Bewegung durch zweimalig vorgeschalteten theoretischen Versuch einleiten**	**Beim Freezing:** - Bein strecken - Aufrichten des Körpers. - Bewußtes Abrollen über die Ferse - Verstärkten Krafteinsatz vermeiden
Der/die Patient/in kann die ***Haltung nicht lösen****.*	Der/die Patient/in hat eine aufrechte Körperhaltung.	* **Aufstellen eines Spiegels** *Der Patient erinnert sich selbst an seine schlechte Körperhaltung.*	**Spiegel:** - Positives Verstärken bei physiologischer Haltung - Regelmäßiges Erinnern an eine aufrechte Haltung - Übungen an der Sprossenwand können eine schlechte Körperhaltung gut korrigieren.
Der/die Patient/in hat eine ***nach vorn geneigte Körperhaltung*** *und stürzt deshalb öfters beim Gehen.*		* **Krankengymnastische Übungen abklären und koordinieren**	
Der/die Patient/in kann die ***Dinge des täglichen Lebens nicht halten****, leidet an Störungen in der Feinmotorik (Dysdiadochokinese).*	Der/die Patient/in beherrscht feinmotorische Übungen.	* **Greifen mit beiden Händen** *Es ist eine bessere Kontrolle über feinmotorische Bewegung möglich.*	Im Anfangsstadium wird die Problematik in ihrer Tragweite vielfach nicht voll erfaßt. So fallen oft Bemerkungen, die persönlich treffen können. Jedes Fallenlassen von Gegenständen muß daher ernstgenommen werden.
Der/die Patient/in leidet an einem ***unkontrollierten Zittern*** *in einem Arm und in einem Bein und kann* ***Dinge des täglichen Lebens nicht halten*** *und schwerlich feinmotorische Bewegungen ausführen.*	Der/die Patient/in beherrscht feinmotorische Übungen.	* **Ergotherapeutische Behandlung abklären und koordinieren** - **Feinmotorische Übungen** * **Organisation von Hilfsmitteln zur Unterstützung bei den Aktivitäten des täglichen Lebens** - **Gebrauchsgegenstände mit Griffen versehen**	**Krankengymnastik:** Durch Einüben verlorengegangener Bewegungsabläufe bleibt die Beweglichkeit länger erhalten, Herz- und Kreislauffunktionen werden verbessert. KG muß an das Leistungsniveau des Patienten angepaßt werden. Zwischen den Übungen Pausen einlegen, damit die Neuronen wieder genügend Dopamin aufladen können. ATL "Essen und Trinken" ATL "Sich waschen und kleiden"

Pflegeproblem:	**Pflegeziel**:	**Pflegemaßnahmen/*Wirkung:***	**Hinweise zur Durchführung:**
Der/die Patient/in hat einen **Belastungsschmerz** der den Bewegungsablauf behindert. *Der Patient bewegt sich aufgrund der Schmerzen und **Schwellung** sehr wenig.* Möglich bei: - Arthrose - Osteosyntheseverfahren	Die Beweglichkeit der Gelenke ist erhalten. Die Schmerzen sind gelindert. Der/die Patient/in führt selbst Trainingsmaßnahmen durch. Der/die Patient/in ist zur aktiven Mitarbeit motiviert.	* **Analyse der Situation** - **Funktionseinschränkung erfassen** - **Körpergewicht reduzieren** ATL "Essen und trinken" * **Beratungsgespräch** über die Notwendigkeit der Bewegung. **Festlegung von:** - **Bewegungsübungen** - **Trainingszeiten** - **Absprache im therapeutischen Team**	**Merkmale:** - Tageszeit der Schmerzen - Auswirkungen der Bewegungsbehinderung - Körpergewicht abklären **Gesprächsinhalt:** - „Bewegung erhält Beweglichkeit“ - Bewegung kann die Schmerzen reduzieren **Bewegungsmöglichkeiten:** - Gymnastische Übungen - Krankengymnastische Behandlung - Spaziergänge
		* **Wärmeanwendungen im chronischen Stadium**	ATL "Körpertemperatur regulieren"
		* **Feste Ruhepausen vorgeben** *Schmerzlinderung durch Entspannung*	- Zeiten festlegen
		* **Bewegungsreize aufspüren und Umgebungsgestaltung** *Erweitert den Wahrnehmungshorizont und hemmt die Antriebsarmut.* * **Bindegewebsmassage**	**Bewegungsreize:** - Aufspüren von Aktivitäten im Alltag, die der Patient selbst durchführen kann. Einführung der „Selbstbedienung“. - Dinge des täglichen Lebens distanziert plazieren, um Bewegung zu provozieren
		* **Unterstützung des Bewegungablaufes mit Hilfsmitteln**	**Hilfsmittel:** - Gehhilfen: Gehstöcke, Dreipunktstock etc.

Pflegeproblem:	Pflegeziel:	Pflegemaßnahmen/*Wirkung:*	Hinweise zur Durchführung:
Der/die Patient/in hat eine **Hemiplegie (Frühphase)**. *Gefahr spastischer Haltungsmuster.* *Gefahr der Entwicklung eines Schulterschmerzes* Möglich bei: - Apoplektischer Insult - Hemiparese - Schlaffer Lähmung - Multiple Sklerose	Eine sich entwickelnde Spastik wird frühzeitig erkannt.	* **Analyse der Spannung der Muskulatur**	**Eine schlaffe Lähmung neigt zum:** - Extensionstonus in den Beinen, Hüfte, Sprunggelenk - Flexionstonus in den Armen
	Der/die Patient/in ist über die Tendenz zur Spastik und ein pathologisches Haltungsmuster informiert und kennt Möglichkeiten, dem entgegenzuwirken. Die Kontinuität des Behandlungsplanes ist gewährleistet. Der/die Patient/in kann sich uneingeschränkt bewegen.	* **Festlegen eines therapeutischen Behandlungsplanes** **- mit dem Patienten** **- und dem gesamten Behandlungsteam** *Die Kontinuität in der Behandlung wird gewährleistet.*	**Inhalte des Gesprächs:** - Aufzeigen der Gefahr spastischer Haltungsmuster und Schulterschmerzen. - Aufzeigen der therapeutischen Pflegemöglichkeiten wie: * Raumgestaltung und Umgebung * Integration beider Körperhälften * Lagerung zur Spastizitätsreduktion **Teamarbeit:** Nur eine kontinuierliche, einheitliche Durchführung der Aktivitäten und Lagerungen kann eine Entwicklung zur Spastik mindern oder vorbeugen. Daher beginnt der Behandlungsplan sofort und das ganze Behandlungsteam ist beteiligt.
	Der/die Patient/in integriert die gelähmte Seite in die Bewegungsmuster mit ein.	* **Integration der kranken Seite** *Die Wahrnehmung des Körperschemas wird gefördert.* - **Raumgestaltung zur gelähmten Körperseite ausrichten** *Neigt der Patient seinen Kopf zur gelähmten Seite so ist die Entwicklung einer Spastik gemindert.*	**Tonischer Nackenreflex:** Wird bei einem Kranken mit einer Spastik der Kopf zur Seite gedreht, so erhöht sich der Strecktonus auf der Seite, zu der der Kopf gewendet ist. Der Tonus löst sich auf der zugewendeten Seite. Dieser Reflex wird bei der Raumgestaltung ausgenutzt, da der Kopf entsprechend gedreht wird.

Pflegeproblem:	Pflegeziel:	Pflegemaßnahmen/*Wirkung:*	Hinweise zur Durchführung:
Fortsetzung: Der/die Patient/in hat eine **Hemiplegie**		* **Alle Aktivitäten erfolgen über die gelähmte Seite**	**Aktivitäten und Raumgestaltung:** - Zimmertüre, Bilder, Fernseher - Nachtkästchen, Sitzgelegenheit auf die gelähmte Seite plazieren
		* **Aufklärungsgespräch über die Umgebungsgestaltung und Verhaltensmaßnahmen der Besucher**	
	Der/die Patient/in entwickelt keine abnormen Haltungsmuster. Der/die Patient/in hat keinen Schulterschmerz. Der/die Patient/in kann sich orientieren und nimmt das Körperschema wahr.	* **Beobachtung der Beweglichkeit und schmerzhafter Bewegungen in der Schulter**	**Kriterien:** - Bestehende Funktionseinschränkung des Schultergelenkes
		* **Therapeutische Lagerung nach Bobath** *Spastizität wird gemindert.*	**keine Gesamtweichlagerung** - Bei fehlender Spontanbewegung zweistündlich Lagerungswechsel
		- **Therapeutische Rückenlagerung** *Die Sensibilität wird stimuliert, und abnorme Haltungsmuster werden gemindert.*	**Therapeutische Rückenlage**: - Kopf zur gelähmten Seite geneigt - Oberarm außenrotiert, um den Zug des M. latissimus dorsi zu mindern. Unterstützung dieser Lagerung mit einem Kissen unter der Schulter - Hand in Supination - Bein innenrotiert und im Kniegelenk leicht gebeugt, um den Zug des M. gluteus maximus zu mindern; in der Hüfte kann ein kleines Kissen diese Haltung unterstützen **Nachteil:** - Erhöhung des Muskeltonus und Stimulation des tonischen Nackenreflexes

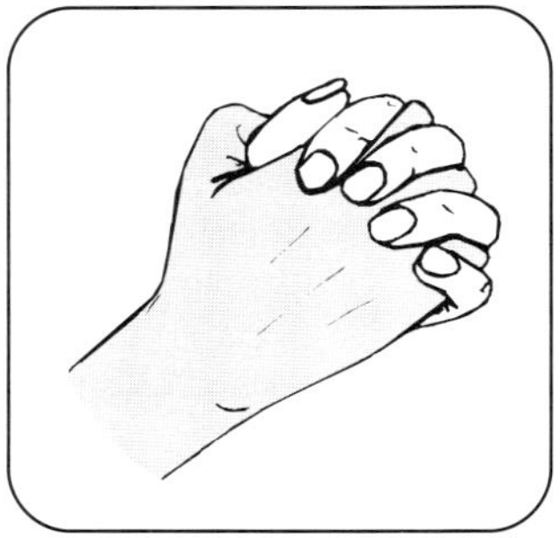

Pflegeproblem:	Pflegeziel:	Pflegemaßnahmen/*Wirkung:*	Hinweise zur Durchführung:
	Der/die Patient/in entwickelt keine abnormen Haltungsmuster. Der/die Patient/in hat keinen Schulterschmerz. Der/die Patient/in kann sich orientieren und nimmt das Körperschema wahr.	**Therapeutische Lagerung auf die erkrankte Seite** *Entlastung der Schulter, stimuliert die gelähmte Seite, Aktivitäten der gesunden Seite möglich, gewöhnungsbedürftig, ungünstig bei geschwollener Hand.*	**Lagerung auf die erkrankte Seite:** - Bett ist flach gestellt - Schulter ist 90° abduziert und gut nach vorne gebracht - Ellenbogen ist gestreckt und Handfläche in Supinationsstellung - Geschädigtes Bein ist in der Hüfte gestreckt und im Knie leicht gebeugt - Das gesunde Bein liegt auf einem Kissen gebeugt vor dem geschädigten Bein
		Therapeutische Lagerung auf die gesunde Seite *Entlastung der Schulter, Aktivitäten der gesunden Seite schlechter möglich, günstig bei geschwollener Hand.*	**Lagerung auf die gesunde Seite:** - Kopf liegt gerade zum Rumpf - Körper ganz auf die Seite rollen - Arm vom Schulterblatt aus nach vorne bringen und auf einem Kissen lagern - Hand und Finger sind offen - Oberes Bein nach vorne auf einem Kissen: in der Hüfte und im Kniegelenk weniger als 90° gebeugt lagern
		* **Keine Berührung der Handinnenfläche und Druckvermeidung auf die Fußsohle** *Ein Druck fördert eine Spastik.* - **Kein Zug an Gelenken**	**Günstig:** - Schaumstoffstreifen, um die Finger zu spreizen - Weiches Kissen zur Spitzfußprophylaxe oder wechselweises Anziehen von hohen Turnschuhen
		* **Bettbügel entfernen** *Fördert die Integration der kranken Seite, mildert so die Entwicklung einer Spastik, und die gesunde Seite wird nicht einseitig belastet.*	**Alternativen:** - Strickleiter

Pflegeproblem:	Pflegeziel:	Pflegemaßnahmen/*Wirkung:*	Hinweise zur Durchführung:
Der/die Patient/in hat ein **spastisches Beugemuster**. Der Arm ist nach innen rotiert und im Ellenbogen gebeugt. Der Daumen liegt in der Handfläche. Möglich bei: - Hemiplegie	Das spastisches Muster ist gelöst. Der/die Patient/in beherrscht die Spastik.	* **Schaumgummistreifen mit Fingerlöchern** * **Neigen des Kopfes zur erkrankten Seite bei Hemiplegie** *Durch die Neigung des Kopfes zur gelähmten Körperseite kann eine Spastik gelöst werden.*	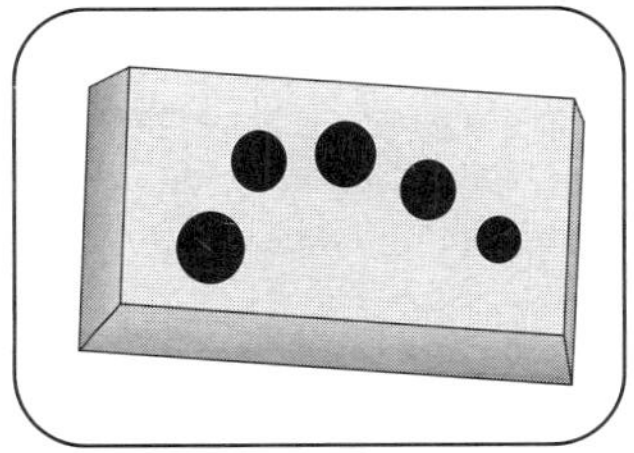
Der/die Patient/in **hat seinen/ihren normalen** Haltungsmechanismus aufgrund des Ausfalls der Muskelspannung **verloren**. *Der/die Patient/in benutzt nur die gesunde Seite bei Bewegungsabläufen. Gefahr spastischer Haltungsmuster.*	Der/die Patient/in integriert die gelähmte Seite in den Bewegungsablauf.	* **Integration der erkrankten Seite mit der gesunden bei Bewegungsabläufen** *Fördert die Wahrnehmung der erkrankten Seite und erhält gewohnte Bewegungsmuster.* * **Bewußtmachung der Körpermitte** - **Aufstellen eines Spiegels** * **Entfernen des Bettbügels** *Der Patient wird dazu angehalten, beide Arme zu gebrauchen und nicht nur den gesunden Arm.*	Die motorische Kontrolle des Körpers erfolgt über das Zusammenspiel von Sensorik und Motorik. Daher muß die Sensorik stimuliert und der Muskeltonus normalisiert werden, um ein physiologisches Haltungsmuster wiederherzustellen. Eine harmonische Bewegung hängt von einem normalen Muskeltonus ab. ATL "Sich Waschen und Kleiden" 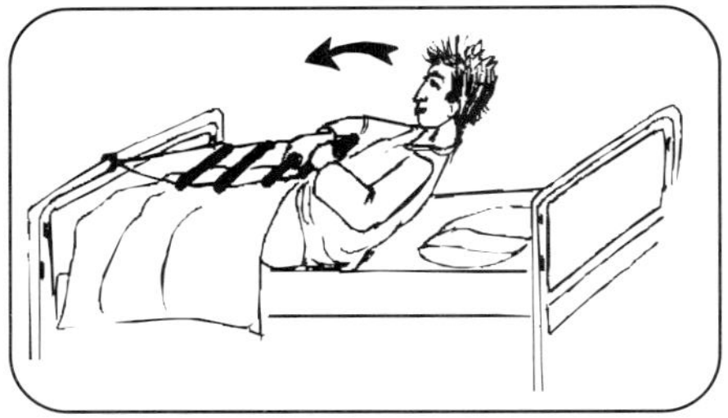

Pflegeproblem:	Pflegeziel:	Pflegemaßnahmen/*Wirkung:*	Hinweise zur Durchführung:
	Die Gelenke sind frei beweglich.	* **Warmes Bewegungsbad** *Löst eine Spastik.*	
		* **Initiale Berührung der gesunden Seite**	Oft führen Berührungen bei einer Spastizität dazu, daß sich der Tonus der Muskulatur erhöht. Daher ist eine Kontaktaufnahme mit der gesunden Seite zu empfehlen.
*Der/die Patient/in hat ein spastisches Haltungsmuster. Der **Kopf** neigt dazu sich nach hinten zu **überstrecken.***	Das spastische Haltungsmuster ist gelöst.	* **Halten des Kopfes am Hinterkopf bis zum Unterkiefer und vorsichtiges Drehen des Kopfes zur rechten und linken Körperseite unter Zug**	
		* **Lagerung des Kopfes in leichter Beugung; seitlichem Drehen durch Lagerungskissen entgegenwirken**	
*Der/die Patient/in hat ein spastisches Haltungsmuster. Die **Hände und Arme** sind **gestreckt** und der Daumen nach innen rotiert.*		* **Arme in Supinationsstellung vom Körper wegheben - Daumenballen massieren und leicht strecken** * **Lagerung der Arme in Abduktion**	Wird bei diesen Maßnahmen die Handinnenfläche berührt, so wird eine erneute Spastizität provoziert. Aus diesem Grund ist auch bei der Lagerung das Einlegen von Tennisbällen oder Binden in die Handinnenfläche nicht empfehlenswert.
*Der/die Patient/in hat ein spastisches Haltungsmuster. Die **Beine** sind **gestreckt** und die Füße in einer **Spitzfußstellung**.*		* **Hüfte festhalten und die Beine in der Hüfte beugen - Füße mit dem Unterarm beugen** * **Lagerung der Beine in leichter Beugestellung (30° - 40°)** - **Stundenweise hohe Turnschuhe**	Bei einer Abduktionsneigung kann das Bein durch Kissen unterstützt werden. Bei den Beugemaßnahmen ist grundsätzlich die Schmerzgrenze nicht zu überschreiten.

Pflegeproblem:	Pflegeziel:	Pflegemaßnahmen/*Wirkung:*	Hinweise zur Durchführung:
Der/die Patient/in **kann schlecht bzw. nicht sehen** und findet sich in der neuen Umgebung nicht zurecht.	Selbständigkeit ist unterstützt. Der/die Patientin fühlt sich angenommen. Verletzungen ist vorgebeugt.	* **Glocke in Griffnähe plazieren** * **Führen des/der Patient/in** - *zur Toilette/ zum Toilettenstuhl* - *zu den Untersuchungen* - *in den Aufenthaltsraum* * **Anleitung des/der Patient/in, sich in der neuen Umgebung zurechtzufinden**	
Der/die Patient/in hat **Gleichgewichtstörungen** aufgrund eines veränderten Körperschemas durch eine **Oberschenkelamputation**. - Sturzgefahr	Der/die Patient/in kann die Körperhaltung selbst kontrollieren.	* **Bereitstellen eines großen Spiegels** *Um eine Selbstkontrolle zu ermöglichen.*	
	Der/die Patient/in fühlt sich sicher beim Gehen.	* **Sorge für eine sichere Umgebung** - **Stolperfallen beseitigen**	**Grundsätze:** - Keine Fußmatten, Teppich etc. - Fußschwellen kennzeichnen - „Freie Bahn schaffen", Möbel an die Seite - Sicheres, rutschfestes Schuhwerk
		* **Unterstützen bei Schwierigkeiten und Handlungsunfähigkeit**	Wenn eine Hilfeleistung unterbleibt, verkrampft sich der Patient sehr schnell und ein spastisches Haltungsmuster wird gefördert.
	Eingefahrene Bewegungsmuster sind erhalten.	* **Frühzeitiges Anlegen von Prothesen** *Das Bein kann sofort belastet werden, und ein Fehlen der Gliedmaße wird nicht so nachhaltig empfunden.* *Gehübungen durchführen.*	**Prothesen:** In der ersten Phase nach einer Amputation vermindert ein Verband die Ausbreitung eines Wundödems. So wird das Anpassen einer Gehprothese, die so früh wie möglich angelegt wird, erleichtert. Dadurch können alte Bewegungsmuster erhalten bleiben und die Gangsicherheit kann gefördert werden.

Pflegeproblem:	Pflegeziel:	Pflegemaßnahmen/*Wirkung:*	Hinweise zur Durchführung:
Der/die Patient/in **hat Gleichgewichtstörungen**. - Er/sie kann nicht stehen - Sturzgefahr	Komplikationen werden frühzeitig erkannt. Der/die Patient/in kann den Bewegungsablauf koordinieren.	* **Beobachtung und Abklärung der Ursache der Gleichgewichtsstörung** *Macht einen Pflegeerfolg wahrscheinlicher.*	**Beobachtungsmerkmale:** - Gangunsicherheiten, torkelnder Gang - Körperhaltung im Sitzen, Gehen, Stehen - Vegetative Zeichen wie: Übelkeit, Erbrechen, Schwindel, Schwitzen
Möglich bei: - Labyrinthitis - Tumor - Hemiplegie	Der/die Patient/in ist in der Körperwahrnehmung gefördert. Der/die Patient/in kann ohne fremde Hilfe gehen.	* **Trainieren des Körpergefühls und des Gleichgewichts** *Der Patient fühlt sich sicherer und ist dadurch schneller selbständig.*	**Training:** * Der/die Patient/in setzt sich auf einen Stuhl oder auf die Bettkante und hat mit den Füßen Bodenkontakt. * Der/die Pflegende stellt sich vor den Patienten, um ein Sicherheitsgefühl und eine Raumorientierung zu vermitteln, und legt ihm beide Hände auf die Schulter. * Langsam wird der Druck und die Unterstützung der Hände gelöst und beobachtet, ob Der/die Patient/in eine Neigung zeigt oder sich im Gleichgewicht halten kann. * Nun wird ein leichter Druck über die gesunde Seite ausgeübt und mit der kranken Seite erwidert. So wird über die gesunde Seite die kranke Seite ständig trainiert.
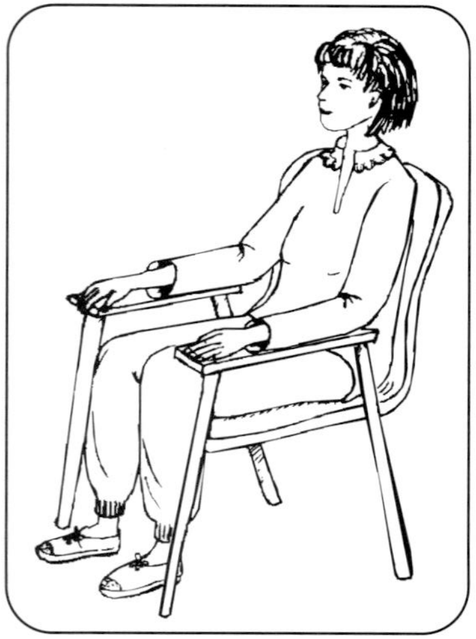		* **Mehrmals täglich in den Stuhl setzen, korrekte Sitzhaltung einhalten** *Fördert das Gleichgewichtsempfinden.* * **Aufstellen eines großen Spiegels** *Die Sitzhaltung wird sofort sichtbar.* - **Aufzeigen der Selbstbeobachtung**	**Stuhlmerkmale:** - Breite Sitzfläche - Armlehne mit ausreichender Auflagefläche für die Unterarme

Pflegeproblem:	Pflegeziel:	Pflegemaßnahmen/*Wirkung:*	Hinweise zur Durchführung:
Der/die Patient/in hat Angst, aus dem Bett zu fallen aufgrund einer **Wahrnehmungsstörung durch eine Lähmung**. - Akute Dekubitusgefahr - Akute Verletzungsgefahr	Der/die Patient/in ist in der Körperwahrnehmung unterstützt.	FÖRDERUNG DER KÖRPERWAHRNEHMUNG *Bietet dem Patienten eine Orientierungshilfe.* * **Lagerung nach dem Bobath-Konzept** * **Basale Stimulation** [1] *Harte Lagerungen stimulieren die Körperwahrnehmung und fördern Bewegungen.*	**Förderung der Körperwahrnehmung:** - Stimulierung durch Waschungen - Stimulierung der Körpergrenzen durch Streichungen - Keine Weichlagerung - Bewußte Kontaktaufnahme, siehe auch ATL "Sich Waschen und Kleiden" **Stimulation:** - Keine Weichlagerung (nur gezielt) - Bewußte Berührung zur Vermeidung von Abwehrreaktionen: * Keine punktuellen Berührungen * Sanfte, gleichmäßige Berührungen * Die ganze Hand zur Berührung benutzen * Festlegung von Berührungsritualen
Der/die Patient/in fühlt sich unsicher, äußert dies aber nicht.	Der/die Patient/in fühlt sich sicher und verstanden. Der/die Patient/in ist über Maßnahmen voll informiert.	* **Diskretes Ansprechen der Wahrnehmungsstörung** * **Bettgitter nach Arztverordnung** * **Bett mit der Längsseite an die Wand stellen** *Vermittelt dem Patienten Sicherheit und Orientierung.*	**Bettgitter:** - Absprache mit dem Patienten! *Fördert die Akzeptanz* - Besucher aufklären - Bettgitter nur zu bestimmten Zeiten (z.B. nachts)
		* **Stimulierende Körperwäsche**	ATL "Sich Waschen und Kleiden"

[1] Vgl. FRÖHLICH, A. U. BIENSTEIN, C.: *Basale Stimulation*, Eschborn 1991 S. 44 - 48

Literaturliste zur ATL "Sich bewegen"

Batnik, S., Dekubitalulcera - Besonderheiten bei Querschnittsgelähmten, Symposium der Firma Convatec, München 1991

Beckmann-Marx, M., Moderne Konzepte der Wundverbände, Symposium der Firma Convatec, München 1991

Bienstein, C., Schröder, G., Dekubitus, Prophylaxe und Therapie, Verlag Krankenpflege, Frankfurt 1990

Bierstedt, U., Neurochirurgische Krankheitsbilder und ihre Pflege, Springer Verlag, Berlin 1990

Birkenfeld, R., Dekubitus muß nicht sein!, Symposium der Firma Convatec, München 1991

Bobath, B., Die Hemiplegie Erwachsener, Thieme Verlag, Stuttgart 1985

Denk-Giebel, G., Seel, M., Die Pflege des Menschen, Brigitte Kunz Verlag, Hagen 1992

Gnamm, E., Köther, I., Altenpflege in Ausbildung und Praxis, Thieme Verlag, Stuttgart 1990

Hatch, F., Der Patientenaufrichter - Eine kritische Betrachtung, Januar, S. 30, Verlag Krankenpflege, Eschborn 1993

Hatch, F., Maietta, L., Schmidt, S., Kinästhetik, Interaktion durch Berührung und Bewegung in der Krankenpflege, Verlag s.o., Eschborn 1992

Juchli, L., Krankenpflege, Thieme Verlag, Stuttgart 1991

Jung, U., Hautpflege und Hautschutz bei Inkontinenz, „Die Schwester /Der Pfleger", Januar, S. 64, Bibliomed Verlag, Melsungen 1993

Langer, R., Krankenpflege, Verlag Haus & Gross, Völklingen 1992

Mäurer, H.-C., Schlaganfall, Thieme Verlag, Stuttgart 1989

Meier, R., Elementare Pflege, Bardtenschlager Verlag, München 1988

Ramme-Wichmann, A., Höhnke, O., Bewegung und Entspannung am Arbeitsplatz, Trias Verlag, Stuttgart 1990

Roche Lexikon Medizin, Verlag Urban & Schwarzenberg, München 1993

Schröder, G., Sinnvoller Umgang mit Hilfsmitteln, Symposium der Firma Convatec, München 1991

Sielaff, R., Standards in der Krankenpflege, Symposium der Firma Convatec, München 1991

Gedanken zur ATL "Atmen"

In diesem Moment atmen wir. Oft sind wir uns dieser Situation nicht bewußt, und doch bewegt sich unser Brustkorb, damit sich unsere Lungen entfalten können. Unser Bewußtsein kann die Atmung steuern, obwohl unsere Atmung einem automatischen Ablauf unterliegt. Die Atmung dient der lebensnotwendigen Versorgung des Organismus mit Sauerstoff. Die Aufnahme von Sauerstoff erfolgt aus der Einatemluft durch Diffusion in die Alveolen der Lunge. Im Austausch wird das angefallene Kohlendioxid aus den Stoffwechselvorgängen mit der Ausatemluft ausgeatmet. Dieser Atemvorgang wird dabei von verschiedenen Kriterien beeinflußt:

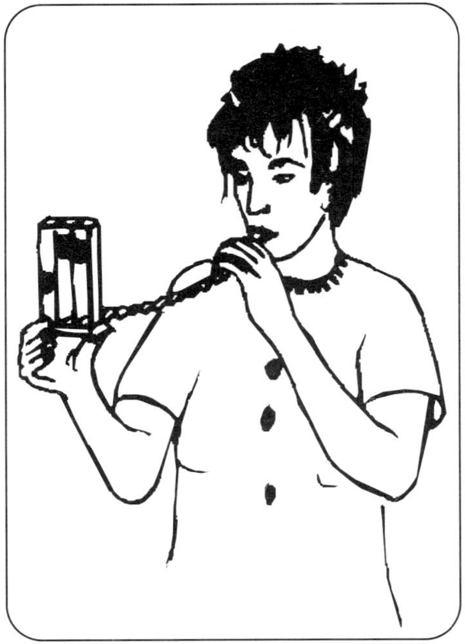

- der Umgebungsluft, dem Lebensraum
  So können Luftverschmutzung, klimatische Veränderung und eine hohe Luftfeuchtigkeit die Atmung beeinträchtigen.
- dem Flüssigkeitshaushalt
  Der Flüssigkeitshaushalt hält die Atemschleimhaut intakt, und das Bronchialsekret kann sich lösen und ausgehustet werden.
- der Psyche und der emotionalen Verfassung
  Angst und Stress lassen die Atmung beschleunigen. Geborgenheit und Ausgeglichenheit bewirken eine ruhige, gesunde Atmung.
- der Atemtechnik
- dem Alter
  Im Alter verringert sich die Beweglichkeit, und dies wirkt sich auch auf die Belüftung (Ventilation) aus. Daraus resultiert eine oberflächliche Atmung.
- der Körperkonstitution
  Die Körperhaltung und das Gewicht beeinflußen die Ausdehnung des Brustkorbes.
- Krankheit und Schmerzen
  Schmerzen beeinträchtigen existentiell den Atmungsvorgang, indem auch die Ausdehnung des Brustkorbes beeinträchtigt wird.

Die Fähigkeit zur Beeinflußung der Atmung hat auf der Erde eigentlich nur der Mensch. Wir können damit unseren Organismus frisch und gesund halten. Dies kann z.B. dadurch geschehen, daß wir zur richtigen Zeit eine ***„Atempause“*** einlegen.

Pflegerische Aufgaben in der ATL "Atmen" sind:

- Analyse von Atemsituationen
- Analyse der Kreislaufsituation
- Wissen über Einflußfaktoren und Gefahren
- Aufklärung und Anleitung zu einer gesunden Atmung
- Atemunterstützende Maßnahmen
- Sofortmaßnahmen bei akuten Atem- und Kreislaufstörungen

Liste zur Erfassung der ATL "Atmen"

Welcher Atemtyp liegt vor?
- Mundatmung
- Nasenatmung
- Bauchatmung
- Brustatmung
- Kußmaul
- Biotsche
- Cheyne Stoke

Sind die Atemwegsschleimhäute intakt?
- Trockene Zunge

Treten Atemgeräusche auf?
- Pfeifen
- Rasseln
- Brummen
- Giemen
- Reiben

Besteht ein Atemgeruch?
- Aceton Diabetes, Hunger
- Jauchig Bronchiektasen
- Erde Lebererkrankungen
- Übel Entzündungen
- Urinös Nierenerkrankungen

Wie ist die Atmung unter Belastung?
- Atemnot bei leichter/schwerer Belastung
- Häufigkeit der Atemnot

Besteht eine Schluckstörung?
- Aspirationsneigung

Ist der/die Patient/in Raucher/in?
- Konsumverhalten

Liegt eine Lungenerkrankung vor?
- Asthma
- Emphysem
- Pneumonie
- Lungenödem
- Bronchiektasen
- Bronchitis
- Operationen
- Lungenkarzinom

Hat der/die Patient/in Schmerzen?
- Atemabhängig
- Ruheschmerz

Wie ist die Körperhaltung?
- Gebeugt
- Kann sich der Brustkorb entfalten?

Wie ist der Sekrettransport?
- Hustet gut ab
- Hustet unzureichend ab
- Festsitzendes, zähes Bronchialsekret

Wie ist die emotionale Verfassung?
- Depressive Stimmungslage
- Euphorische Stimmungslage
- Ausgeglichene Stimmungslage

Wie ist die Umgebungsluft?
- Temperatur
- Luftfeuchtigkeit
- Schadstoffbelastung

Wie ist die Kreislaufsituation?
- Blutdruck, Pulsfrequenz
- Hautdurchblutung
- Hautfarbe
- Kalter feinperliger Schweiß
- Veränderungen unter körperlicher Belastung?

Tritt Husten auf?
- Häufigkeit
- Auswurfmenge

Liegt ein Eingriff in den oberen Atemwegen vor?
- Intubation
- Tracheotomie
- Bronchoskopie
- Magensonde
- OP

Ist der/die Patient/in eine atemunterstützende Lagerung gewöhnt?
- Oberkörperhochlagerung (Anzahl der Kissen)
- Knierolle
- Armhochlagerung

Liste der Pflegeprobleme in der ATL "Atmen"

Seite

Pflegeproblem/ Beeinträchtigungen in der Atmung

Pflegeproblem/ Belüftungsstörungen

Pflegeproblem/ Sekretionsstörungen

Pflegeproblem/ Atemstörungen

Liste der Pflegeprobleme in der ATL Atmen

Pflegeproblem/ Kreislaufregulationsstörungen

Pflegeproblem:	Pflegeziel:	Pflegemaßnahmen/*Wirkung:*	Hinweise zur Durchführung:
Der/die Patient/in hat **Atemnot bei leichter Belastung**. (Ruhe-Dyspnoe) Möglich bei - Herzinsuffizienz - Asthma	Der/die Patient/in kennt die körperliche Belastbarkeit und Fähigkeiten.	* **Gemeinsame Analyse der Fähigkeiten des Patienten** *Verdeutlicht dem Patienten dessen Möglichkeiten.*	Beobachten der körperlichen **Belastbarkeit:** - Treppensteigen - Gehstrecke erfassen - Belastbarkeit bei körperlicher Arbeit (Heben, Tragen)
	Eine Verschlechterung des Krankheitsbildes wird frühzeitig erkannt.	* **Beobachtung der Atemqualität und Zeichen eines Sauerstoffmangels**	**Beobachtungsmerkmale:** - Atemtiefe, -frequenz, -rhythmus - Hautfarbe - Zyanose, blaue Zunge, Akren - Blässe der sichtbaren Schleimhäute - Kalter Schweiß
	Der/die Patient/in hat eine freie Atmung.	* **Atemerleichternde Lagerung Je nach Krankheitsbild und Befinden**	**Lagerung:** - Oberkörper hoch - Beugung in der Hüfte damit der Brustkorb sich bei der Atmung entfalten kann - Der Befindlichkeit und dem Leistungsvermögen angepaßt - analysieren und festlegen - Arme der Patientin/des Patienten rechts und links unterstützen, so daß die Atemhilfsmuskulatur verstärkt eingesetzt werden kann.
Der/die Patient/in ist dadurch in der körperlichen Leistungsfähigkeit eingeschränkt.	Der/die Patient/in hat eine freie Atmung.	UNTERSTÜTZEN BEI DEN AKTIVITÄTEN DES TÄGLICHEN LEBENS *Der Sauerstoffverbrauch wird reduziert und so der Bedarf gesenkt.*	
		* **Unterstützung bei der Ausscheidung**	
		* **Unterstützung bei der Nahrungsverabreichung**	S. 78
		* **Stufenweise Mobilisation in Abhängigkeit von der Atemsituation**	
		* **Unterstützung bei der Körperpflege**	S. 21
		* **Ruhepausen festlegen**	

Pflegeproblem:	Pflegeziel:	Pflegemaßnahmen/*Wirkung:*	Hinweise zur Durchführung:
Der/die Patient/in leidet unter **Sauerstoffmangel.** *Der/die Patient/in hat Atemnot, ist verunsichert und ängstlich.*	Eine Verschlechterung des Krankheitsbildes wird frühzeitig erkannt.	* **Beobachtung der Atemqualität und Zeichen von Sauerstoffmangel** *Klinische Merkmale sind sehr subjektiv. Eine objektive Beurteilung ist mit einer Blutgasanalyse (nach ärztlicher Veranlassung) möglich.*	**Klinische Zeichen eines Sauerstoffmangels:** - Zyanose an Lippen, Endgliedern(Akren) - Blässe der sichtbaren Schleimhäute - Konzentrationsschwäche - Somnolenz - Atemnot - Hyperventilation - Ängstliches Verhalten - Tachykardie, leichter Blutdruckanstieg Fieber und Anämie verursachen einen erhöhten Sauerstoffbedarf.
Der/die Patient/in empfindet die Atemnot als lebensbedrohlich.	Der/die Patient/in hat eine physiologische Sauerstoffkonzentration.	* **Sauerstoffgabe nach Arztverordnung** - **Nasale Sonden** (Poulsen, O_2-Brille) *Hoher Verlust an Sauerstoff und Möglichkeit der Irritation und des Brechreizes.* - **Sauerstoffmasken** (Ohio-Maske) *Ausnutzung der Nasenfunktion und effektive Verabreichung von Sauerstoff.* - **Sauerstoffbrille**	**Inhalt der ärztlichen Verordnung:** (da Sauerstoff ein Medikament ist) - Dosierung in Liter/Minute oder in %. - Dauer der Verabreichung - Applikationsart **Sauerstoffverabreichung:** - Gerätschaften unter hygienischen Bedingungen zusammenstellen; prüfen auf Knickstellen im Schlauchsystem - Befeuchtungssystem beachten (Aqua dest.) - Information über Kältereiz bei nasalen Kathetern
	Komplikationen werden frühzeitig erkannt.	* **Beobachtung auf Wirkung und Nebenwirkung der Sauerstoffgabe**	**Wirkung:** - Hautfarbe, Atemtyp, Verhalten **Nebenwirkung:** Atemdepression bei obstruktiven Lungenkrankheiten oder Euphorie
		* **Hygienemaßnahmen im Zusammenhang mit der Sauerstoffverabreichung** * **Tägliche Nasenpflege**	* **Systemwechsel** alle 24 Stunden S. 68

Pflegeproblem:	Pflegeziel:	Pflegemaßnahmen/*Wirkung:*	Hinweise zur Durchführung:
Der/die Patient/in leidet an **Husten/trockenem Husten**. *Der Hustenreiz ist anstrengen und belastend für den/die Patient/in.*	Einer Verschlechterung des Krankheitsbildes ist vorgebeugt.	* **Beobachtung und Dokumentation des Hustens und der Atemsituation**	**Beobachtungsmerkmale:** - Häufigkeit des Hustens - Zeitpunkt, morgens oder abends - Trockener oder produktiver Husten - Auslösende Faktoren: Rauch, Dämpfe, Feuchtigkeit S. 198
Er/sie hat festsitzendes Bronchialsekret, Gefahr der Atelektase.	Bronchialsekret ist gelöst.	* **Luftbefeuchtung mit Ultraschallvernebler**	**Ultraschallvernebler** Die verschiedenen Firmen bieten unterschiedliche Systeme an. Herstellerangaben beachten. Gemeinsam haben alle Systeme **Hygienehinweise:** * **Inhalationsschlauch zum/r Patient/in täglich wechseln** * **Schlauch zum Bakterienfilter mit Filter 14tägig wechseln**
		* **Inhalation mit physiologischer Kochsalzlösung** * **Trinkfahrplan nach Patientenbedürfnissen festlegen und Patienten einweisen** * **Flüssigkeitsverabreichung nach Trinkfahrplan**	Bevor mit der Hustenbehandlung begonnen wird, ist es sinnvoll, den Bronchialschleim zuerst zu lösen, damit er ausgehustet werden kann. Durch vermehrte Flüssigkeitszufuhr kann dies sehr gut erreicht werden. Dabei ist eine Trinkmenge von tgl. ca. 2,5 l anzustreben (Arztabsprache). Bei erhöhter Schleimproduktion ist es nicht sinnvoll, den Husten zu dämpfen, da so der Sekrettransport behindert würde.
		* **Manuelle Vibrationsmassage**	
		* **Vibrationsmassage mit dem Vibrationsgerät**	S. 209
		* **Kartoffelbrustwickel durchführen**	S. 210
		* **Zitronenbrustwickel durchführen**	S. 211

Pflegeproblem:	Pflegeziel:	Pflegemaßnahmen/*Wirkung:*	Hinweise zur Durchführung:
		* **Einreibung mit hyperämisierenden Cremes, Lösungen oder Geels.**	**Hyperämisierende Salben** mit ätherischen Ölen sollten nur auf den Rücken des/der Patient/in aufgetragen werden. Bei ätherischen Ölen ist die Reaktion des/der Patient/in zu beobachten, da manche Öle auch atemdepressiv oder krampfauslösend wirken können.
	Der Hustenreiz ist gemildert.	* **Hustenstillende Tees verabreichen** - Spitzwegerichtee - Fencheltee - Anistee - Salbeitee *Lindern Reizzustände der oberen Atemwege* - Thymiantee *Mildert krampfartige Hustenzustände*	**Dosierung:** - mehrere Tassen tgl. - Die Verabreichung soll mit dem Arzt abgesprochen werden **Teegemisch aus Thymian** **Aufguß:** Ein Teelöffel Thymian in 200 ml heißem, nicht kochendem Wasser, 5-10 Minuten ziehen lassen.
		* **Thymianbad**	**Bad:** Als Badezusatz ca. 100 g Thymian zu 1000 ml heißem, nicht kochendem Wasser, 10 -15 Minuten ziehen lassen.
		* **Anbieten von Lutschbonbons**	

Pflegeproblem:	Pflegeziel:	Pflegemaßnahmen/*Wirkung:*	Hinweise zur Durchführung:
Der/die Patient/in kann das **Bronchialsekret schlecht abhusten**.	Bronchialsekret wird abgehustet.	* **Anleitung des/der Patienten/in zum produktiven Abhusten** * **Beim produktiven Abhusten unterstützen** * **Zellstoff und Abwurfschale bereitstellen und regelmäßig entsorgen**	**Hustentechnik:** - Patient/in sitzt und hat ein Kissen auf dem Schoß - Durch die Nase einatmen - Gesäß und Knie anspannen - Nach vorn beugen - In kräftigen, kurzen Stößen ausatmen. Zur Unterstützung drückt die Pflegekraft beim Aushusten den/die Patienten/in in die Magengrube. **Vorsicht: Husten steigert den Hirndruck!**
Der/die Patient/in kann das **Bronchialsekret nicht abhusten**.		* **Absaugen durch Mund oder Nase**	**Absaugen durch Mund oder Nase:** - Absaugvorrichtung aufbauen - Händedesinfektion - Mundhöhle zuerst absaugen - Katheter wechseln - Katheter ohne Sog einführen - Sog herstellen und unter drehenden Bewegungen Absaugkatheter zurückziehen. - Vorgang mit neuen Kathetern solange wiederholen, bis die Atemwege frei sind.
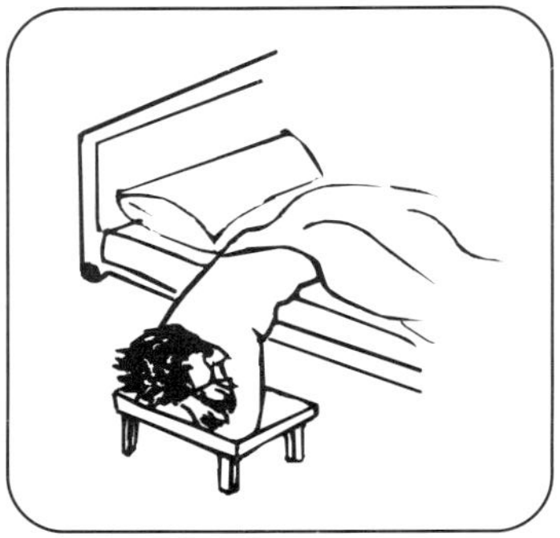		* **Quinckesche Hängelage** *Das Bronchialsekret fließt durch Ausnutzung der Schwerkraft aus den großen Bronchien in die Trachea.*	**Quinckesche Hängelage** - Voraussetzung ist, daß das Bronchialsekret gelöst ist - Nicht bei Patient/innen mit Herz-Kreislauf-Beschwerden

Pflegeproblem:

Der/die Patient/in hat eine **Bronchitis und hustet** stark.

Pflegeziel:

Der Gesundungsprozeß wird unterstützt.

Pflegemaßnahmen/*Wirkung:*

* **Rücken- und Brustkompressen mit Senf**
Senf hat eine starke durchblutungsfördernde Wirkung.

* **Dosierter Einsatz ätherischer Öle zur Inhalation**
Steigert das subjektive Wohlbefinden.

Hinweise zur Durchführung:

Senfkompressen:
Benötigt werden drei Senfkompressen
Zubereitung:
- Schwarzes Senfmehl mit 45°C - 50°C heißem Wasser zu einem dickflüssigen Brei rühren. (Abb. 1)
- Der Brei wird messerrückendick in die Mitte von einem feinen Tuch (ca. 40 cm x 40 cm) gestrichen. (Abb. 2)
- Zwei Senfpäckchen werden auf den oberen Rücken, li. und re. von der Wirbelsäule gelegt. Ein weiteres auf die Brust. (Abb. 3)
- Brustwarzen und Achselhöhlen werden nicht durch die Säckchen berührt bzw. werden durch Eincremen mit Vaseline geschützt.
- Die Senfpäckchen werden mit einem Zwischen- und Außentuch fixiert.

Einwirkdauer:
Nach einer Minute, drei Minuten und fünf Minuten wird kontrolliert, ob der/die Patient/in die starke Reizung des Senfs verträgt. Ist die Haut nur leicht bis gar nicht gerötet, so wird die Anwendung weitergeführt.
Danach kann man die Anwendungsdauer von fünf auf zehn bis zu 15 Minuten steigern.

Ätherische Öle:
Einige Tropfen Pfefferminzöl oder Eukalyptusöl auf der Brust verreiben.

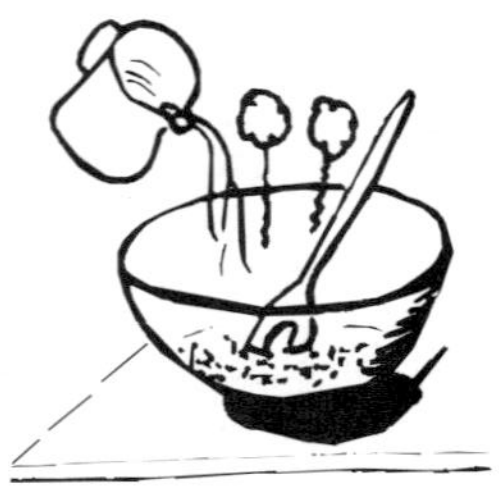
Abb. 1

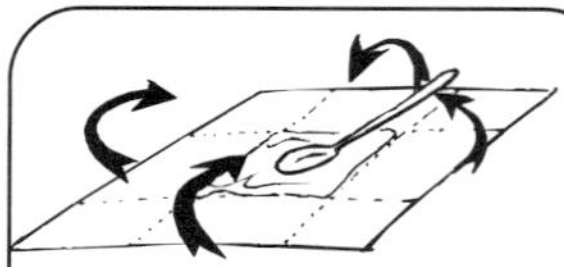
Abb. 2

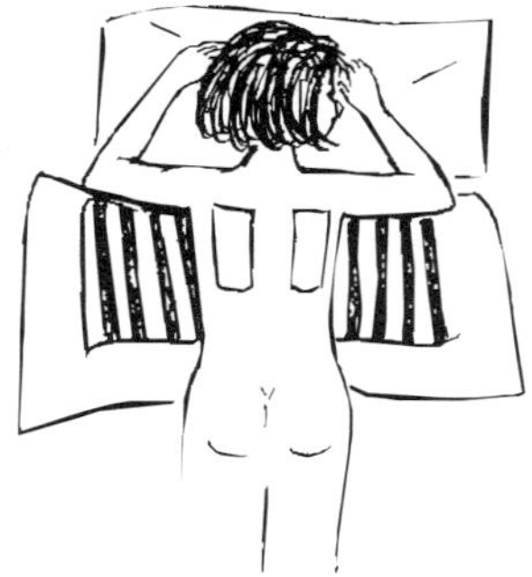
Abb.3

Pflegeproblem:	Pflegeziel:	Pflegemaßnahmen/*Wirkung:*	Hinweise zur Durchführung:
Der/die Patient/in neigt zu einer **spastischen Atmung**. (Asthma) - *hat akute, anfallsweise Atemnot aufgrund eines Bronchialspasmas*	Der/die Patient/in erleidet keine Zusatzerkrankung und die Situation ist erfaßt. Spasmolyse ist erreicht.	* **Beobachtung und Erfassen der Situation** *Macht einen Pflegeerfolg wahrscheinlicher.* * **Sorge tragen, daß die angeordnete Medizin immer beim/bei der Patien-ten/in ist** *(lt. Arztanordnung)*	**Kennzeichen** einer spastischen Atmung ist ein pfeifendes Atemgeräusch während der Ausatmung. **Beobachtungskriterien:** - Zeitpunkt, vor und nach Belastung - Sauerstoffmangel - Hauttemperatur und Puls - Bronchialschleim: zäh, glasig - Hustenreiz
Bestimmte **Reizstoffe** und **Infektionen erhöhen** die **Gefahr eines Anfalls**	Reizstoffe werden gemie-den.	* **Abklärung von Einflußfaktoren im Gespräch** * **Beobachtung auf Einflußfaktoren**	**Mögliche Ursachen:** - Virale Infektion - Klimaveränderungen, Luft- und Umweltverschmutzung - Psychische Belastungssituation - Pollenexposition
Der/die Patient/in hat **Angst vor einem weiteren Anfall**	Der/die Patient/in ist über Atemtechniken informiert. Der/die Patient/in hat eine physiologische und gleichmäßige Belüftung der Lungen.	* **Anleiten und Einüben einer Atemtechnik** *Der Patient kann sich entspannen und atmet weniger ein.* - **Lippenbremse** - **Kutschersitz** *Die Atemhilfsmuskulatur unterstützt die Atmung.*	**Grundsätze und Atemtechnik:** - Einengende Kleidung lockern - Umgebungsluft: Luftfeuchtigkeit angemessen, Zimmertemperatur, keine Zugluft **Lippenbremse:** Beim Ausatmen wird durch die zusammengepreßten Lippen die Luft langsam „ausgeblasen“ (Abb. 1) - Langsam bewußt ausatmen, Atempause - Wattepusten **Kutschersitz:** - Mit gespreizten Beinen auf dem vorderen Teil eines Stuhls sitzen - Abstützen des Oberkörpers mit den Unterarmen (Abb. 2)

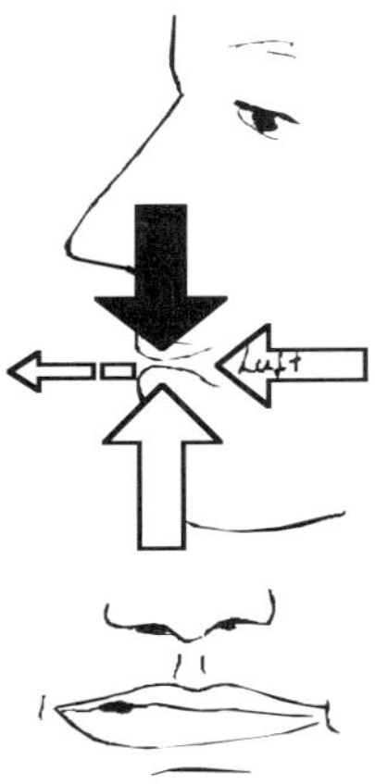

Abb. 1

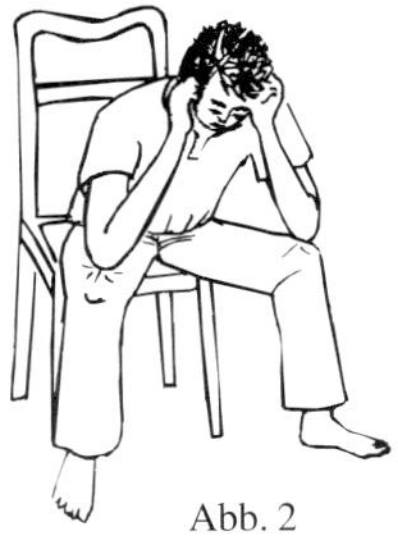
Abb. 2

Pflegeproblem:	Pflegeziel:	Pflegemaßnahmen/*Wirkung:*	Hinweise zur Durchführung:
Der/die Patient/in hat ein Wissensdefizit über die Verbindung von Streß und Atemveränderungen 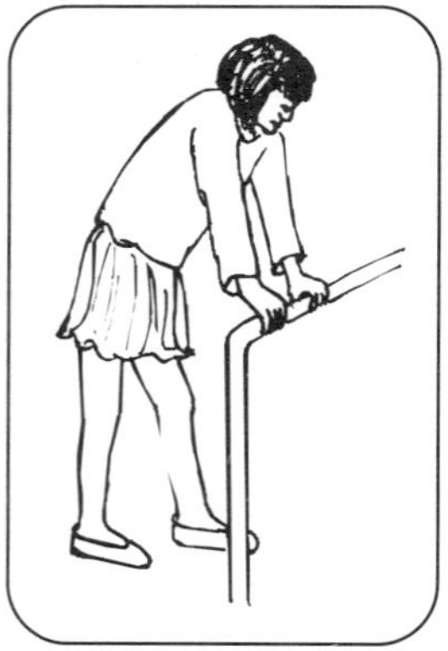	*Der/die Patient/in ist informiert.*	- **Sitzen oder Stehen mit aufgestützten Armen** * **Informationsgespräche führen** - **Sorge für ausreichenden Schlaf** - **Für eine beruhigende Umgebung sorgen** - **Entspannungstechniken: individuell aussuchen**	Durch das Abstützen der Arme wird die Atemhilfsmuskulatur eingesetzt und so die Ventilation verbessert. **Patientenzentrierte Gespräche führen:** Da vielfach Streß ein auslösender Faktor ist, wirkt sich ruhige Umgebung günstig auf die Situation aus. Aufgrund der psychosomatischen Zusammenhänge ist eine ausgeglichene Lebensführung wichtig.
Gefahr der **akuten respiratorischen Insuffizienz** während eines Anfalls.	Sauerstoffversorgung ist gewährleistet.	* **Meidung zusätzlicher Reize; nach individueller Abklärung Beratungsgespräch** *Auslösende Ursachen werden reduziert.* * **Unterstützung bei den ATLs nach individuellem Leistungsvermögen** * **Sauerstoffgabe nur nach Arztverordnung**	**Mögliche Reize:** - Tabakrauch, chemische Dämpfe - Hohe Luftfeuchtigkeit - Hausstaub, Pollen - Haustiere, Katzen (siehe Sauerstoffmangel) In der Akutsituation: 2 Liter/Min. intermittierend, Patient/in muß beobachtet werden, bis ein Arzt kommt.
Der/die Patient/in hat **festsitzendes, glasig-ziehendes Bronchialsekret**	Bronchialsekret ist gelöst und kann abgehustet werden.	* **Verflüssigung des Bronchialsekretes** - **Aufstellen eines Trinkfahrplanes** - **Inhalation** * **Festlegen der Flüssigkeitszufuhr** - **Empfehlung: mindestens 2,5 Liter Trinkmenge** (wenn nichts Krankheitsbezogenes dagegenspricht)	**Sekretverflüssigung - Trinkfahrplan:** - Zeitliches Festlegen der Trinkmenge Z.B.: Frühstück 200 ml Tee + 100 ml Saft 11 Uhr 400 ml Wasser mittags 350 ml Saft usw.

Pflegeproblem:

Der/die Patient/in hat eine spastische Atmung und es treten häufig **Asthmaanfälle** auf. Es werden Medikamente benötigt.

Pflegeziel:

Der/die Patient/in ist selbständig bei der Verabreichung der Medikamente, und sie werden effektiv eingesetzt.

Der/die Patient/in ist über die Asthmatherapie aufgeklärt. Er/sie kann seine/ihre Atemsituation selbständig einschätzen und entsprechend handeln.

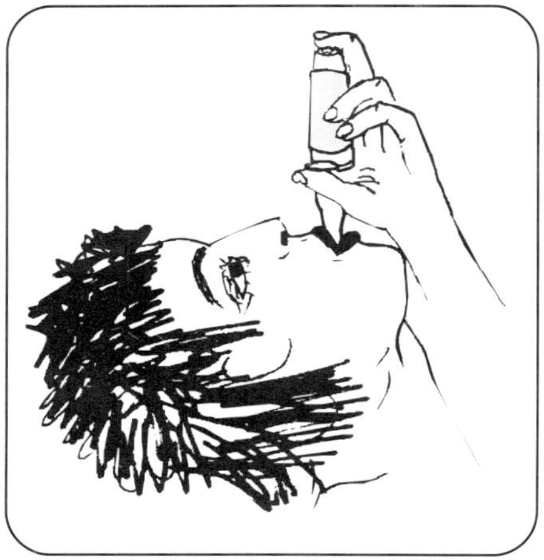

Pflegemaßnahmen/*Wirkung:*

* **Anleiten und Einüben der Verwendung von Dosieraerosol**
* **Verabreichen von Dosieraerosolen** (Lt. Arztanordnung),
- z.B. Cromoglicinsäure
- Bronchodilatatoren

lösen den Bronchialspasmus.

* **Anleitung des/der Patienten/in, seine/ihre Lungenfunktion mit Hilfe eines Peak-Flow-Meters zu überprüfen und sich mit Hilfe eines vom Arzt aufgestellten Ampelsystems die entsprechende Therapie selbständig zu verabreichen.**

* **Kontaktadressen von Selbsthilfegruppen vermitteln.**
z.B.: Deutsche Atmungsliga e.V.
Burgstr. 12
33175 Bad Lippspringe

Hinweise zur Durchführung:

Cromoglicinsäure - meist inhaliert:
- Verhindert die Freisetzung von Histamin aus den Mastzellen

Um die Effektivität zu garantieren, ist ein konstanter Spiegel erforderlich. Empfohlen wird daher auch bei Symptomfreiheit z.B. alle vier Stunden eine Inhalation (je nach Arztverordnung).

Terbutalin - meist oral:
- Stimulation der Beta 2-Rezeptoren und somit Dilatation der Bronchien.

Nebenwirkung:
- Muskelzittern
- Steigerung des Pulsschlags

Salbutamol - meist inhaliert:
- Stimulation der ß2-Rezeptoren und somit Dilatation der Bronchien.

Nebenwirkung:
- Kopfschmerzen
- Blutdruckabfall

Theophyllin - meist i.v.:
- Dilatation der Bronchien, Lungengefäße und Koronararterien
- Förderung der Diurese

Nebenwirkung:
- Herzrhythmusstörungen
- Gastrointestinale Beschwerden
- Vegetative Störungen: gesteigerte Reizbarkeit, motorische Unruhe, Schlafstörung

Pflegeproblem:	Pflegeziel:	Pflegemaßnahmen/*Wirkung:*	Hinweise zur Durchführung:
Der/die Patient/in **atmet** aufgrund von Immobilität **oberflächlich**. Gefahr der Atelektase.	Eine Verschlechterung des Krankheitsbildes wird frühzeitig erkannt.	* **Beobachtung und Analyse der Atmung**	**Beobachtungskriterien:** - Atemtiefe - Atemfrequenz - Atemrhythmus **Einflußfaktoren**: - Bewegungsmangel, Bewußtlosigkeit - Einschränkungen - Verbände, Schmerzen - Medikamente - atemdepressive Wirkung
Der/die Patient/in hat ein Wissensdefizit über die möglichen Gefahren oberflächlicher Atmung.	Der/die Patient/in ist über die Notwendigkeit der Durchführung von belüftenden Maßnahmen informiert. Er/sie ist motiviert. Der/die Patient/in hat eine physiologische und gleichmäßige Belüftung der Lungen.	* **Informationsgespräch über mögliche Komplikationen bei oberflächlicher Atmung** * **Anleitung des/der Patient/in, selbständig Atemtraining durchzuführen.** * **Durchführen von Atemübungen mit dem/der Patient/in** *Der Atmungsvorgang wird bewußt und die Inspiration vertieft.* - **Kontaktatmen - Atemübungen (Basaltexte)** - **Flankenatmung**	**Beratungsgespräch:** - Aufzeigen der Gefahr von Atelektasen aufgrund einer Minderbelüftung **Kontaktatmen - Atemübungen (Basaltexte):** Der/die Pflegende legt eine Hand auf die seitliche Thoraxwand, und der/die Patient/in atmet dagegen bzw. atmet diese „weg". Dabei wird der/die Patient/in aufgefordert, die Atmung bewußt zu spüren. Die Hände können abwechselnd auf den Bauch oder Rücken gelegt werden.
		- **Zwerchfellatmung**	**Zwerchfellatmung:** Ein leichter Gegenstand wird auf den Bauch gelegt und bewußt weggeatmet. Dabei wird durch die Nase tief ein- und durch den offenen Mund wieder ausgeatmet. Z.B. 6x tgl. 10 Atemzüge mit Pausen.

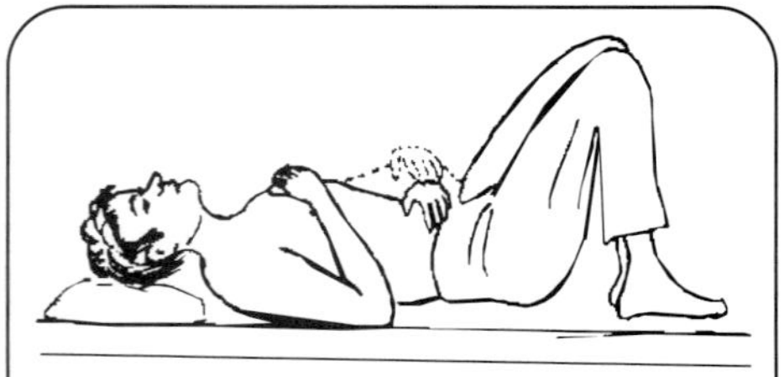

Zwerchfellatmung

Pflegeproblem:	Pflegeziel:	Pflegemaßnahmen/*Wirkung:*	Hinweise zur Durchführung:
		* **Atemerleichternde, physiologische Lagerung** *Die Atemmechanik wird erleichtert, der Brustkorb kann sich entfalten.*	**Lagerung:** - Oberkörper hoch - Beugung in der Hüfte, damit der Brustkorb sich bei der Atmung entfalten kann - Arme erhöht lagern
		* **Dehnlagerungen durchführen** *Der Brustkorb wird in seinen knöchernen Anteilen gedehnt, die Lunge kann sich besser entfalten.*	**Dehnlage**: Der Befindlichkeit und dem Leistungsvermögen anpassen und festlegen. **Halbmondlage - in Rückenlage:** - Strecken einer Körperseite mit den Beinen und die Arme über den Kopf strecken **V-Lagerung**: - Zwei Kissen **V**-förmig über Kreuz betten - Kopf auf Kopfkissen lagern, der Hals ist freigelagert - Der Patient fühlt sich sicher **T-Lagerung:** - Zwei Kissen kreuzförmig, wie ein **„T“**, betten, es eignen sich Kopfkissen, die zu einem *„Schiffchen“* gebildet werden - Wirbelsäule liegt auf dem Kissen - Schulter kann nach hinten fallen
		* **Atemübungen mit der therapeutischen Nasenenge** *Eine tiefe Inspiration wird provoziert.*	**Atemübungen:** Der/die Patient/in atmet durch die Nase ein, dabei drückt er/sie mit dem Finger den Ansatz der beiden Nasenflügel zusammen.

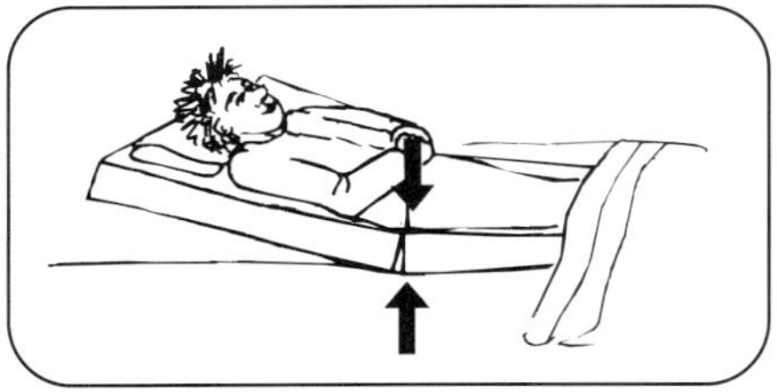

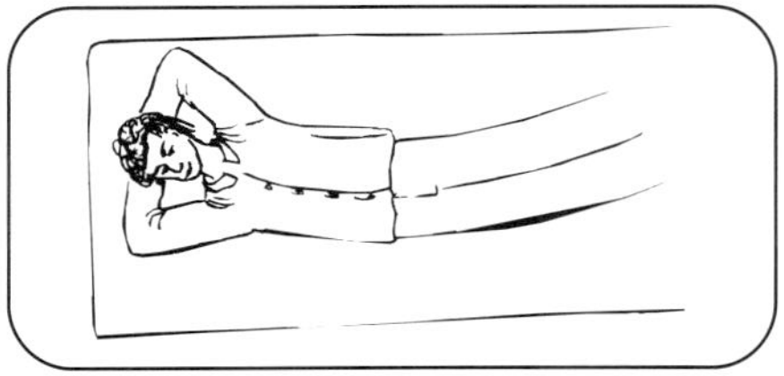

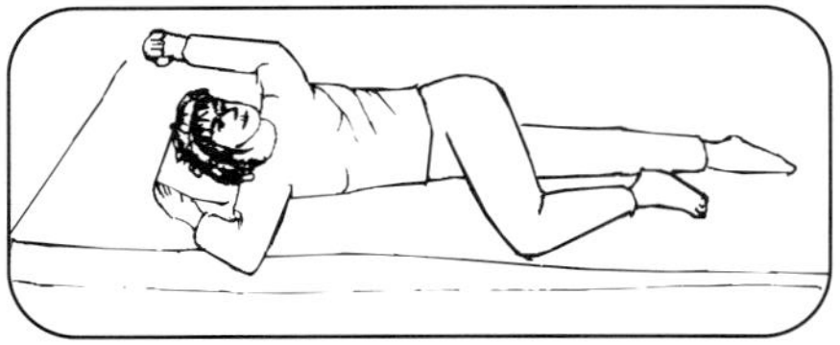

Pflegeproblem:	Pflegeziel:	Pflegemaßnahmen/*Wirkung:*	Hinweise zur Durchführung:
	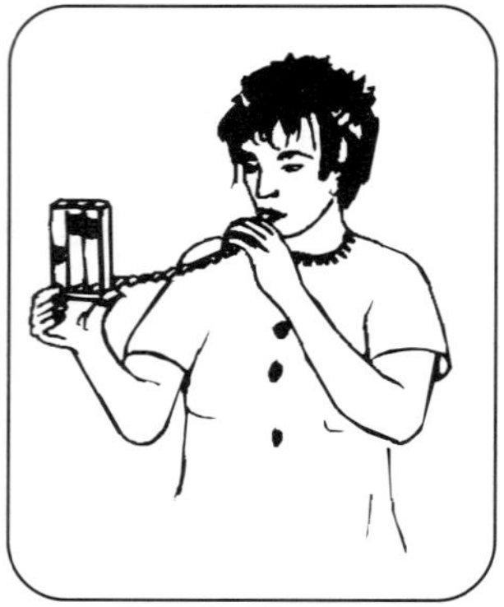	* **Atemtraining mit der "Blubberflasche"** * **Atemtrainer einsetzen** - Langsames, kontinuierliches Einatmen über das Mundstück - Halten der Einatmung, solange es toleriert wird - Zwischen den Atemzügen mit dem Atemtrainer folgen Atemzüge ohne Atemtrainer	**"Blubberflasche":** Der/die Patient/in bläst über einen Strohhalm in eine mit Wasser gefüllte Flasche. Dabei sind die Atemzüge tief und lang. **Atemtrainer:** Nach einer Ausatmung wird über das Atemgerät eingeatmet. Dabei heben sich am Gerät, dem Atemzug entsprechend, Bälle. Abhängig vom Atemzugvolumen werden dann jeweils ein oder mehrere Bälle bewegt. Häufigkeit: 3-5 mal täglich für ungefähr 10-15 Minuten.
Der/die Patient/in **kann** den Aufforderungen zu **aktiven Atemübungen nicht nachkommen**. *Gefahr der Atelektase und Pneumonie.*	Der/die Patient/in hat eine vertiefte Atmung.	* **ASE - Atemstimulierendes Einreiben** *Steigert das subjektive Wohlbefinden, fördert die Entspannung und führt zu einer vertieften Atmung.*	**ASE - Atemstimulierendes Einreiben:** **Durchführung:** - Rücken des/der Patienten/in ist frei bzw. - 135° Lagerung - für ruhige Atmosphäre sorgen **Technik:** Lotion gleichmäßig auf den Rücken auftragen; beide Hände gleichzeitig mit kreisenden Bewegungen von den Schultern zum Steiß führen. Rechts und links neben der Wirbelsäule (WS) mit Daumen und Zeigefinger der jeweiligen Hand starken Druck ausüben. Hände nach außen drehen und entlang des Brustkorbs bis zu den Flanken drükken. Die Hände schließen sich zum Kreis, wobei der Druck nachläßt. Den Beginn des Einreibens bestimmt der Atemrhythmus des Patienten, ganz allmählich jedoch werden dann die Kreise im (ruhigen) Atemrhythmus des Einreibenden ausgeführt. Die Ausatmung wird durch den Druck links und rechts der WS provoziert, die Einatmung erfolgt beim Schließen des Kreises ohne Druck.

Pflegeproblem:	Pflegeziel:	Pflegemaßnahmen/*Wirkung:*	Hinweise zur Durchführung:
Der/die Patient/in **atmet aufgrund von Schmerzen oberflächlich**. Gefahr der Atelektase. Gefahr des Sekretstaus. Gefahr der Pneumonie.	Der/die Patient/in hat eine freie Atmung.	* **Schmerzbeobachtung und Dokumentation**	Siehe ATL "Sinn finden"
		* **Verabreichung von Analgetika nach Arztverordnung** - **Bedarfsmedikation festlegen lassen** - **Beobachtung der Wirkungsweise**	**Analgetikaverabreichung:** - Mit dem behandelnden Arzt einen genauen Zeitplan festlegen, um einen konstanten Spiegel zu erhalten.
		* **Gegendruck auf die Wunde oder die schmerzausstrahlende Region ausüben**	- Gegendruck vor allem bei mobilisierenden Aktivitäten
		* **Schmerzerleichternde Lagerung**	**Schmerzerleichternde Lagerung:** - Z.B. Knierolle anbieten
	Der/die Patient/in ist trotz Schmerzen motiviert, die Atemübungen durchzuführen.	* **Informationsgespräch über die Verbindung von oberflächlicher Atmung und Gefahren**	
		* **Maßnahmen: S. 204-206**	

Pflegeproblem:	Pflegeziel:	Pflegemaßnahmen/*Wirkung:*	Hinweise zur Durchführung:
Der/die Patient/in hat ein **zähes, trockenes Bronchialsekret.** Gefahr der Schleimansammlung und Pneumonie.	Der/die Patient/in hat ein flüssiges Bronchialsekret.	* **Erhöhte Flüssigkeitszufuhr bestimmen** *Die Viskosität des Bronchialschleims wird geringer.* * **Flüssigkeitszufuhr lt. Trinkfahrplan**	**Sekretverflüssigung:** - Tgl. Flüssigkeitszufuhr mind. bei 2,5 Liter - Beachtung des Krankheitsbildes: z.B. bei Herzinsuffizienz und Niereninsuffizienz, Abklärung mit dem behandelnden Arzt - Trinkfahrplan und Auswahl der Getränke **Inhalation** (mind. 3x tgl.): - Ultraschallvernebler (1-2 h) - Düsenvernebler (15 Min., evtl. mit Sekretolytika)
Der/die Patient/in hat ein **festsitzendes Bronchialsekret**. Gefahr der Schleimansammlung und Pneumonie.	Das Bronchialsekret ist gelockert und kann ausgehustet werden.	* **Verabreichung von Sekretolytika nach Arztverordnung** *Schwächt die Struktur des Schleims.* * **Lockerung des Bronchialsekretes durch manuelle Abklopftechnik** *Durch Ausnutzung der Schwerkraft und der Schüttelbewegung kann das Sekret gelöst werden und besser in die Bronchien transportiert werden.*	Sekretolytika sind effektiv wirksam in der Verbindung mit einer ausreichenden bzw. erhöhten Flüssigkeitszufuhr. **Abklopftechnik:** - Abklärung des betroffenen Lungensegments - **Lagerung** in sinnvoller, unterstützender **Drainageposition,** um den Sekrettransport zu gewährleisten (rechtsseitige Sekretansammlung erfordert Linksseitenlage). - Mit hohler, gewölbter Hand betroffene Lungenpartie während der Ausatmung rhythmisch bewußt zum Lungenhilus abklopfen - **Aussparen:** Nierenlager und Wirbelsäule - Nicht abklopfen bei Frakturen der Wirbelsäule, Rippen, inneren Blutungen, Herzinfarkt, therapeutischer Minimierung des Hirndruckes (SAB, SHT). - Häufigkeit ca. 3x tgl. für 10 Min.

Pflegeproblem:	Pflegeziel:	Pflegemaßnahmen/*Wirkung:*	Hinweise zur Durchführung:
	Das Bronchialsekret ist gelockert und kann ausgehustet werden.	* **Lagerungsdrainagen durchführen** *Durch Ausnutzung der Schwerkraft kann das Sekret besser in die großen Bronchien transportiert werden. Dabei wird je nach der Anatomie des Bronchialbaumes das bestimmte Lungensegment hochgelagert. Bei einer einfachen Kopf-tief-Lage würde aufgrund der anatomischen Konstruktion des Bronchialbaumes das Bronchialsekret nur unzureichend abfließen.*	Wenn das Sekret aus den Alveolen in die Bronchien transportiert ist, kann es ausgehustet oder durch **ärztliche Maßnahmen** abgesaugt werden. Das Sekret soll durch die Lagerungsdrainagen in die Bronchien gelangen. Sinnvoll ist daher eine gleichzeitige Unterstützung zur Sekretverflüssigung bzw. Sekretlösung. Lagerungsdrainagen werden eingesetzt bei: - produktiven Lungenerkrankungen - Langzeitbeatmung
	Der/die Patient/in hat eine freie Atmung.	* **Festlegen der Lagerungsposition in Absprache mit dem behandelnden Arzt** *Durch ein gezieltes, individuelles Einwirken auf das betroffene Segment wird ein Pflegeerfolg wahrscheinlicher.*	**Grundsätze:** - Mögliches Erbrechen durch Nahrungsaufnahme und Sondennahrungszufuhr berücksichtigen, Verdauungspause einhalten. - Herz-Kreislauf-Beeinflußung berücksichtigen - Häufigkeit und Dauer dem Leistungsvermögen anpassen: ~ 3 x tgl. für ca . 20 Min. - Kombination mit Vibration, wenn indiziert
Vermehrte Sekretansammlung in den oberen Lungensegmenten.	Der/die Patient/in kann das Bronchialsekret ungehindert aushusten.	* **Sitzende Position - Oberlappendrainage** *Das Bronchialsekret fließt aus der Lungenspitze in Richtung Lungenwurzel (Hilus).*	**Sitzposition:** - Aufrechtes Sitzen, Neigung des Oberkörpers verändern, leicht nach vorne beugen oder rückwärts - Abstützen durch ein Kissen vor dem Bauch

Pflegeproblem:	Pflegeziel:	Pflegemaßnahmen/*Wirkung:*	Hinweise zur Durchführung:
*Die Sekretansammlung ist im **unteren hinteren** Lungensegment.*	Der Patient kann sein Sekret ungehindert aushusten.	* **Bauchlage** *Das Bronchialsekret fließt aus den unteren hinteren Lungensegmenten in Richtung Lungenwurzel (Hilus).*	**Bauchlage:** - Bettgestell flachstellen - Kleines Kopfkissen - Kleines Bauchkissen - Unterstützung der Füße mit einer Rolle
*Die Sekretansammlung ist im **unteren vorderen** Lungensegment.*	Der Patient kann sein Sekret ungehindert aushusten.	* **Trendelenburg - Lage, Rückenlage** *Das Bronchialsekret fließt aus den unteren vorderen Lungensegmenten in Richtung Lungenwurzel (Hilus).*	**Trendelenburg - Lage, Rückenlage:** - Bequeme, entspannte Rückenlage - Unterstützung mit einem Kissen im Knie - Bettgestell kopfwärts neigen ~ 20°
*Die Sekretansammlung ist in den **rechten** Lungensegmenten.*	Der Patient kann sein Sekret ungehindert aushusten.	* **45° Seitenlagerung abwechselnd mit 135° Lagerung links** *Das Bronchialsekret fließt aus den rechten Lungensegmenten in Richtung Lungenwurzel (Hilus).*	**Seitenlagerung**: - 45° Seitenlagerung - Unterstützung des Rückens und des obenliegenden Beines mit Kissen. Bettgestell kopfwärts neigen ~ 15°
*Die Sekretansammlung ist in den **linken** Lungensegmenten.*	Der Patient kann sein Sekret ungehindert aushusten.	* **45° Seitenlagerung abwechselnd mit 135° Lagerung rechts** *Das Bronchialsekret fließt aus den linken Lungensegmenten in Richtung Lungenwurzel (Hilus).*	- 135° Lagerung - seitlich Patient/in hält ein Lagerungskissen vor sich im Arm. Obenliegendes Bein mit Kissen unterstützen und vor den Körper lagern.

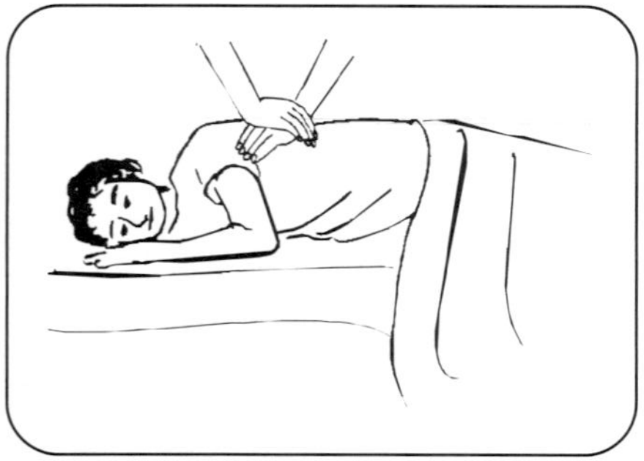

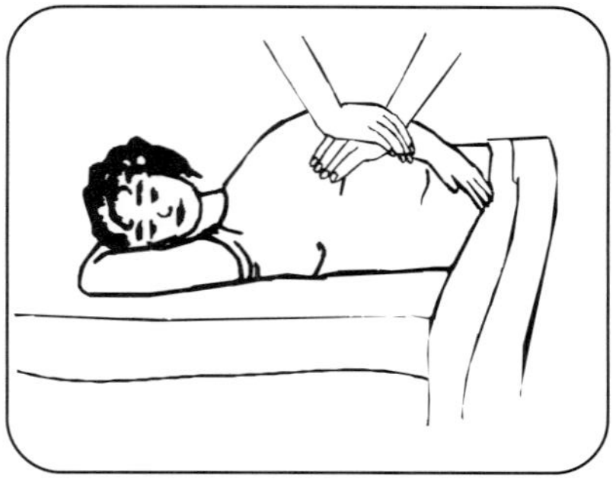

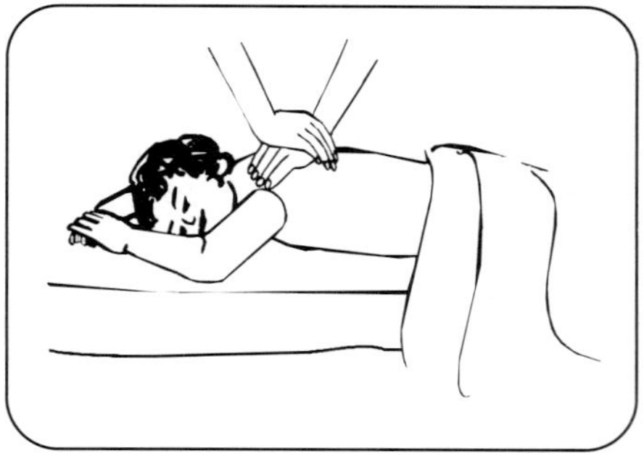

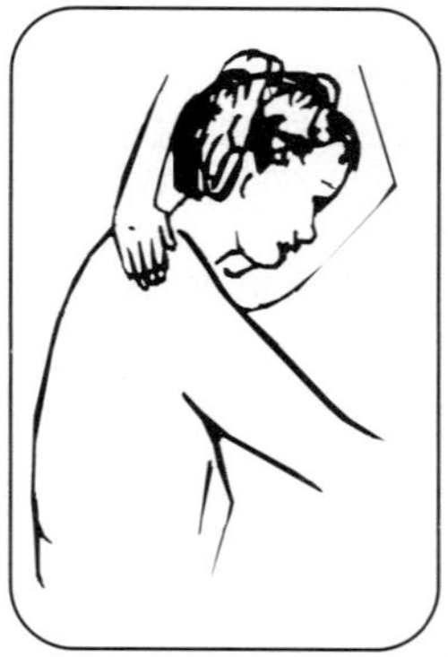

Pflegeproblem: | **Pflegeziel:**

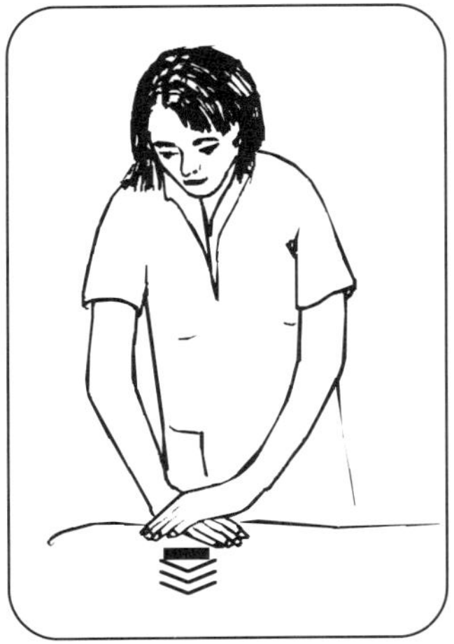

Pflegemaßnahmen/*Wirkung:*

* **Manuelle Vibrationen**
Bewirkt eine Beschleunigung der ausgeatmeten Luft, wodurch das Sekret gelockert, gelöst und in die Bronchien transportiert wird.

* **Vibrationen mit Massagegerät**
Die Rüttelbewegung erzeugt eine Sekretlösung.

* **Atmen mit dem VRP_1 Desitin**
Durch die Vibration wird Sekret gelokkert und kann abgehustet werden.

Methoden, Prinzipien, Hinweise:

Die manuelle (und maschinelle) Vibrationsmassage löst das Bronchialsekret. Damit das gelöste Sekret abfließen kann, muß der/die Patient/in in die richtige Lagerungsposition gebracht werden. (Siehe Lagerungsdrainagen Seite 109/110).

Technik der manuellen Vibrationsmassage:
- Hände auf die Haut des/der Patient/in legen (siehe Abb.)
- Patient/in tief atmen lassen und während der Ausatmungsphase vibrieren
- Die Vibration wird von der Pflegekraft durch schnelle Kontraktionen der Arm- und Schultermuskulatur erzeugt (auch mit einem Vibraxgerät möglich)
- Der/die Patient/in kann beim Austamen einen Laut äußern, z.B. "a". So können die Ausatmungsphasen leichter beobachtet und die Effektivität der Vibration kann besser beurteilt werden.
- Zwischen den Vibrationen atmet der/die Patient/in in der Ausatmungsphase einige Male normal.

Eine Vibrationsmassage in den 6 Lagerungspositionen dauert ca. 30 Min. und sollte 2 x tgl. durchgeführt werden.

Vibrationen:
Die manuelle Vibration (s.o.) ist der Vibration mittels eines Massagegerätes vorzuziehen, da bei der Vibration mit einem Massagegerät nur Rüttelbewegungen erzeugt werden.

VRP_1 Desitin:
- Atemgerät horizontal halten
- Durch die Nase einatmen
- Durch das Gerät ausatmen
- Danach abhusten

Pflegeproblem:

Der/die Patient/in hat festsitzendes Bronchialsekret.

Pflegeziel:

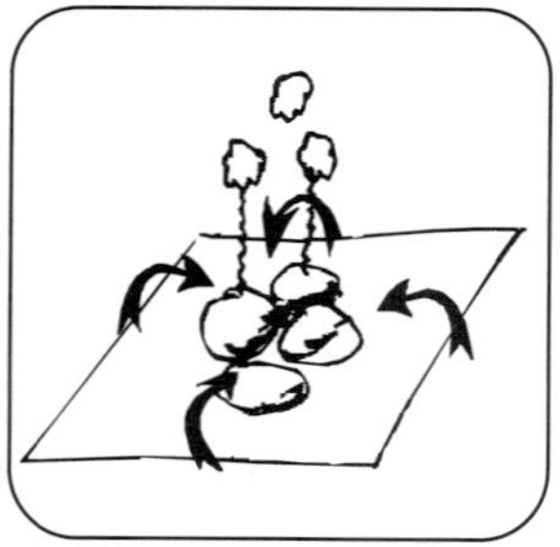

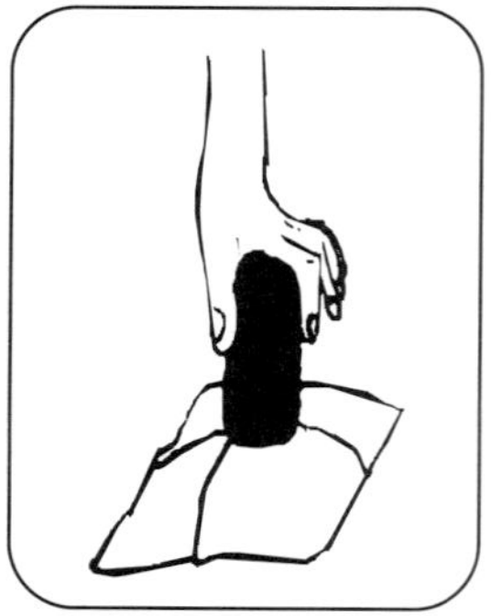

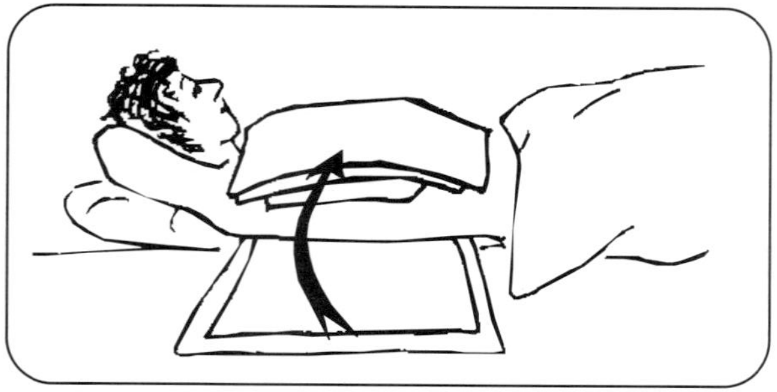

Pflegemaßnahmen/*Wirkung:*

* **Zellstoff und Abwurf bereitstellen und regelmäßig entsorgen**
* **Mundspülung ermöglichen**

* **Feuchtwarmer Brustwickel oder Auflage**
  Feuchtwarmer Brustwickel wirkt schleimlösend.
- **Kartoffel-Auflage**

Hinweise zur Durchführung:

Kartoffel-Auflage:
Vorteil der Kartoffelauflage ist, daß sie lange ihre Wärmewirkung behält und ein feuchter Wärmespender ist.
Vier bis sechs Kartoffeln werden in ein angefeuchtetes Innentuch gelegt. Die Ränder des Innentuches werden eingeschlagen. Das Kartoffelpäckchen wird mit einem Außentuch eingeschlagen, anschließend werden die Kartoffeln mit der Hand zerdrückt. Nun wird die Temperatur kontrolliert, indem die Auflage eine Minute an den Unterarm gedrückt wird. Die Auflage wird mit einem großem Tuch auf dem Rücken oder der Brust fixiert. Sie soll über den Lungenflügeln plaziert werden. Wenn die Auflage auf der Brust und auf dem Rücken gleichzeitig toleriert wird, kann so die Einatmungsluft mit befeuchtet werden.

Die **Einwirkzeit**
ist abhängig von dem subjektiven Empfinden und der Verträglichkeit der Auflage bzw. des Wickels. Empfohlen wird allgemein eine halbe bis eine Stunde Einwirkzeit. Im Anschluß daran soll eine halbe bis eine Stunde Ruhezeit eingehalten werden.

Pflegeproblem: **Pflegeziel:** **Pflegemaßnahmen/*Wirkung*:**

Hinweise zur Durchführung:

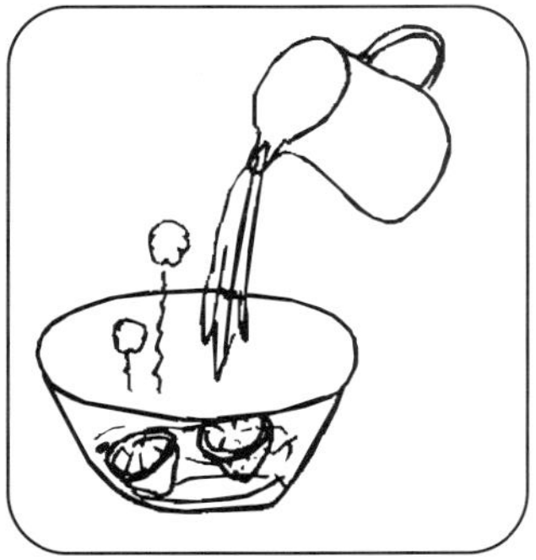

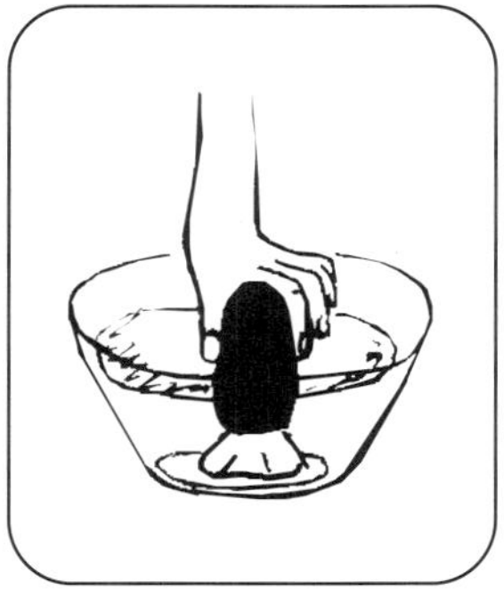

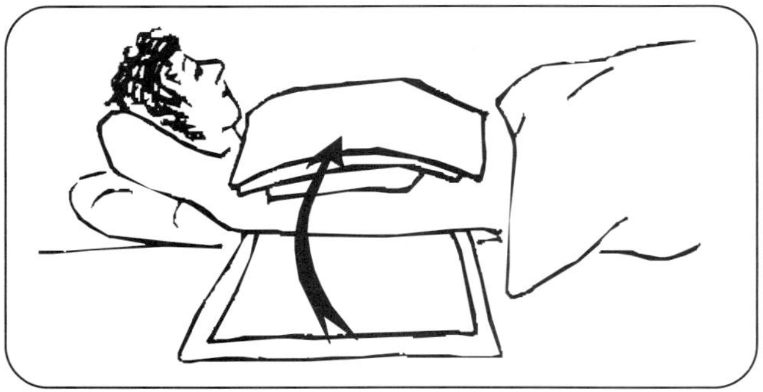

- **Zitronenbrustwickel**
  Zitrone wirkt abschwellend und entzündungshemmend. Der Wickel produziert Dämpfe, die die Einatmungsluft befeuchten.

Zitronenbrustwickel:
Auf 750 ml Wasser wird eine halbe Zitrone benötigt. Die Schale der Zitrone wird zuvor mit einem Messer angeritzt und in einer Schüssel mit heißem Wasser übergossen und ausgedrückt.
Das Innentuch, das von beiden Seiten her eingerollt ist, wird in heißes Zitronenwasser getaucht. Nach Temperaturkontrolle auf Hautverträglichkeit wird das Innentuch um den Brustkorb des Patienten gewickelt. Ein Woll- oder Frotteetuch wird darüber gewickelt und der/die Patient/in gut zugedeckt.
Einwirkzeit:
Ist abhängig von dem subjektiven Empfinden und der Verträglichkeit der Auflage bzw. des Wickels. Empfohlen wird allgemein eine halbe bis eine Stunde Einwirkzeit. Im Anschluß daran soll eine halbe bis eine Stunde Ruhezeit eingehalten werden.

* **Anbieten von Zellstoff und Sputumbecher**
- **Beobachten des Bronchialsekretes**

Beobachtungskriterien:
Farbe, Menge, Konsistenz, Abhusttechnik

* **Mundpflege anbieten**

Pflegeproblem:	Pflegeziel:	Pflegemaßnahmen/*Wirkung:*	Hinweise zur Durchführung:
Der/die Patient/in **atmet durch den Mund**. Gefahr der Austrocknung der oberen Atemwege.	Der/die Patient/in hat eine intakte Atemwegs-schleimhaut.	* **Beobachtung der Atmung - Atemtyp** - **Arztinformation und Ursache abklären**	Eine **Nasenatmung** ist physiologisch. Funktion der Nasenatmung ist die: - Reinigung - Anwärmung - Anfeuchtung.
		* **Regelmäßiges Auffordern zur Nasenatmung** *Die Atemwegsschleimhaut wird durch die Nasenfunktion befeuchtet.*	
Der/die Patient/in atmet durch den Mund, und die **Schleimhäute sind ausgetrocknet**.	Der/die Patient/in hat eine intakte Atemwegs-schleimhaut.	* **Anfeuchten der Einatmungsluft mit einem Ultraschallvernebler** *Die Schleimhaut der Atemwege bleibt dadurch intakt und der Selbstreinigungsmechanismus (Rolltreppeneffekt) der Flimmerhärchen wird unterstützt.*	**Ultraschallvernebler:** Die Tröpfchengröße liegt bei 0,5 µm und gelangt somit bis in die Alveolen. Da es hierdurch zu einer Wasserresorption kommen kann und der Atemwegswiderstand erhöht wird, ist nur eine dosierte Anwendung sinnvoll (z. B. 3x tgl. für 20 Min.). - Sorgfältige hygienische Arbeitsweise - Täglicher Systemwechsel
		* **Flüssigkeitszufuhr festlegen und den Patienten/die Patientin einweisen** * **Flüssigkeitszufuhr nach Trinkfahrplan durchführen**	Siehe Seite 130 und 202
		* **Anfeuchten der Raumluft durch feuchte Tücher**	Feuchte Tücher auf dem Heizkörper können die Luftfeuchtigkeit erhöhen.

Pflegeproblem:	Pflegeziel:	Pflegemaßnahmen/*Wirkung:*	Hinweise zur Durchführung:
Der/die Patient/in ist **Trachealkanülenträger** bzw. ist **intubiert. Gefahr der Austrocknung der Atemwegsschleimhaut.**	Der/die Patient/in hat eine intakte Atemwegs-schleimhaut.	* **Luftbefeuchtung mit Ultraschallvernebler,** *da die physiologische Befeuchtung ausgefallen ist.* * **Künstliche Nase verwenden**	**Ultraschallvernebler.** - auf feste Zeiten achten, da eine zu intensive Befeuchtung zu Überwässerung in den Alveolen führen kann.
*Der/die Patient/in ist **Trachealkanülenträger** bzw. ist intubiert und hat **blutiges Bronchialsekret**.*	Der/die Patient/in erleidet keine Schleimhaut-verletzung.	* **Beobachten des Bronchialsekretes** * **Atraumatischer Absaugvorgang** *Die Gefahr der Verletzung wird minimiert.*	**Beobachtungskriterien**: Farbe, Menge, Konsistenz, Aushusttechnik **Atraumatischer Absaugvorgang:** - Reduzierung der Sogstärke - Absaugkatheter nicht gewaltsam einführen - Bei Widerständen den Katheter drehen und zurückziehen - Atraumatischer Absaugkatheter mit einem Flansch. Hier mit Sog einführen - Intermittierender Sogvorgang unter drehenden Bewegungen
Der/die Patient/in hat **festsitzendes Trachealsekret**. *- Pneumoniegefahr* *- Gefahr von Atelektasen*	Der/die Patient/in hat freie Atemwege.	* **Bronchiallavage mit NaCl-Lösung** *Verkrustete Blutreste werden gelöst.*	**Bronchiallavage:** - Einspritzen von ca. 2 ml 0,9% NaCL - Lösung über die Kanüle oder Tubus einspritzen - Ca. 5 Beatmungen mit dem Atembeutel durchführen - Atraumatischer Absaugvorgang s.o. - Ca. 5 Beatmungen mit dem Atembeutel

Pflegeproblem:	Pflegeziel:	Pflegemaßnahmen/*Wirkung:*	Hinweise zur Durchführung:
Der/die Patient/in ist **Trachealkanülenträger** bzw. ist intubiert. Gefahr der **Infektion der Atemwege**.	Eine Verschlechterung des Krankheitsbildes wird frühzeitig erkannt.	* **Beobachtung:** - **Atemqualität** - **Zeichen eines Sauerstoffmangels** - **Infektionszeichen** - **Täglich Temperaturkontrolle**	**Merkmale:** - Atemtiefe, Atemfrequenz - Zyanose - blaue Zunge, Akren - Blässe der sichtbaren Schleimhäute - Temperaturkontrolle - Bronchialsekret
	Der/die Patient/in hat eine freie Atmung.	* **Belüftende Maßnahmen:** *Die Bildung von Atelektasen wird reduzier, und so die Gefahr einer Keimbesiedelung verringert.*	**Belüftende Maßnahmen:** - Atemübungen - Regelmäßige, tiefe Beatmungen mit dem Atembeutel (Seufzeratmung)
		* **Unterstützung des Sekrettransportes** * **Künstliche Nase benutzen**	- Regelmäßige Bronchialtoilette - Lagerungsdrainagen
	Der/die Patient/in erleidet keine Komplikationen und hat eine intakte Mundschleimhaut.	* **Spezielle Mundpflege durchführen:** *Die Gefahr der Keimverschleppung in den Atemtrakt wird minimiert.*	**Mundpflege:** - Zusatz zur Mundspülung festlegen - Häufigkeit der Mundpflege - nach den Mahlzeiten - festlegen
Gefahr einer **Entzündung am Tracheostoma.**	Der/die Patient/in infiziert sich nicht.	* **Täglicher Verbandswechsel des Tracheostomas mit Wisch-desinfektion**	**Verbandswechsel täglich:** - Alten Verband entfernen (Handschuhe) - Halten der Kanüle durch zweite Pflege-kraft - Reinigen mit Polyvidinjodlösung - Handschuhwechsel - Wundauflage (Metallinekompresse)
		* **Kanülenwechsel durchführen**	- Fixierung der Kanüle mit Halsband - Lagekontrolle - Auskultation

Pflegeproblem:	**Pflegeziel:**	**Pflegemaßnahmen/*Wirkung*:**	**Hinweise zur Durchführung:**
Der/die Patient/in kann das **Trachealsekret bei vorhandener Trachealkanüle nicht abhusten.** *Gefahr der Kanülenverlegung und erhöhtes Infektionsrisiko durch häufiges endotracheales Absaugen.*	Die Trachealkanüle ist frei und durchgängig. Der/die Patientin infiziert sich nicht. Eine Keimverschleppung ist nicht möglich.	* **Steriles, endotracheales Absaugen**	**Regelmäßige Absaugintervalle festlegen:** z.B. alle 2-3 Stunden. Individuelles Absaugen bei stärkerer Sekretion (oder nach Auskultation). **Endotracheales Absaugen:** - Regelmäßiges Wechseln der Ab saugvorrichtung (je nach Produkt und Klinikhygieniker) - Absolut aseptische Vorgehensweise - Absaugvorgang nicht länger als 10-15 Sekunden - Sogstärke in der Regel 2mWs = 20 hPa. - Nach dem Absaugen der Trachea, Mund- und Rachenraum absaugen
		* **Hygienemaßnahmen bei Verwendung eines Absaugsystems durchführen**	**Hygienemaßnahmen:** - Aqua-dest. Flasche tgl. wechseln - Sekretflasche alle 24 Std. wechseln

Pflegeproblem:	Pflegeziel:	Pflegemaßnahmen/*Wirkung:*	Hinweise zur Durchführung:
Der/die Patient/in ist **Trachealkanülenträger** bzw. ist intubiert. Gefahr der **Fehllage**.	Die Lunge wird beidseitig ausreichend belüftet.	* **Auskultation der Lunge nach Manipulationen**	Bei beidseitigen Atemgeräuschen kann davon ausgegangen werden, daß die Kanüle richtig plaziert ist.
Gefahr der **Drucknekrosen** bzw. **Tracheomalazie** bei Inhalation oder Tracheostomie.	Komplikationen werden frühzeitig erkannt.	* **Beobachtung der Lage der Kanüle bzw. Tubus**	**Merkmale:** - Fixation; Markierung - Belüftung der Lungenabschnitte - Hustenreiz, Luftnot - Hautemphysem
Gefahr der **Tracheomalazie** durch zu hohe Drucke	Der/die Patient/in erleidet keine Komplikationen.	* **Fixieren der Kanüle bzw. des Tubus**	
		* **Cuff-Druckkontrollen durchführen**	**Cuffdruck:** Der Cuffdruck darf 17-23 mm/Hg nicht überschreiten (7,5 mm/Hg = 1 k Pa, heute die üblichere Meßgröße).
		* **Entblockung des Cuffs, lt. Arztanweisung**	

Pflegeproblem:	Pflegeziel:	Pflegemaßnahmen/*Wirkung:*	Hinweise zur Durchführung:
Der/die Patient/in **atmet unregelmäßig** und neigt zur Bradypnoe. Gefahr der - Apnoe - Hypoxie Möglich bei: - Narkoseüberhang - Nach hohen Wirbelsäulenverletzungen (C7/C8) - Schlafmittelverordnung - Opiatnebenwirkung - Herz-Kreislauf-Depression	Eine Verschlechterung des Krankheitsbildes wird frühzeitig erkannt.	* **Beobachtung der Atmung** - **Beobachtungszeiten festlegen** - **Sorgfältige Dokumentation**	**Merkmale:** / **Zeichen:** - Atemtiefe: flach - Atemfrequenz: verlangsamt - Atemrhythmus: unregelmäßig - Atemqualität - Sauerstoff: Zyanose, Blässe - Atemtyp Cheyne-Stokes-Atmung mit periodischer Zunahme bzw. Abnahme der Atemtiefe und Atempausen **Einflußfaktoren:** - Schmerzen - Medikamentennebenwirkung
	Beide Lungenhälften sind physiologisch und gleichmäßig belüftet.	* **Atemunterstützende, physiologische Lagerung** (nicht bei Wirbelsäulenverletzungen) *Die Atemmechanik wird erleichtert, der Patient kann leichter atmen.* * **Aufforderung zum häufigen Durchatmen**	**Position:** - Oberkörper erhöht lagern - Arme erhöht auf Lagerungskissen - Knierolle anbieten - Beugung in der Hüfte - Keine einengende Kleidung

Pflegeproblem:	Pflegeziel:	Pflegemaßnahmen/*Wirkung:*	Hinweise zur Durchführung:
Der/die Patient/in leidet an einer **Hyperthyreose**, atmet unregelmäßig und **neigt zur Tachypnoe**. Gefahr der Hyperventilation.	Eine Verschlechterung des Krankheitsbildes wird frühzeitig erkannt.	* **Erfassung der Situation Durchführung von ASE** (s. S. 206) *Atmung wird dadurch vertieft und verlangsamt* * **Durchführung der ASE** siehe Seite 206	**Beobachtungsmerkmale:** - Atemtiefe, Atemfrequenz - Pulsfrequenz, Herzrasen - Schweißsekretion - Emotionale Verfassung (Erregbarkeit) - Appetit **Einflußfaktoren:** - Psychosozialer Streß - Infektionen **Zeichen einer Hyperthyreose:** - Steigerung der Atmung - Motorische Unruhe - Schwitzen - Neigung zu Durchfällen - Parästhesien - Flush im Gesicht
	Komplikationen werden frühzeitig erkannt.	* **Festlegen der Vitalzeichenkontrolle mit dem behandelnden Arzt**	**Empfehlung:** - Atmung 4-stdl. - Pulsfrequenz 4-stdl. - Blutdruck tgl. kontrollieren
	Der/die Patient/in hat eine physiologische Atemtechnik.	* **Atemübungen mit Physiotherapeut absprechen** SORGE FÜR RUHIGE UMGEBUNG * **Streß vermeiden; emotionale Situationen meiden** * **Entspannungstechniken zeigen**	

Pflegeproblem:	Pflegeziel:	Pflegemaßnahmen/*Wirkung:*	Hinweise zur Durchführung:
Der/die Patient/in ist bewußtseinsgetrübt. Gefahr der **Apnoe und Aspiration.** Möglich bei: - Schädeltrauma - Koma - Hohen Wirbelsäulenverletzungen (C7/C8)	Eine Verschlechterung des Krankheitsbildes wird frühzeitig erkannt.	* **Erfassung der Situation** * **Festlegen der Vitalzeichenkontrolle mit dem behandelnden Arzt**	**Beobachtungskriterien:** - Atemtiefe, Atemfrequenz - Bewußtseinslage **Empfehlung:** - Atmung 4-stdl. - Pulsfrequenz 4-stdl. - Blutdruck tgl. - Bewußtseinslage stdl. konrollieren und protokollieren
	Der/die Patient/in aspiriert keinen Speichel und Erbrochenes.	PRÄVENTIVMASSNAHMEN **(Je nach Krankheitsbild, ggf. mit dem behandelnden Arzt abklären)** - **Seitenlage** *Das Zurückfallen der Zunge wird verhindert, und Mundsekret kann aus dem Mund fließen.* - **Rückenlage: Kopf überstrecken und zur Seite drehen** *Das Zurückfallen der Zunge wird verhindert, und Mundsekret kann aus dem Mund fließen.* - **Keine orale Nahrungszufuhr**	ATL "Essen und Trinken"
- Magensonde		* **Regelmäßige Kontrolle auf korrekte Lage und Abflußmöglichkeit.** * **Bereithaltung von Nierenschale und Zellstoff** *Erbrochenes kann sofort aufgefangen werden.* * **Bronchialtoilette**	**Bronchialtoilette:** - Bei hörbarem Sekret - Unter Pulskontrolle Absaugen des Mund- und Rachenraumes

Pflegeproblem:	Pflegeziel:	Pflegemaßnahmen/*Wirkung:*	Hinweise zur Durchführung:
Es wurde eine **Pneumektomie** durchgeführt. Für den postoperativen Verlauf besteht die Gefahr von Belüftungsstörungen.	Die gesunde Lungenhälfte ist optimal belüftet, und die Atmung ist unterstützt.	* **Lagerungswechsel auf die operierte Seite und in Rückenlage** *Bei einer Lagerung auf die operierte Seite kann sich die gesunde, obenliegende Lungenhälfte besser entfalten.*	**Lagewechsel:** - Zweistündlicher Wechsel zwischen Rückenlage und **operierter** Seitenlage **Grundsätzliches:** Eine atemerleichternde Lagerung mit erhöhtem Oberkörper ist grundsätzlich bei Lungeneingriffen von Vorteil. Dabei können die Arme auch erhöht gelagert werden. Dies unterstützt die Atemhilfsmuskulatur.
	Krankhafte Veränderungen werden frühzeitig erkannt.	* **Kontrolle der Lungenbelüftung**	**Beobachtungskriterien:** - Tiefe, Rhythmus, Geräusche, Frequenz, atemabhängiger Schmerz
Es wurde eine **Lobektomie oder Segmentresektion** durchgeführt. Für den postoperativen Verlauf besteht die Gefahr von Belüftungsstörungen.	Die Lungenhälften sind optimal belüftet, und die Atmung ist unterstützt.	* **Lagerungswechsel auf die gesunde Seite und in Rückenlage.** *Bei einer Lagerung auf die gesunde Seite kann sich die operierte, obenliegende Lungenhälfte besser entfalten.*	**Lagewechsel:** - Zweistündlicher Wechsel zwischen Rückenlage und **gesunder** Seitenlage **Grundsätzliches:** Eine atemerleichternde Lagerung mit erhöhtem Oberkörper ist grundsätzlich bei Lungeneingriffen von Vorteil. Dabei können die Arme auch erhöht gelagert werden. Dies unterstützt die Atemhilfsmuskulatur.
		* **Atemübungen mit Atemtrainer**	
		* **Frühmobilisation durchführen**	
		* **Anleitung einer effektiven Atemtechnik**	s.o.

Pflegeproblem:	Pflegeziel:	Pflegemaßnahmen/*Wirkung:*	Hinweise zur Durchführung:
Der/die Patient/in ist aufgrund einer Abwehrschwäche **infektgefährdet. Gefahr der Pneumonie.** Möglich bei: - Konsumierenden Erkrankungen - Immunschwäche HIV-Infektion - Immunsuppressiver Behandlung - Leukämie - Bettlägrigkeit	Eine Verschlechterung des Krankheitsbildes wird frühzeitig erkannt.	* **Beobachtung und Erfassen der Situation** - **Atemqualität** - **Zeichen eines Sauerstoffmangels** - **Infektionszeichen**	**Kriterien:** - Atemtiefe, Atemfrequenz - Zyanose - blaue Zunge, Akren - Blässe der sichtbaren Schleimhäute - Temperaturkontrolle - Bronchialsekret - Beobachten bei körperlicher Belastung - Treppensteigen - Gehstrecke
	Der/die Patient/in kennt die eigenen Ressourcen.	* **Gemeinsame Analyse der Fähigkeiten des Patienten**	
	Die Lunge ist physiologisch belüftet.	* **Atemunterstützende Lagerung entsprechend der Befindlichkeit des Patienten** - **Frühmobilisation**	**Lagerung:** - Oberkörper hoch - Beugung in der Hüfte
	Der/die Patient/in erleidet keine Komplikationen und hat eine intakte Mundschleimhaut.	* **Sorge für hygienische Mundpflege** *Die Gefahr der Keimverschleppung in den Atemtrakt wird minimiert.*	**Mundpflege:** - Mit dem behandelnden Arzt Zusatz zur Mundspülung absprechen - Festlegen der Häufigkeit der Mundpflege - nach den Mahlzeiten
	Der Patient ist über eine gesunde Ernährung informiert.	* **Sorge für gesunde Ernährung** *Die Körperabwehr wird gestärkt.*	**Ernährung:** - Vitamin- und eiweißreiche Kost - Frischobst, Milchprodukte
	Der Patient ist über eine gesunde Lebensweise informiert.	* **Sorge für gesunde Lebensweise** *Das Immunsystem wird nicht zusätzlich belastet.*	**Lebensweise:** - Ausgewogener Schlaf-Wach-Rhythmus - Vermeidung von Stressoren

Pflegeproblem:	Pflegeziel:	Pflegemaßnahmen/*Wirkung:*	Hinweise zur Durchführung:
Der/die Patient/in neigt zu **hypotonen Kreislaufveränderungen**. *Gefahr der Schockniere. Kollapsneigung bei der Mobilisation - Verletzungsgefahr*	Komplikationen werden frühzeitig erkannt.	* **Beobachtung, erfassen und dokumentieren der Situation** * **Beobachten der Urinausscheidung** * **Erstellen einer Flüssigkeitsbilanz** * **Erfassen der individuellen Leistungsfähigkeit und Festlegen der körperlichen Aktivitäten**	**Beobachtungskriterien Merkmale:** / **Hypotonie Zeichen:** - Pulsfrequenz: Tachykardie - Blutdruck: Hypotonie - Hautfarbe: Blässe - Hauttemperatur: kalt - Schweißsekretion: kleinperlig - Schlafverhalten: gesteigert - Urinausscheidung: rückläufig
	Der/die Patient/in hat stabile Kreislaufverhältnisse.	* **Vor mobilisierenden Maßnahmen:** - **Blutdruckkontrollen** - **aktive Bewegungsübungen im Bett** - **Antithrombosestrümpfe anziehen** *Mobilisiert den Kreislauf durch Aktivierung der Muskelpumpe und beugt dem orthostatischen Kollaps vor.*	**Blutdruck:** Eine Blutdruckamplitude von 40 mm/Hg ist normal. Die Grenzwerte werden individuell mit dem behandelnden Arzt festgelegt.
Der/die Patient/in neigt zu **hypertonen Blutdruckwerten**. *Gefahr von Komplikationen.*	Komplikationen werden frühzeitig erkannt.	* **Beobachtung, erfassen und dokumentieren der Situation** * **Erfassen der individuellen Leistungsfähigkeit und Festlegen der körperlichen Aktivitäten** * **Vor mobilisierenden Maßnahmen: Blutdruckkontrollen** * **Gespräche über psychosoziale Streßsituationen führen**	**Beobachtungskriterien Merkmale:** / **Hypertonie Zeichen:** - Pulsfrequenz: Tachykardie - Blutdruck: Hypertonie - Hautfarbe: Rötung - Hauttemperatur: warm - Befindlichkeit: Unruhe Bei einer normalen Schlagfrequenz des Herzens kann die Auswurfleistung aufrechterhalten werden.

Pflegeproblem:	**Pflegeziel:**	**Pflegemaßnahmen/*Wirkung:***	**Hinweise zur Durchführung:**
Der/die Patient/in hat häufig **Nasenbluten** (Epistaxis).	Der Patient erleidet keine Komplikationen.	* **Beobachtung und Erfassen der Situation.** * **Abklärung der Ursache mit dem betreuenden Arzt und Abklärung von Einflußfaktoren**	**Beobachtungsmerkmale:** - Betroffenes Nasenloch - Zeitpunkt und Häufigkeit - Blutdruckveränderungen - Blutverlust
	Der Patient hat einen physiologischen Hirndruck.	* **Bettruhe - Oberkörperhochlagerung** *Der Hirndruck wird minimiert.* * **Meidung körperlicher Anstrengungen**	**Mögliche Ursachen:** - Luftdruckveränderungen - Hypertonie - Infektion der oberen Luftwege - Nebenwirkung von Antikoagulantien - Begleiterscheinung beim schweren Schädel-Hirn-Trauma
		* **Blut in ein Tuch schnäuzen, bzw. laufen lassen** *Das Blut wird nicht geschluckt, dadurch entsteht kein Brechreiz*	* Anzahl der Tücher * Saugfähigkeit beachten
		* **Kühlung des Nackens mit Eis** *Über den cutiviszeralen Reflex werden die Gefäße der Nasenschleimhaut zur Kontraktion stimuliert.*	**Eis:** - Möglichst auch auf den Nasenrücken - Kühlelemente sind sehr praktikabel
		* **Kompression der Nasenflügel** *Die Blutung wird durch eine Kompression gestillt.*	

Pflegeproblem:	Pflegeziel:	Pflegemaßnahmen/*Wirkung:*	Hinweise zur Durchführung:
Der/die Patient/in hat eine **instabile Herz-Kreislauf-Situation.** Gefahr von Komplikationen.	Komplikationen ist vorgebeugt.	* **Für Einhaltung der Bettruhe sorgen**	**Bettruhe lt. Arztanordnung:** - strenge Bettruhe - gelockerte Bettruhe
		* **Regelmäßig Vitalzeichenkontrolle durchführen**	
Leistungsfähigkeit ist eingeschränkt.Der/die Patient/in fühlt sich müde und matt.		* **Stufenweise mobilisieren nach Leistungsfähigekeit des/der Patient/in**	
		* **Unterstützung bei der Körperpflege**	
		* **Unterstützung bei der Nahrungsaufnahme**	
		* **Unterstützung bei der Ausscheidung**	
		* **Gesprächsbereitschaft signalisieren**	
Dem/der Patient/in fehlen Zukunftsperspektiven	Der/die Patient/in fühlt sich verstanden und angenommen.	* **Beratungsgespräch über die weitere Zukunft, falls erwünscht**	

Pflegeproblem:	Pflegeziel:	Pflegemaßnahmen/*Wirkung:*	Hinweise zur Durchführung:
Der/die Patient/in hat eine Thoraxdrainage. - **Gefahr eines Pneumothorax** und/oder der mangelnden Ausdehnung der Lungensegmente.	Einer mangelnden Ausdehnung der Lungensegmente ist vorgebeugt, Veränderungen sind sofort erkannt.	* **Beobachtung der Atmung**	Atemfrequenz, -rhythmus, -geräusch usw.
		* **Kontrolle der Sogstärke und Dichtigkeit des Systems**	Die Sogstärke wird vom Arzt vorgegeben. In der Regel beträgt sie ca. 15-25 cm Wassersäule. Ausnahme ist ist Pneumektomie: hier darf die Sogstärke 5 cm Wassersäule nicht überschreiten, da es sonst zur Mediastinalverschiebung kommen kann.
		* **Bei Manipulationen am System, muß dieses mit 2 Klemmen abgeklemmt werden**	
- *Infektionsgefahr an der Einstichstelle.*	Komplikationsloser Verlauf ist gewährleistet.	* **Tgl. Inspektion der Einstichstelle**	
- *Gefahr der aufsteigenden Infektion.*		* **Tgl. Verbandwechsel der Einstichstelle**	
		* **Temperaturkontrolle**	
		* **Beobachtung und Dokumentation des geförderten Sekrets**	
		* **Geschlossenes Drainagesystem**	
		* **Ableitende Schläuche regelmäßig durchkneten ("melken")**	Dies kann auch mit einer Schlauchrollpumpe durchgeführt werden. Schlauchrollpumpe körpernah ansetzen und den Schlauchinhalt körperfern abrollen.
		* **Aseptischer Wechsel des Drainagesystems**	

1. Indikation:
Zur Diagnostik.

2. Pflegeziele:
Der/die Patient/in ist über den Ablauf informiert.
Der/die Patient/in erleidet keine Komplikationen
Der/die Patient/in ist entspannt.

3. Material:
Blutdruckmanschette mit Druckmanometer und Stethoskop

4. Durchführung:

4.1 Vorbereiten des/der Patienten/in:
- Information über den Ablauf der geplanten Maßnahmen
- Auswahl des Armes, nicht am Arm bei:
  Shunt Operationen, Verletzungen, Lymphstau, Lähmungen (Hemiplegie)
  Es wird zunächst an beiden Armen (wenn möglich) gemessen und bei Seitengleichheit ein Arm festgelegt
- Oberarm frei machen, keine einschnürende Kleidung am Oberarm
- Position und Lagerung festlegen und bei den späteren Messungen beibehalten:
  Im Liegen, im Sitzen, im Stehen
- Arm in Herzhöhe lagern
- Ruhezeit (30 Minuten) einhalten (nicht unmittelbar nach körperlichen Anstrengungen)

4.2 Technik:
- Manschette plazieren: 2 cm oberhalb des Ellenbogengelenkes (3/5 des Oberames sollen mit der Manschette bedeckt sein)
- Ablaßventil schließen und Aufpumpen der Manschette, bei erstmaliger Messung bis ca. 200 mm/Hg
- Dann jeweils ca. 30 mm/Hg höher als der letzte systolische Wert
- Plazieren des Stethoskops in der Ellenbeuge, körpernah (A.brachialis).
- Langsames Ablassen der aufgepumpten Manschette (drei bis vier Schläge pro Sekunde).
- Auskultation des systolischen und diastolischen Wertes (Pulsgeräuschbeginn und Pulsdämpfung).
- Abnehmen der Manschette

5.1 Dokumentation:
- Messung und Messergebnis in mm/Hg oder Kilopascal
- Besonderheiten festhalten

5.2 Nachsorge:
Nach jedem Gebrauch wird das Gerät desinfiziert.

1. Indikation:
Zur Diagnostik.

2. Pflegeziele:
Der/die Patient/in ist über den Ablauf informiert.
Der/die Patient/in erleidet keine Komplikationen und infiziert sich nicht.
Der/die Patient/in ist entspannt und hustet nicht.

3. Material:
Gesondertes Infusionssystem
Venotonometer
Thoraxschublehre - Filzstift
Infusionslösung - z.B. NaCl 0,9% 250 ml

4. Durchführung:

4.1 Vorbereiten des/der Patienten/in:
- Information über den Ablauf der geplanten Maßnahmen
- Position: In flacher Rückenlage. Bei Erkrankungen, wo die Lagerung nicht verändert werden darf, ist mit dem behandelnden Arzt die immer gleich festgelegte Lagerung einzuhalten (z.B. bei Patienten mit gesteigertem Hirndruck, ausgeprägter Herzinsuffizienz)
- Festlegen des Nullpunktes mit der Thoraxschublehre

4.2 Technik:
- Venotonometer in gleicher Höhe des Nullpunktes bringen (Bett in der Höhe verstellen)
- Abstellen der laufenden Infusionslösung (Dreiwegehahn positionieren) und Spülen mit einer isotonischen Infusionslösung (NaCl 0,9 %).
- Dreiwegehahn so stellen, daß über den Meßschenkel die isotonische Infusionslösung einlaufen kann.
- Abwarten bis die Flüssigkeit im Meßschenkel abgesunken ist und mit den Atembewegungen synchron schwankt.
- Ablesen des ermittelten Wertes in cm/H_2O oder mm/HG.
- Meßschenkel mit isotonischer Infusionslösung füllen.
- Laufende Infusionslösung wieder in vorherige Einlaufgeschwindigkeit bringen.
- Patienten wieder lagern.

5.1 Dokumentation:
- Messung und Meßergebnis dokumentieren
- Bei Positionen nicht in Rückenlage wird diese mit dokumentiert.

5.2 Nachsorge:
Infusionslösung und Infusionsleitung täglich erneuern.

Werte von 2-8 cm/H_2O sind physiologisch. Höhere Werte sprechen für eine Kreislaufüberbelastung (Überinfundierung oder Herzinsuffizienz), niedrige Werte sprechen für einen Volumenmangel.

Literaturliste zur ATL "Atmen"

Bienstein, C., Schröder, G., Dekubitus, Prophylaxe und Therapie, Verlag Krankenpflege, Frankfurt 1990

Bierstedt, U., Neurochirurgische Krankheitsbilder und ihre Pflege, Springer Verlag, Berlin 1990

Denk-Giebel, G., Horch, R., Lungenchirurgie, „Die Schwester Der Pfleger“, November, S. 880, Bibliomed Verlag, Melsungen 1988

Friebe, M., Nasenbluten - Bedeutung und Behandlung, „Die Schwester Der Pfleger“, Dezember, S. 1164, Bibliomed Verlag, Melsungen 1992

Gnamm, E., Köther, I., Altenpflege in Ausbildung und Praxis, Thieme Verlag, Stuttgart 1990

Hatch,F., Maietta,L., Schmidt,S., Kinästhetik, Interaktion durch Berührung und Bewegung in der Krankenpflege, V. Krankenpflege,Eschborn 1992

Juchli, L., Krankenpflege, Thieme Verlag, Stuttgart 1991

Jung, U., Hautpflege und Hautschutz bei Inkontinenz, „Die Schwester Der Pfleger“, Januar, S. 64, Bibliomed Verlag, Melsungen 1993

Kretz,, F.-J., Intensivmedizin für Krankenpflegeberufe, Thieme Verlag, Stuttgart 1989

Langer, R., Krankenpflege, Verlag Haus & Gross, Völklingen 1992

Larsen, R., Anästhesie und Intensivmedizin für Schwestern und Pfleger, Springer Verlag, Berlin 1987

Meier, R., Elementare Pflege, Bardtenschlager Verlag, München 1988

Roche Lexikon Medizin, Verlag Urban & Schwarzenberg, München 1993

Seel, M., Die Pflege des Menschen, Brigitte Kunz Verlag, Hagen 1992

Weiß, R., Lehrbuch der Phytotherapie, Hippokrates Verlag, Stuttgart 1991

Unser Körper hat das Bestreben, eine gleichbleibende Körpertemperatur aufrechtzuerhalten. Lebensnotwendige chemische Prozesse, das Funktionieren der einzelnen Systeme und unser Stoffwechsel sind an eine relativ konstante Körpertemperatur gebunden. Die Variationsbreite der normalen Körpertemperatur beträgt 36 bis 37,5 Grad Celsius (vgl. Juchli L., Krankenpflege, S. 311, Stuttgart 1991). Ist die Körpertemperatur im Normalbereich, können sämtliche Stoffwechselvorgänge im Organismus optimal ablaufen, bei Tem-peraturen über dem Normalbereich sind diese Stoff-wechselvorgänge beschleunigt, bei Untertemperatur verlangsamt. Wir wissen, daß mit einem Temperaturanstieg in der Regel eine Erhöhung der Pulsfrequenz und eine Steigerung der Atemfrequenz verbunden ist. Für unseren Kreislauf bedeutet dies eine Mehrbelastung. Umgekehrt nehmen bei Hypothermie Herzfrequenz und Atmung ab; die reduzierten Stoffwechselvorgänge führen zur Teilnahmslosigkeit, Bewußtlosigkeit bis hin zu Koma und Tod.

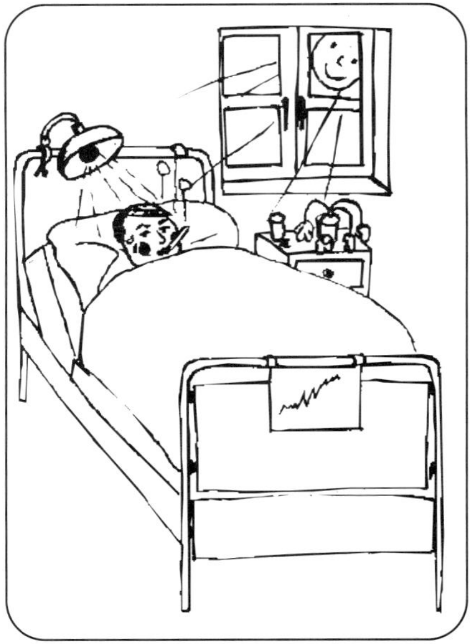

Unser Körper ist also bestrebt eine konstante Körpertemperatur und zwar eine gleichbleibende Körper-kerntemperatur zu erhalten. Die Körperschale, bzw. Hauttemperatur unterliegt im Gegensatz zur Kerntemperatur größeren Schwankungen (25°C-30°C). Die Hautoberfläche hat je nach Klima, Außentemperatur, Kleidung und momentaner Muskelarbeit eine wichtige Funktion bei der Regulierung der Kerntemperatur. Ist die Hautoberfläche gut durchblutet, gibt sie vermehrt Wärme ab. Bei reduzierter Hautdurchblutung ist die Wärmeabgabe geringer. Unser Organismus hat noch mehr Möglichkeiten das Gleichgewicht zwischen Wärmeproduktion und Wärmeabgabe herzustellen. Wärme kann durch eine vermehrte Schweißsekretion und eine gesteigerte Atmung abgegeben werden. Die Wärmebildung wird durch Muskelarbeit (Kältezitter, Schüttelfrost), Erhöhung des Grundumsatzes gesteigert. Damit zwischen Wärmeproduktion (z. B. bei körperlicher Arbeit), Wärmeaufnahme (z. B. durch Sonnenstrahlen) und Wärmeabgabe (z. B. durch verstärktes Schwitzen) die Kerntemperatur auf einem konstanten Soll-Wert von etwa 37 °C gehalten werden kann, ist ein übergeordnetes Zentrum nötig.

Dieses gleichgewichthaltende Organ, unser Wärmeregulationszentrum, liegt im vorderen Teil des Hypothalamus. Das Wärmeregulationszentrum bekommt Informationen über die Außentemperatur durch Wärme- und Kälterezeptoren der Haut und über die Körperkerntemperatur mittels der Temperatur des Blutes, das das Zentrum durchfließt-

Bei Früh- und Neugeborenen ist die Temperaturregulationsfähigkeit noch nicht vollständig ausgebildet. Deshalb ist es besonders wichtig, Früh- und Neugeborene warm zu halten.

Auch bei älteren Menschen funktioniert die Temperaturregulation weniger wirksam, als bei jüngeren Menschen. Hinzu kommt, daß sich ältere Menschen nicht mehr so viel bewegen.

Dies ist der Grund, warum alte Menschen häufig mehrere Kleidungsstücke übereinander tragen.

LISTE ZUR ERFASSUNG DER ATL "KÖRPERTEMPERATUR REGULIEREN"

Körpertemperatur

- Fühlt sich die Haut des Patienten/ der Patientin warm an?
- Ist die Haut überall gut durchblutet und warm?
- Welche Meßmethode zur Ermittlung der Körpertemperatur wird angewendet?
  * rectale Messung
  * sublinguale Messung
  * axillare Messung
  * vaginale Messung
- Ist das entsprechende Thermometer vorhanden?
- Welche Meßzeiten müssen eingehalten werden? (Abhängig von der Meßmethode und vom Thermometer)
- Wie ist die Körpertemperatur?
- Wie sind die verschiedenen Meßmethoden dokumentiert und unterschieden?
- Liegen Vergleichswerte vor?
- ______________________

Fieber

- Hat der/die Patient/in erhöhte Körpertemperatur?
  * subfebrile Temp. 37,1-37,8 °C
  * mäßiges Fieber 37,9-38,4 °C
  * hohes Fieber 38,5-40,0 °C
  * sehr hohes Fieber 40,1 °C und höher

  (vgl. Juchli L, Krankenpflege, S. 313, 1991)
- In welcher Phase des Fieberverlaufes befindet sich der/die Patient/in?
  * Fieberanstieg
  * Fieberhöhe
  * Fieberabfall (Krisis, Lysis)
- Hat der/die Patient/in Schüttelfrost?
- Wie ist die Kreislaufsituation des Patienten/der Patientin?
- Sind fiebersenkende Maßnahmen sinnvoll oder notwendig?
- Wie kann dem Patienten/der Patientin die Situation erleichtert werden?
- ______________________

Raumtemperatur

- Ist die Raumtemperatur angemessen? (Z.B. bei Durchführung von Pflegemaßnahmen wie Körperwaschung?) Bad soll zwischen 23-26 °C haben.
- Fröstelt oder schwitzt der/die Patient/in?
- ______________________

Kleidung

- Ist der/die Patient/in der Außentemperatur entsprechend gekleidet?
- ______________________

Wünsche / Bedürfnisse

- Bevorzugt er/sie nachts besonders kühle Räume?
- Benötigt der/die Patient/in noch eine zweite Decke?
- ______________________

Pflegeprobleme in der ATL "Körpertemperatur regulieren"

Seite

Pflegeproblem:

Es besteht die Gefahr von Komplikationen.
Aufgrund des **Krankheitsverlaufes** ist eine häufige **Temperaturkontrolle notwendig.**
Z.B. bei Patienten/innen
- mit zentralen Zugängen
- nach OP
- mit Abwehrschwäche

Pflegeziel:

Infektionen sind rechtzeitig erkannt, weitere Komplikationen werden verhindert.

Pflegemaßnahmen/*Wirkung:*

* **Temperaturkontrolle**
* **Meßort auswählen**
  - rectal
  - sublingual
  - axillar
  Verschiedene Punkte müssen bei der Temperaturmessung beachtet werden, um exakt einen objektiven Meßwert zu ermitteln, den man auch mit vorangegangenen Werten vergleichen kann.

a) Kontrolle des Thermometers auf Funktionstüchtigkeit

b) Berücksichtigung der Meßdauer abhängig von Thermometerart und Meßstelle

c) Patient/in ist bei der Messung in Ruhe; wird im Liegen vorgenommen

d) Vergleichswerte durch die gleiche Meßmethode ermitteln

Hinweise zur Durchführung:

Temperaturmessung in der Achselhöhle oder Leistenbeuge:
* Meßdauer mit einem Maximalthermometer
  8-10 Minuten.
* Fehlerquellen beim Messen ausschalten, da sonst die Schalentemperatur des Körpers
  ermittelt wird
  - Meßfühler in die trockene Achselhöhle oder Leistenbeuge legen.
  - Ist ganz von Haut umgeben.
  - Es sind keine Kleidungsstücke zwischen Haut und Thermometer.
* Die Temperatur ist 0,5 °C niedriger als bei der rectalen Messung.

Rectale Temperaturmessung:
- Meßdauer (Maximalther.) 2-3 Minuten
- Kerntemperatur wird am ehesten ermittelt
- Wird als unangenehm empfunden und greift in die Intimsphäre ein.
- bei Patient/in mit Hämorrhoiden besteht Verletzungsgefahr

Sublinguale Temperaturmessung:
- Meßdauer (maximal) 5-9 Minuten
- Genaue Lage des Meßfühlers
- Temperatur ist 0,2 Grad niedriger als bei der rectalen Messung.
- Keine warmen oder kalten Getränke vor der Messung trinken.

Digitale Thermometer haben andere Meßzeiten, siehe Gebrauchsanweisung.

Pflegeproblem:	Pflegeziel:	Pflegemaßnahmen/*Wirkung:*	Methoden, Prinzipien, Hinweise:
Der/die Patient/in ist in der Phase des Temperaturanstiegs. Er/sie hat **Schüttelfrost.**	Während der Phase des Temperaturanstiegs ist der Organismus in seiner Anstrengung, die Temperatur zu erhöhen, unterstützt.	* **Wärmezufuhr von außen** *Der Schüttelfrost ist für die Patienten sehr unangenehm und kreislaufbelastend. Durch Wärmezufuhr kann der erhöhte Soll-Wert des Wärmeregulationszentrums schneller erreicht werden. Die Phase des Frösteln und des Schüttelfrostes läßt sich verkürzen.* * **Für Bettruhe und Ruhe sorgen** *Der Körper kann sich in Ruhe besser auf seine Abwehraufgaben konzentrieren.* * **Schweißtreibende Tees**	**Fieber:** Fieber ist nicht als isolierte Funktionsstörung unseres Oranismus zu sehen. In der Regel handelt es sich um einen Abwehrmechanismus des Körpers gegen Krankheitserreger, die durch die Temperaturerhöhung unschädlich gemacht werden sollen. Um diese Temperaturerhöhung zu erreichen, kommt es zu dem typischen Schüttelfrost, bzw. Frösteln vor dem Temperaturanstieg. **Typische Schüttelfrostsymptome:** - Zittern - Frostgefühl, und Frieren - Zähneklappern usw. **Wärmezufuhr durch:** - Zusätzliche Decken - Wärmflasche oder Heizkissen - Heiße Getränke - Zimmertemperatur erhöhen **Temperaturmessung:** Während der Phase des Schüttelfrostes ist eine Temperaturmessung wenig sinnvoll, da erst nach Beendigung des Schüttelns die höchste Temperatur erreicht ist. Außerdem besteht die Gefahr des Zerbrechens bei Quecksilberthermometern. **Schweißtreibende Tees:** - Fliedertee - Lindenblütentee - Holunderblütentee **Zubereitung:** Eine Handvoll Blüten mit 1Liter kochendem Wasser übergießen. 5-8 Minuten ziehen lassen und so heiß wie möglich trinken. 3-5 Tassen pro Tag.

Pflegeproblem:	Pflegeziel:	Pflegemaßnahmen/*Wirkung*:	Hinweise zur Durchführung:
Der/die Patient/in hat **subfebrile Temperaturen** bzw. **mäßiges Fieber.**	Veränderungen werden rechtzeitig erkannt.	* **Beobachtung auf Fieberzeichen** *Durch aufmerksame Beobachtung der Pflegekraft ist gewährleistet, daß ein Fieberanstieg schnell und zuverlässig erkannt wird.*	**Objektive Fieberzeichen:** - Trockene Zunge - Pulserhöhung von 6-8 Schlägen in der Minute / 1°C Temperaturerhöhung. - Beschleunigung der Atmung - Schüttelfrost in der Anstiegsphase, anschließend Schweißausbrüche (großperlig und warm) - Glänzende Augen, gerötete Haut - Temperaturerhöhung **Subjektive Fieberzeichen:** - Kopfschmerzen, heißer Kopf - Müdigkeit und Gliederschmerzen - Frösteln oder Hitzegefühl - Appetitlosigkeit und Durstgefühl - Brennende Augen
	Abweichungen von der normalen Körpertemperatur sind erfaßt. Kritische Situationen werden erkannt, und Maßnahmen zur Senkung der Temperatur können rechtzeitig eingeleitet werden. Der Erfolg pflegerischer Maßnahmen ist überprüft.	* **Regelmäßige Temperaturkontrolle X-mal täglich** *Der Fieberverlauf gibt eventuell Hinweise über die Ursachen von Erkrankungen; ist deshalb wertvoll für den Arzt. Hinzu kommt, daß rechtzeitig eingegriffen werden kann, wenn die Temperatur sich in gefährlichen Bereichen befindet.*	**Temperaturkontrolle bei Fieberpatienten:** - Die Häufigkeit hängt von der Höhe des Fiebers ab. - Bei hohem (ab 38,5°C) bzw. sehr hohem Fieber (ab 40,1°C) muß die Temperatur engmaschig kontrolliert werden. Hier empfiehlt es sich stündlich bzw. mit einer Meßsonde einen Dauerwert der Körpertemperatur zu ermitteln. - Bei subfebrilem (ab 37,1°Celsius) und mäßigem Fieber sollte mindestens alle sechs Stunden die Körpertemperatur ermittelt werden.

Pflegeproblem:	Pflegeziel:	Pflegemaßnahmen/*Wirkung:*	Hinweise zur Durchführung:
Der/die Patient/in hat **hohes Fieber**.	Die Körpertemperatur des Patienten/der Patientin ist normal.	* **Raumtemperatur reduzieren** * **Leicht zudecken, Zug vermeiden**	**Raumtemperatur; leicht zudecken:** Die Raumtemperatur auf 17 bis 19 °C reduzieren. Abdecken und leichtes Bekleiden des Patienten/der Patientin ermöglichen es dem Körper, vermehrt Wärme durch Wärmestrahlung abzugeben.
		* **Antipyretika oder andere fiebersenkende Medikamente laut Arztanordnung**	* Sind immer sinnvoll, wenn der Kreislauf des Patienten/der Patientin durch den Temperaturanstieg zu sehr belastet ist.
		* **Kälteanwendungen durchführen.** *Durch Kälteanwendungen wird dem Körper Wärme entzogen und somit die Körpertemperatur gesenkt.*	**Kälteanwendungen:** Durch Kälteanwendungen wird dem Körper durch Leitung und Verdunstung Wärme entzogen. ***Bei hohem Fieber sollten in jedem Fall Maßnahmen zur Fiebersenkung durchgeführt werden.*** **Wichtig** ist eine langsame und schonende Fiebersenkung. Kälteanwendungen dürfen nicht zu früh begonnen werden. Der Patient darf nicht mehr frösteln.
		a) **Kühle Getränke**	
		b) **Kühlelemente oder Eisbeutel in die Leisten legen**	**Eisblase, Eisbeutel oder Kühlelement in die Leiste legen:** In der Leistenbeuge verlaufen große Blutgefäße, deshalb ist hier eine Kühlung durch Eisbeutel o.ä. sehr wirksam, um die Körpertemperatur zu reduzieren. **Druchführung**: * Kältespender immer mit einem Tuch umwickeln, um Kälteschäden zu vermeiden. * Sobald der Kühleffekt der Kühlelemente nachläßt, auswechseln. * Vitalzeichenkontrolle, da Kollapsgefahr besteht.

Pflegeproblem:

Querverweis:
Der/die Patient/in hat Fieber.

Probleme, die sich daraus ergeben, aber anderen ATLs zugeordnet sind:

Der/die Patient/in schwitzt stark.
Der/die Patient/in hat einen trockenen Mund.
ATL "Sich Waschen und Kleiden"

Der/die Patient/in ist unruhig und desorientiert.
ATL "Wachsein und Schlafen"

Der/die Patient/in ist appetitlos.
ATL "Essen und Trinken"

Der/die Patient/in hat eine Obstipation und evtl. Oligurie.
ATL "Ausscheidung"

Der/die Patient/in ist kollapsgefährdet.
ATL "Atmen"

Pflegeziel:

Pflegemaßnahmen/*Wirkung:*

c) Wadenwickel anlegen

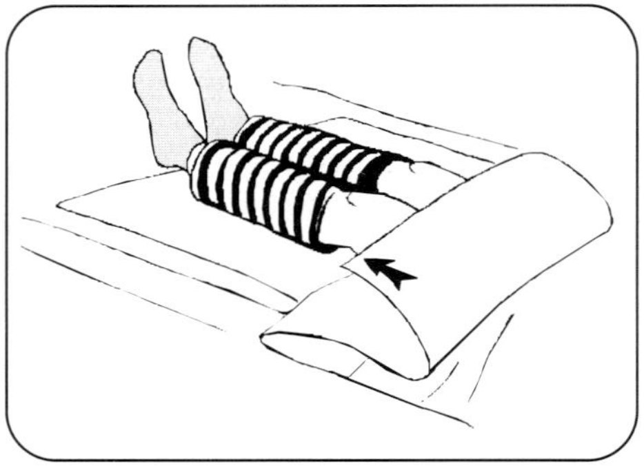

d) Kühle Abwaschung
Auf schonende Art und Weise wird dem Körper Wärme durch Verdunstungskälte entzogen.

Hinweise zur Durchführung:

Wadenwickel:
Die Füße des Patienten/der Patientin müssen warm sein.

Fehlerhaft ist es, wenn bei einem fiebernden Patienten mit kalten Füßen Wadenwickel angelegt werden, denn die erfolgreiche Wärmeableitung ist erst möglich, wenn die Füße warm sind. Gegebenenfalls müssen die Füße erst durch ein warmes Fußbad, warme Socken ect. erwärmt werden.

Durchführung:
- Bettdecke zurückschlagen, Bettschutz unter die Beine legen.
- zwei Frotteetücher mit kaltem Wasser naß machen (zuerst 30°C kühles Leitungswasser); leicht auswinden.
- Um die Waden wickeln, vom Knöchel bis zum Kniegelenk.
- Trockenes Handtuch über die Beine legen, um zu verhindern, daß das Bett naß wird. Keine Plastikdecken verwenden (Wärmestau).
- Die Beine wieder zudecken.
- Die feuchtkühlen Wickel werden ~ alle 10 Minuten, über einen Zeitraum von 30-60 Minuten hinweg, gewechselt. In der Regel sinkt die Temp. um 1-2°C.
- Anschließend eine Pause einlegen, um den Kreislauf des Patienten nicht zu sehr zu belasten.

Kühle Abwaschung:
Mit leicht temperiertem Wasser wird ein Körperteil nach dem anderen gewaschen. So wird z.B. mit dem Arm begonnen. Wichtig ist, mit leichten Strichen zu waschen und den Körper, ohne abzutrocknen , immer wieder zuzudecken. Nach einer kleinen Pause wird der andere Arm gewaschen, nach weiteren 10 Min. das Bein usw., bis der ganze Körper (ohne Intimbereich) gewaschen ist. Durch Verdunstungskälte wird die Körpertemperatur reduziert.

Pflegeproblem:	Pflegeziel:	Pflegemaßnahmen/*Wirkung:*	Hinweise zur Durchführung :
Der **Zyklus** der Patientin **soll ermittelt werden**. Die Patientin kennt die Meßmethoden zur Ermittlung des Zyklus nicht.	Die Ermittlung des Zyklus ist gewährleistet, Fehlerquellen sind gering.	* **Morgendliche Temperaturmessung** *Unsere Körpertemperatur unterliegt Tagesschwankungen und ist abhängig von unserer körperlichen Aktivität. Am frühen Morgen zwischen ca. zwei und sechs Uhr ist die Temperatur am niedrigsten.*	**Temperaturmessungen, um den Zyklus zu ermitteln,** sollten **immer zur gleichen Zeit vor dem Aufstehen** durchgeführt werden. Dabei ist **zur gleichen Zeit** absolut entscheidend, ebenso wie **vor dem Aufstehen**. * Die Werte werden in einen Zykluskalender eingetragen. * Zusätzlich werden Menstruation und Veränderungen des Zervixschleimes dokumentiert.
		* **Anleitung der Patientin** *Ist die Patientin über eventuelle Fehlerquellen informiert, wird sie bereit sein, die Messungen exakt durchzuführen.*	**Anleitung der Patientin:** * **Exakte Meßmethode**, rektal oder sublingual (wenn sie sich für eine Meßmethode entschieden hat, muß sie immer rectal oder sublingual messen und möglichst immer mit dem gleichen Thermometer, (Thermometerwechsel in den Zykluskalender eintragen) * **Zeitpunkt und Regelmäßigkeit** der Messung * **Beobachtungskriterien des Zervixschleimes**

Grundsätzliches zur Wärmeanwendung.

Pflegeproblem:	Pflegeziel:	Pflegemaßnahmen/*Wirkung:*	Hinweise zur Durchführung:
Der/die Patient/in **bekommt eine Wärmeanwendung**. Es können Komplikationen durch die Wärmeanwendung entstehen.	Der/die Patient/in fühlt sich wohl. Der/die Patient/in erleidet keinen Schaden.	* **Abklären ob Kontraindikationen bestehen**	**Keine Wärmeanwendung bei:** - Fieberhaften Erkrankungen - Tuberkulose - Herz- und Kreislaufinsuffizienz - Akuten Entzündungen
		* **Klärung der Indikation für eine Wärmeanwendung** ***(Anwendung im Klinikbereich mit dem Arzt absprechen)***	**Wärmeanwendungen:** - Haben eine durchblutungsfördernde, gefäßerweiternde Wirkung - Durch die Durchblutungssteigerung wird das Gewebe besser mit Sauerstoff, Abwehrstoffen und Nährstoffen versorgt, Abbau- und Ausscheidungsstoffe werden besser abtransportiert. - Durch die Wärmewirkung kommt es zur refelektorischen Gefäßerweiterung der tiefergelegenen Organe (auf zentralnervösem Weg). - Anregung der Hautausscheidungsfunktion - Entspannende, Muskeltonus herabsetzende Wirkung
		* **Auswahl der Anwendungsmethoden und Wickelzusätze**	**Anwendungsmethoden:** - **Wickel** sind zirkulär angelegte Einhüllungen des Körperteils. - **Kompressen, Auflagen und Umschläge** sind Tücher o.ä., die auf die entsprechenden Körperteile aufgelegt werden. - **Kataplasmen** sind breiige Umschläge, die aus verschiedenen Wickelzusätzen hergestellt werden. **Wickelzusätze** werden bei den Problemen erwähnt. - Rotlicht, Wärmestrahler - Wärmflasche
*Es besteht die **Gefahr der Verbrennung durch** die **Wärmeanwendungen.***		* **Temperaturkontrolle vor jedem Anlegen eines Wickels bzw. einer anderen Wärmeanwendung**	* Vorsicht bei Patienten mit Sensibilitätsstörungen * Wärmflasche nie direkt auf die Haut

Pflegeproblem:	Pflegeziel:	Pflegemaßnahmen/*Wirkung:*	Hinweise zur Durchführung:
Der/die Patient/in hat eine **beginnende Erkältung.** Er/sie fröstelt.	Die Erkältung kommt nicht zum Ausbruch.	* **Ansteigendes Vollbad** *Durch die hohe Wassertemperatur kommt es zur starken Entgiftung durch die Haut. Und durch die vermehrte Schweißsekretion wird der Stoffwechsel angeregt.*	Ansteigende Bäder sind nur bei Patienten mit stabilem Kreislauf möglich. **Durchführung:** - Beginn mit Wassertemp. von ca. 35°C - Innerhalb von 10 Minuten läßt man so viel heißes Wasser dazulaufen, daß sich die Wassertemp. auf 40°C- 41°C erhöht. - Nach 10-15 Min. kommt es meist zu einem starken Schweißausbruch, mit dem man das Bad beendet. - Mit einer kurzen, kühlen Teil- oder Ganzwaschung schließt man das ansteigende Vollbad ab.
		* **Anschließende Schwitzpackung** **Zusätzlich schweißtreibende Tees** **a) Holunderblütentee** Stark schweißtreibende Wirkung. 1Tasse Tee/1Eßl. Holunderblüten überbrühen und fünf Minuten ziehen lassen. Den Tee so heiß wie möglich trinken. **b) Lindenblütentee** 1 Eßl. Tee/ Tasse überbrühen und kurz ziehen lassen, möglichst heiß trinken. **c) Teemischung aus Linden- und Holunderblüten.**	**Anschließende Schwitzpackung:** - Nach dem Bad in ein großes Badehandtuch einwickeln und warm eingehüllt ins Bett legen. - Zusätzlich schweißtreibende Tees wie Holunderblütentee oder Lindenblütentee trinken. - Nach einer halben Stunde gut abtrocknen, evtl. nochmal kühl abwaschen und frische Kleidung anziehen, leichter zudecken (aber warm halten). - Anschließend eine Ruhepause von mind. einer Stunde einhalten. - Für ausreichend Flüssigkeitszufuhr sorgen.

Pflegeproblem:	Pflegeziel:	Pflegemaßnahmen/Wirkung:	Hinweise zur Durchführung:
Der/die Patient/in hat **chronisch kalte Füße.** Zum Beispiel bei: - AVK I. - II. Grades - Hypotonie	Der/die Patient/in fühlt sich wohl und hat warme Füße.	* **Warmes bzw. ansteigendes Fußbad** Ist durchblutungsfördernd, wirkt reflektorisch entspannend auf die Bauchorgane, ist beruhigend und schlaffördernd.	**Durchführung eines warmen Fußbades:** - Fußbadewanne mit Wasser füllen (36 - 38°C) - Ca. 10-15 Minuten Füße baden - Abschluß mit einem kurzen, kalten Guß **Ansteigende Fußbad:** - Wassertemperatur zu Beginn ca. 33°C - Steigerung der Temperatur in einem Zeitraum von 15 Min. auf ca. 40°C - Abtrocknen und anschließend Bettruhe **Vorsicht bei schwerer AVK III. - IV. Grades!** Bei schweren arteriellen Durchblutungsstörungen Wärmeanwendungen nur am gesunden Bein.
		* **Füße mit einer Wärmflasche im Bett aufwärmen**	**Vorsicht bei Patienten/Patientinnen mit Sensibilitätsstörungen!**
- Schweren arteriellen Durchblutungsstörungen	Komplikationen wird vorgebeugt.	* **Warme, nicht einschnürende, weiche Socken und Schuhe**	Geeignet sind Socken aus Naturmaterialien, die Schweiß gut aufnehmen. Auch die Schuhe sollen bequem, warm und atmungsaktiv sein.

Pflegeproblem:	Pflegeziel:	Pflegemaßnahmen/*Wirkung:*	Hinweise zur Durchführung:
Der/die Patient/in hat eine **Unterkühlung**. (=Hypothermie)	Der/die Patient/in ist vor weiterer Abkühlung geschützt.	* **Zudecken und vor weiterer Auskühlung schützen**	* Für trockene Kleidung sorgen * Alufolien eignen sich gut, um den Körper vor weiterer Auskühlung zu schützen.
Gefahr der Kreislaufdysregulation.	Körperkerntemperatur sinkt durch Bergung nicht weiter ab.	* **Bewegung vermeiden** *Durch zu starke Bewegung und selbständige Fortbewegung kann kaltes Blut in den Körperkern gelangen und zum Bergungstod führen.*	**Bewegung vermeiden** Bei starker Hypothermie keine Bewegung durchführen. Keinen Kleidungswechsel vornehmen.
	Die Körpertemperatur des Patienten ist normal.	* **Langsame aktive Erwärmung von innen** *Direkte Wärmeanwendungen mittels Wärmestrahler oder Wärmflasche führen zu einer oberflächlichen Gefäßerweiterung, wodurch den lebenswichtigen inneren Organen weitere Wärme entzogen wird.*	**Bei bewußtseinsklaren Patienten:** Heiße Getränke, ***kein Alkohol.*** **Bei bewußtlosen Patienten:** Intensivmedizinische Maßnahmen sind notwendig. - Vitalzeichenkontrolle - Eventuell Reanimation und Intubation - Erwärmung mit Hilfe der Herz-Lungen-Maschine, angewärmten Infusionslösungen, oder Peritonealdialyse (laut Arztanordnung).
	Ein Kreislaufkollaps wird vermieden.	* **Langsame Wiedererwärmung mit einem Temperaturanstieg von 0,5°C / 1 Stunde**	

Pflegeproblem:	Pflegeziel:	Pflegemaßnahmen/*Wirkung:*	Hinweise zur Durchführung:
Der/die Patient/in ist **verspannt** bzw. **angespannt.** Er/sie kann sich nicht entspannen.	Der/die Patient/in fühlt sich wohl und kann sich entspannen.	* **Warme Voll- oder Teilbäder** *Sie haben eine entspannende, wohltuende Wirkung und können deshalb bei Verspannungen gut eingesetzt werden.* **- Vollbad** **- Dreiviertelbad** **- Halbbad** **- Fußbad** **- Armbad**	* Wassertemperatur ca. 33°C - 38°C * **Möglichkeiten:** *Vollbad*: Der Körper wird bis über die Schultern bedeckt. *Dreiviertelbad*: Das Wasser reicht knapp bis zur Brustwarze. *Halbbad*: Das Wasser geht bis zur Taille. *Fuß*- oder *Armbad*. Die Wahl der Anwendungen ist abhängig von der Kreislaufsituation und dem Hautzustand des Patienten oder bestehenden Erkrankungen (Arzt befragen). * Badedauer maximal 15 Minuten * Mit einem kalten Guß beenden und eine anschließende Ruhepause von mindestens zwanzig Minuten einhalten.
		* **Warme Dusche**	* Wassertemperatur ca. 37°C - 40°C * Duschdauer ca. 5-10 Minuten * Beenden mit kurzem, kalten Guß * Anschließende Bettruhe von mindestens dreißig Minuten.

Pflegeproblem:	Pflegeziel:	Pflegemaßnahmen/*Wirkung:*	Hinweise zur Durchführung:
Der/die Patient/in **friert leicht.** Zum Beispiel: - Ältere Menschen - Patienten mit Infusionstherapie	Der/die Patient/in fühlt sich wohl.	* **Zweite Bettdecke besorgen**	Häufig werden bei Patienten/Patientinnen die Bettdecken über das Bettgestell gelegt, so daß Luft bei den Füßen zirkulieren kann. Dies ist hier zu vermeiden.
		* **Raumtemperatur erhöhen** **- Baderäume vorheizen (23-25 Grad C)**	**Gesunde Raumtemperatur** liegt zwischen 20 und 22 Grad C, sehr viel mehr sollte die Temperatur nicht sein. Wichtig ist auch trotz Kältegefühl, den Raum 2-3 mal täglich zu lüften. Dabei darauf achten, daß kein Durchzug entsteht. Den Patienten/die Patientin entweder gut zudecken oder während der Zeit des Lüftens aus dem Raum fahren.
		* **Für angemessene Bekleidung sorgen**	**Beispiele:** - Beim Aufstehen Morgenmantel anziehen - Lange Unterwäsche - Langärmelige Nachthemden und Schlafanzüge
Der/die Patient/in **schwitzt häufig.** Zum Beispiel: - hohe Außentemperaturen - vegetative Störungen	Der/die Patient/in fühlt sich wohl.	* **Leichte Bettdecke besorgen**	**Leichte Bettdecke:** Im Sommer finden es Patienten/Patientinnen sehr angenehm, wenn sie sich nur mit einem Leintuch zudecken können.
		* **Für leichte Bekleidung sorgen**	

Pflegeproblem:	Pflegeziel:	Pflegemaßnahmen/*Wirkung:*	Hinweise zur Durchführung:
Der/die Patient/in hat einen **akut entzündlichen Prozeß.** Zum Beispiel: - Brustdrüsenentzündung - Sehnenscheidentzündung - Insektenstiche - Akne - Gelenksentzündung	Der/die Patient/in ist schmerzfrei. Ansammlung von entzündungsbedingten Gewebsflüssigkeiten ist vorgebeugt.	* **Abklären von Kontraindikationen** * **Durchführung einer Quarkauflage** *Quark hat einen angenehm kühlenden Effekt. Zudem leitet Quark Entzündungsstoffe ab.*	**Keine Kälteanwendung bei:** - Kiefer- und Stirnhöhlenentzündung - Ohren-, akuten Blasen-, Nierenbeckenentzündungen, akuter Bronchitis - Unzureichender Blutzirkulation **Quarkauflage:** Verwendet wird fettarmer Speisequark ohne Bindemittel. **Zubereitung:** Der Quark wird 0,5 - 1 cm dick auf ein Kompressentuch gestrichen. Anschließend die vier Seiten einschlagen. Mit der Unterseite auflegen. Der Quark kann auch direkt auf die betroffene Hautstelle aufgetragen werden. Bei Brustdrüsenentzündungen muß das Kompressentuch steril sein bzw. frisch gebügelt (Infektionsgefahr). **Einwirkdauer:** Richtet sich bei akuten Entzündungen nach dem kühlenden Effekt der Kompresse (ca. 10 - 30 Min). (Vgl. Maya Thüler, Wohltuende Wickel, 1986, S. 81 ff.)
- oberflächliche Venenentzündungen - Verstauchungen, Prellungen oder Quetschungen		* **Alkoholumschläge** *Alkohol hat aufgrund der raschen Verdunstung einen stark kühlenden Effekt. Alkohol hat zudem eine abschwellende und zusammenziehende Wirkung.*	**Alkoholumschlag:** Verwendet wird 20%iger Alkohol; hochprozentiger Alkohol muß mit Wasser verdünnt werden. **Durchführung:** Die mit Alkohollösung getränkten Kompressen werden gut feucht aufgelegt und nur leicht mit einer Mullbinde fixiert. Gute Hautpflege nach der Anwendung ist notwendig, da Alkohol die Haut extrem austrocknet.

Pflegeproblem:	Pflegeziel:	Pflegemaßnahmen/*Wirkung:*	Hinweise zur Durchführung:
Der/die Patient/in hat eine **Prellung, Verstauchung** oder **Quetschung.**	Die Schmerzen sind gelindert. Schwellungen werden verhindert, bzw. gehen zurück.	* **Durchführung einer Kälteanwendung** *Sie wirken schmerzlindernd, verhindern die Ausbreitung von beginnenden Entzündungen, hemmen die Vermehrung von Bakterien und haben eine gefäßverengende Wirkung.*	**Kälteanwendungen:** - Nur bei intakter Blutzirkulation - Am Körperstamm nur kurzfristige Anwendungen
		- **Kaltwasseranwendung**	* Eignet sich gut an den Extremitäten * Nur bei geschlossener, intakter Haut * In Form von kaltem Fuß- oder Handbad
		- **Eisbeutel auflegen**	**Eisbeutel:** Zerkleinerte Eiswürfel werden in eine Eisblase oder einen Plastiksack gefüllt. In ein Handtuch eingeschlagen, kann der Eisbeutel aufgelegt werden. Trockene Kälteanwendung.
		- **Kühlelemente auflegen**	**Kühlelemente:** Müssen 2-3 Stunden im Tiefkühlfach gelagert werden. Anschießend in ein Handtuch einschlagen und auflegen. **Einwirkungsdauer** liegt zwischen zwanzig bis dreißig Minuten. Nach einer Pause kann die Anwendung wiederholt werden.
		- **Kalte Kompressen und Auflagen**	**Kalte Kompressen:** Mit Quark, Salzwasser, Heilerde
		- **Alkoholumschlag**	

Pflegeproblem:	Pflegeziel:	Pflegemaßnahmen/*Wirkung:*	Hinweise zur Durchführung:
Der/die Patient/in hat **Krampfadern.**	Der/die Patient/in kennt Maßnahmen, um Komplikationen vorzubeugen.	* **Anleitung und Durchführung eines kalten Kniegußes nach Kneipp** *Wirkt kräftigend auf die Venen, hat eine reaktive Erweiterung der Arterien zur Folge und wirkt damit entstauend.* 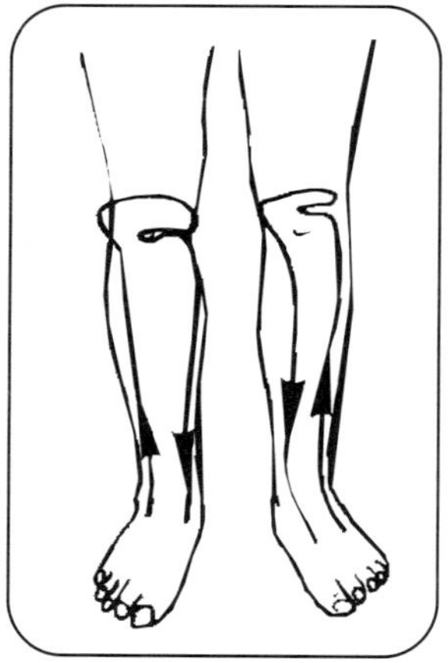	**Vorsicht:** Patienten/Patientinnen mit niedrigem Blutdruck dürfen den kalten Knieguß nur bedingt durchführen, da er auch blutdrucksenkend wirkt. **Durchführung:** - Im Stehen oder Sitzen - Der kalte Wasserstrahl wird vom Fußrükken an der Außenseite des einen Beines bis eine Handbreite über das Knie geführt. Dort kurz mit dem Wasserstrahl verharren und dann an der Beininnenseite abwärts führen. - Das gleiche am anderen Bein. - Abschließend beide Fußsohlen mit einem kalten Guß behandeln. - Gut abtrocknen Nach dem kalten Knieguß die Beine aktiv wiedererwärmen. Am besten durch Bewegung oder warme Socken.
Es treten Beschwerden wie schwere, gestaute Beine, Juckreiz, Berührungsempfindlichkeit oder Wadenkrämpfe auf.	Beschwerden sind gelindert.	* **Heilerde-Auflagen** * **Quark-Auflagen (kühlende Auflagen)** *Der angenehm kühlende Effekt lindert die Beschwerden.*	**Quarkauflage** siehe oben **Heilerde-Auflage** Heilerdepulver mit kaltem Wasser zu einem streichfähigen Brei anrühren. Diesen auf ein Tuch ca. 1cm dick aufstreichen und einschlagen (Tuch hat die Größe der Problemzone). Einwirkzeit richtet sich nach dem kühlenden Effekt. Danach Hautpflege. ***Beine während der Auflage entspannt hochlagern.***

Pflegeproblem:	**Pflegeziel:**	**Pflegemaßnahmen/*Wirkung:***	**Hinweise zur Durchführung:**
Der/die Patient/in hat einen **Hitzeschlag.**	Komplikationen werden vermieden.	* **Beobachtung auf Anzeichen eines Hitzeschlages**	**Hitzeschlag:** Wärmeregulationsstörung durch Einfluß hoher Temperaturen ohne ausreichende Wärmeabgabe. **Symptome:** - Kopfschmerzen, Übelkeit - Tachykardie und Blutdruckabfall - Trockene, heiße Haut - Temperaturerhöhung bis zu 40°C möglich
		* **Überwachung der Vitalzeichen**	* Die Überwachung kann je nach Stadium notwendig sein. * Komplikationen können Kreislaufzusammenbruch, Atemstillstand sein. Die nötigen Maßnahmen müssen dann ergriffen werden.
	Die Körpertemperatur ist normal.	* **Kälteanwendungen durchführen**	**Kälteanwendungen:** - Kalte Getränke - Kühle Umschläge, kühle Abwaschung (siehe Fieber)

Pflegeproblem:

Der/die Patient/in hat **Durchblutungs-** bzw. **Kreislaufstörungen.**
Möglich bei:
- Hypotonie
- Vegetativer Fehlsteuerung

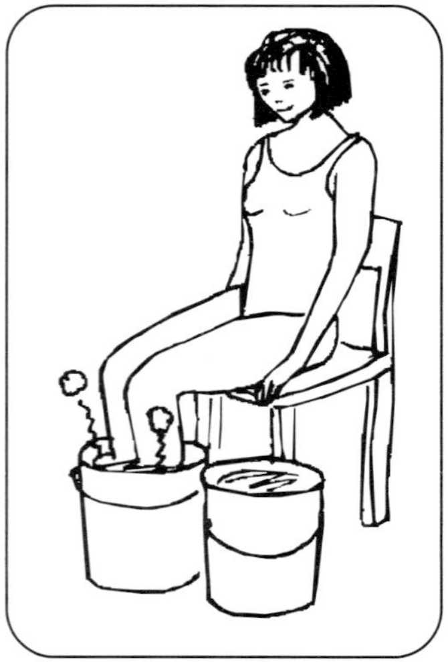

Pflegeziel:

Der Kreislauf des Patienten/der Patientin ist stabil.

Pflegemaßnahmen/*Wirkung:*

* **Wassertreten**

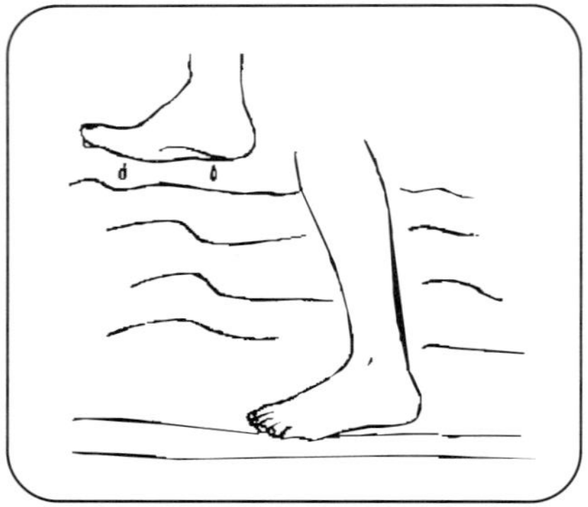

* **Wechselwasseranwendungen**
  Wechselanwendungen trainieren vor allem die Gefäßregulation; haben gleichzeitig einen abhärtenden Effekt.

  Möglichkeiten:

- **Wechselfußbad**
- **Wechselarmbad**
- **Wechselduschen**
- **Wechselbäder**

Hinweise zur Durchführung:

* Die Badewanne bis Wadenhöhe mit kaltem Wasser füllen. Ca. zwei Minuten lang in der Badewanne auf und ab gehen. Bei jedem Schritt werden die Beine ganz aus dem Wasser gehoben. Danach die Beine abstreifen und leichte Gymnastikübungen durchführen.

Kalt-/Warm-Anwendungen:
Immer mit der warmen Anwendung beginnen und mit der kalten enden. Insgesamt wechselt man ~ zwei- bis dreimal zwischen warmem und kaltem Wasser.
Das warme Bad oder Duschen dauert ca. drei bis fünf Minuten, die kalte Anwendung zwischen zehn und zwanzig Sekunden.

Literaturliste zur ATL "Körpertemperatur regulieren"

Brüggemann, W., Kneipptherapie, Springer Verlag, Berlin 1986

Juchli, L., Krankenpflege, Thieme Verlag, Stuttgart, New York 1991

Leibold, G., Naturheilkunde, Falken Verlag, Niedernhausen/Ts. 1988

Thüler, M., Wohltuende Wickel, Selbstverlag, Blüemlisalpstr. 1, CH-3076 Worb 1986

Gedanken zur ATL "Wachsein und Schlafen"

Die *ATL "Wachsein und Schlafen"* gehört zu den elementaren Lebensfunktionen. Um unsere körperlichen und seelisch-geistigen Kräfte wieder zu regenerieren, benötigen wir ausreichend Schlaf. Im Schlaf erholen sich Körper. Träume begleiten uns im Schlaf, Wachstumshormone werden ausgeschüttet, die Körpertemperatur, der Blutdruck, die Atemfrequenz und die Herzfrequenz sinken.

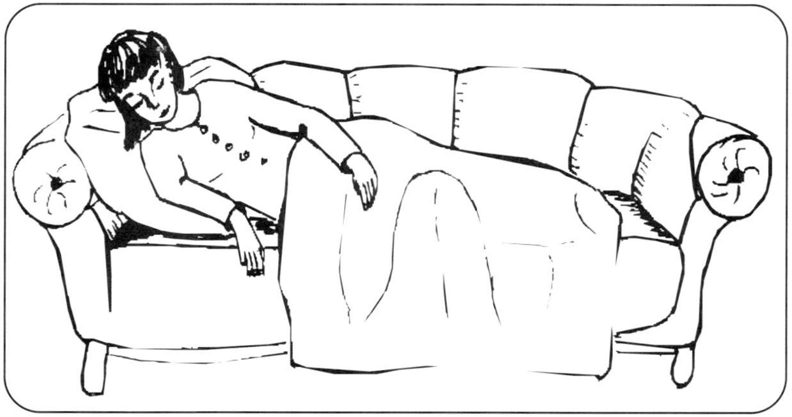

Wir stellen uns mit unserem Tagesrhythmus auf die Ruhe- und Schlafenszeit ein. Abweichungen beeinflussen sofort unseren Körper und unsere Stimmungslage sowie unser Leistungsvermögen.

Neben den individuellen Schlafbedürfnissen haben Säuglinge und Kleinkinder ein physiologisch erhöhtes Schlafbedürfnis. Mit zunehmendem Alter nimmt die Schlafdauer ab.

Der Schlaf, nebst seinen Träumen und Erlebnissen, gehört zu den Intimitäten des Menschen, die er nicht mit jedem teilt. Auch der Schlafraum und das Einschlafritual werden von unserem Intimitätsbedürfnis bestimmt. Jeder Eingriff in unseren Schlaf ist mit einer Störung der Intimsphäre verbunden.

Schlafstörungen rufen den Schlaf oft erst wieder ins Bewußtsein. Dabei können vielfältige Erkrankungen die Ursache sein, so zum Beispiel:

- psychiatrische Erkrankungen wie Depressionen und manische Zustände,
- Drogen-, Alkohol- und Medikamentenmißbrauch.

Die Auswirkung von Schlafstörungen auf unser Immunsystem ist noch nicht geklärt, es wird aber vermutet, daß das Abwehrsystem geschwächt wird. Alles in allem bleibt der Schlaf ein großes Rätsel, und wir wissen noch zu wenig über ihn.

Pflegerische Aufgaben in der ATL "Wachsein und Schlafen" sind:

- Analyse von Schlafstörungen und Beobachtung des Schlafes
- Wissen um Einflußfaktoren bei Schlafstörungen
- Beobachtung des Bewußtseinszustandes
- Analyse von Verwirrtheitszuständen
- Unterstützung bei Lagerungen
- Wahrung der Intimsphäre soweit wie möglich

Liste zur Erfassung der ATL "Wachsein und schlafen"

Schlafbedürfnis
Wie lange ist die gewöhnliche Schlafdauer?
Werden regelmäßige Schlafzeiten eingehalten?
Wird gewöhnlich ein Mittagsschlaf gehalten?

Schlafritual
Wird vor dem Schlafen noch eine Mahlzeit eingenommen?
An welche Zimmertemperatur ist der/die Patient/in gewöhnt?
Wann geht der/die Patient/in ins Bett?
Wann wird gewöhnlich aufgestanden?
Werden Schlafmittel eingenommen?

Schlafverhalten
Besteht eine subjektives Schlafdefizit?
Treten lange Wachphasen während der Nacht auf?
Ist der Schlaf-Wach-Rhythmus durch Schichtarbeit gestört?

Schlafstörungen
Bestehen Schlafstörungen?
- Einschlafstörung
- Durchschlafstörung
- Häufiges, frühzeitiges Aufwachen

Ursachen:
- Körperlich: Schmerzen, Krankheit ...
- Seelisch: Konflikte, Streß ...
- Umwelt: Lärm, Klima...
- Genußmittel: Coffein, Alkohol, Nikotin, Obstsäfte
- Medikamenteneinnahme
- Ernährung: Fette, große Mahlzeiten ...

Schlaf
Narkolepsie - Schlafanfälle, weckbar, meist von kurzer Dauer

Bettruhe
- Strenge Bettruhe
- Aufstehen zum Nachtstuhlgehen erlaubt
- Mobilisation dem Allgemeinbefinden anpassen

Bewußtseinsstufen
- Aufmerksam, klar
- Benommen
- Somnolent
- Komatös
  - Gezielte Schmerzabwehr
  - Ungezielte Schmerzabwehr
  - Streckreaktionen auf Schmerzreaktionen
  - Keine Reaktionen

Neurologische Störungen
- Sensibilitätsstörungen
- Motorik - Paresen
- Orientierungsfähigkeit
- Kognitive Leistung
  Denken verzögert
  Sprache verlangsamt
  Merkfähigkeit - Kurzzeitgedächtnis
  Langzeitgedächtnis
- Koordination der Bewegung

Lagerungen
Müssen bestimmte Lagerungsarten eingehalten werden?

Liste der Pflegeprobleme in der ATL "Wachsein und schlafen"

Seite

Pflegeproblem/ Schlafstörungen:

Liste der Pflegeprobleme in der ATL "Wachsein und schlafen"

Pflegeproblem:	Pflegeziel:	Pflegemaßnahmen/*Wirkung:*	Hinweise zur Durchführung:
Der/die Patient/in **kann nicht einschlafen** aufgrund von **Bewegungseinschränkung** durch:	Der/die Patient/in akzeptiert seinen/ihren augenblicklichen Zustand.	* **Aufklärung über Notwendigkeit der Lagerung und Aufzeigen von unterstützenden Maßnahmen zur Entlastung**	
- Extension - Fixateur - Halskrause - Gipsverband - Sonden - Redonleitung - Infusionsleitungen - Lange Bettruhe	Der/die Patient/in kann sich im Schlaf entspannen und erholen.	ENTLASTUNGSMASSNAHMEN * **Bewegungsfreiheit einräumen** *Unterstützt die Selbständigkeit und vermindert das Gefühl der Hilflosigkeit.*	* Lange Infusionsleitungen ermöglichen einen größeren Bewegungsradius * Fixieren der Schläuche mit einem Pflasterzügel oder einer Mullbinde - *vermittelt ein Sicherheitsgefühl*
		* **Lagerung mit Lagerungskissen unterstützen** *Die bequeme Lagerung unterstützt das Entspannen in der Ruhephase.*	**Lagerung:** - Unterstützung der Lendenlordose mit einem gefalteten Handtuch - Bauchdeckenentspannende Lagerung mit Lagerungskissen Sie sollte jedoch wegen der Gefahr der Kontraktur nur stundenweise belassen werden - Beachtung und Einhalten der physiologischen Lage des/der Patienten/in - Weichlagerung mit Fellen - ungünstig bei Patienten/innen, die stark schwitzen
		* **Hochlagerung von Extremitäten** *Das Abschwellen wird unterstützt und Abschnürungen vermindert.*	* Möglich auf Lagerungskissen * So positionieren, daß eine schiefe Ebene entsteht

Pflegeproblem:	Pflegeziel:	Pflegemaßnahmen/*Wirkung:*	Hinweise zur Durchführung:
Der/die Patient/in kann nicht **einschlafen** aufgrund: * **zeitlicher Verschiebung** im Tagesablauf	Der/die Patient/in hat einen geregelten Schlaf-Wach-Rhythmus.	* **Beobachten des Schlafverhaltens**	**Beobachtungsmerkmale:** - Atemqualität, Hautfarbe (Zyanose, Blässe) - Motorische Bewegungen, Unruhe - Bewegung des Auges - Schweiß - Verbale Äußerungen (Stöhnen, Schnarchen). In der Tiefschlafphase ist die Atmung vertieft und langsam.
	Der/die Patient/in erlebt keine zusätzlichen Störungen.	* **Tagsüber Ruhezeiten vermeiden** - **Weckzeiten festlegen**	**Tagesplan:** - Tagesablaufplan aufstellen - besonders bei psychischen Störungen
* **körperlicher Beschwerden:** - Magenbeschwerden - Unwohlsein - Kalten Füßen	Der/die Patient/in kann sich im Schlaf entspannen und erholen.	LINDERUNG VON BESCHWERDEN * **Lagerung:** Z.B. bei Magenbeschwerden, Knierolle, Anziehen der Beine *Entspannt die Muskulatur und wirkt dadurch schmerzlindernd.*	**Lagerung:** - Bauchdeckenentspannende Lagerung - Baumwollsocken - Zweite Decke anbieten - Seitenlagerung mit Anziehen der Beine
		* **Anwendung lokaler Wärme** *Wärme wirkt entspannend auf die Muskulatur und hat eine wohltuende Wirkung.*	**Keine Wärmezufuhr bei:** - Entzündungen in Hohlorganen - Blutungsgefahr (Menstruation) - Sensibilitätsstörungen - Durchblutungsstörungen, Bewußtlosigkeit - Schockzuständen, Verwirrtheit Wärmflasche bei 60°C. Zu beachten ist, daß sie durch ihr Gewicht nicht einen zu großen Druck auf den Magen ausübt.
		* **Anbieten von Körperpflege**	

Pflegeproblem:	Pflegeziel:	Pflegemaßnahmen/Wirkung:	Hinweise zur Durchführung:
Der/die Patient/in kann nicht **einschlafen** aufgrund von * **Mundatmung** durch verstopfte Nase (OP-Verband) * **Magensonde** (O_2 Nasensonde)	Der/die Patient/in kann frei atmen.	* **Ultraschallvernebler** *Die Schleimhaut bleibt intakt und der Mundraum trocknet nicht aus.* - **Regelmäßiger Systemwechsel** *Die Infektionsgefahr ist gemindert.* - **Handtuch als Nässeschutz** * **Angemessene Raumbelüftung und Raumtemperatur**	**Ultraschallvernebler:** - Mehrmals täglich anbieten (~ 4 x tgl.) - Bei Patienten mit Herzinsuffizienz ist Vorsicht geboten, da es zu einer Überwässerung kommen kann. Die Alveolen können die kleinen Tropfen des Verneblers nicht resorbieren.
* **Schmerzen**	Der/die Patient/in ist entspannt.	* **Entspannungsübungen nach der Theorie des „Human factoring“**[1]	**„Human factoring“:** Die Muskeln in unserem Körper sind in einer bestimmten Spannung, um unseren Körper in der jeweiligen Position zu halten. Wird eine andere Position eingenommen, so verändert sich der Spannungszustand. Dieses bewußte Einstellen auf eine neue Körperposition kann die innere Spannung lösen. Beispiel: Ein bestimmter Gegenstand (Kissen, gefaltetes Tuch) wird unter ein Körperteil gelegt. Nun wird diese Position bewußt erspürt. Nach einiger Zeit wird der Gegenstand entfernt und die neue Position wieder bewußt wahrgenommen. So können Spannungen gelöst werden, die die Schmerzen verursachen.
	Der/die Patient/in hat keine Schmerzen. Der/die Patient/in toleriert die Schmerzen, und sie behindern ihn/sie nicht beim Einschlafen.	* **Analgetikagabe - Bedarfsmedikation nach Arztverordnung** *Der Medikamentenspiegel bleibt konstant, und der Verbrauch reduziert sich.*	Sinnvoll ist hier ein Zeitplan, in dem die Abstände stundenweise genau eingehalten werden. Z.B.: 8^{oo}, 14^{oo}, 20^{oo}, 2^{oo} Uhr. 1. Sofort Bedarfsmedikation verabreichen, wenn der/die Patient/in sich meldet 2. Genaues Einhalten der Intervalle der Analgetikagabe s.o.

1 Vgl. HATCH, F. u.a.: *Kinästhetik*, Eschborn 1992, S.115-121.

Pflegeproblem:	Pflegeziel:	Pflegemaßnahmen/*Wirkung:*	Hinweise zur Durchführung:
Der/die Patient/in kann nicht **einschlafen** aufgrund von: * **Umgebungsreizen** (Aktivitäten beim Bettnachbarn) * **Unruhe** und Hektik auf der Station	Der/die Patient/in hat ausreichenden, erholsamen Schlaf.	* **Besuchszeiten mit den Besuchern abstimmen** * **Einhaltung der Nachtruhe** - **Zimmerlautstärke einhalten** *Feste Regeln können hilfreicher sein als Appelle. Der Patient fühlt sich dadurch in seinen Bedürfnissen angenommen und verstanden.*	**Eine ruhige Atmosphäre** bestimmt ganz wesentlich das Schlafverhalten der Patienten. Mitwirken können dabei: - Mitpatienten - Besucher und Angehörige - Beschäftigte der Station Die Einführung einer allgemeinen Hausordnung hat sich hier gut bewährt.
* **Schnarchen** des Bettnachbarn	Der/die Patient/in kennt Möglichkeiten sein/ihr Schnarchen zu lindern.	* **Bei Infektionen der Atemwege** Warme Inhalation, Pfefferminzöl, Kopf hochlagern * **Schnarch-Tee-Kur:** 1 TL Arnika, 1TL Lindenblüten, 1TL Salbei mit 1/4 Liter kochendem Wasser aufgießen und ziehen lassen. Mehrmals täglich über vier Wochen trinken.[1]	**Weitere Möglichkeiten:** - Übergewicht abbauen - Alkoholkonsum einschränken. - Konditionieren: Wecken, wenn Der/die Patient/in schnarcht - Bei Patienten/innen, die in der Rückenlage schnarchen, ist eine Seitenlagerung zu empfehlen
* zu **hellem Licht** im Zimmer	Der/die Patient/in erlebt keine Störungen.	* **Schlafbrille organisieren** *Dies bewirkt ein Herabsetzen der äußeren Reize.* * **Abdunkeln des Zimmers** * **Indirekte Beleuchtung**	**Schlafbrille:** Beim Apotheker oder im Sanitätsfachhandel erhältlich.

1 Vgl. Pillau, H.: *Schlafen*, München 1988 S. 22

Pflegeproblem:	Pflegeziel:	Pflegemaßnahmen/*Wirkung:*	Hinweise zur Durchführung:
Der/die Patient/in kann nicht **einschlafen** aufgrund:	Der/die Patient/in schläft in einem gesunden Raumklima.	* **Zimmer zum Abend lüften**	Eine **ausreichende Sauerstoffversorgung** ist eine Grundbedingung für jeden gesunden Schlaf.
* **schlechter Raumluft**	Der/die Patient/in fühlt sich wohl.	* **Angemessene Raumtemperatur, Kälte vermeiden**	Die günstigste **Raumtemperatur** für Schlafräume liegt bei 15° bis 18° Celsius. - Anbieten einer zweiten Decke - Tragen von Wollsocken
* **ungewohnten Raumklimas**	Der/die Patient/in fühlt sich wohl.	* **Angemessene Luftfeuchtigkeit**	Eine gut verträgliche **Luftfeuchtigkeit** liegt zwischen 40 und 60%. In zu sehr geheizten Räumen kann die Luftfeuchtigkeit bis zu 20% sinken. Dies führt zu nervösen Störungen.
		* **Ggf. Zimmerwechsel anstreben**	Das Rauchen sollte in Schlafräumen eingestellt werden.
* **eines ungewohnten Bettes**		* **Integration persönlicher Dinge des/der Patienten/in**	**Persönliche Dinge:** * Gewohntes Kissen * Gewohnte Decke * Gewohnte Wärmeflasche

Pflegeproblem:	Pflegeziel:	Pflegemaßnahmen:	Hinweise zur Durchführung:
Der/die Patient/in kann nicht **einschlafen aufgrund seelischer Störungen:** * depressiver Stimmungslage * euphorischer Stimmungslage * Konflikten, Streß * Einsamkeit	Der/die Patient/in kann in seiner/ihrer Stimmungslage einschlafen. Der/die Patient/in kennt die Ursachen der Einschlafstörung und kann sie abbauen.	* **Aufzeigen der Ursachen** der Einschlafstörung in einem Gespräch * **Anbieten von Wasseranwendungen zur Beruhigung** ATL "Körpertemperatur regulieren"	Einhalten von **Gesprächstechniken:** - Zuhören - Einfühlendes Verhalten - Verbalisieren ATL "Kommunizieren" **Wasseranwendungen:** - Bäder, Wechselfußbäder - Ansteigende Fußbäder
Der/die Patient/in setzt sich ***unter Druck*** *mit der Einschlafstörung.*	Der/die Patient/in hat eine Möglichkeit gefunden, seine/ihre Einschlafstörung zu kontrollieren.	* **Entspannungstechniken**	**Jakobsen Entspannung:** Die Jakobsen Entspannung ist eine aktive Muskelentspannung, bei der der Patient aufgefordert wird; die einzelnen Muskelpartien in einer bestimmten Reihenfolge aktiv anzuspannen und wieder zu entspannen. **Beispiel:** - Faustschluß beider Hände - Festes Anspannen - Lockerlassen der Hände - Dies dreimal wiederholen - Schulter hochziehen und wieder locker fallen lassen - Dies dreimal wiederholen
		* **Gedanken in einen Luftballon blasen** *Lenkt vom zwanghaften Denken ab, einschlafen zu müssen.*	Der/die Patient/in wird aufgefordert sich vorzustellen, daß er/sie sich mit all seinen/ihren Gedanken aufbläst. Dieser Luftballon steigt langsam zur Decke und bleibt dort stehen.
		* **Möglichkeit ansprechen, irgendwann einzuschlafen** *Der/die Patient/in bekommt dann einen Abstand zu seiner/ihrer Problematik und fixiert das Problem nicht mehr.*	* Empfiehlt sich nicht bei Patienten/innen mit chronischen Schlafstörungen, da diese zu sehr auf die Schlafstörung fixiert sind.

Pflegeproblem:	Pflegeziel:	Pflegemaßnahmen/*Wirkung:*	Hinweise zur Durchführung:
Der/die Patient/in **kann nicht einschlafen** * nach dem Genuß **coffeinhaltiger** Getränke * nach der Einnahme von Weckaminen und zentral anregenden Substanzen (Teein, Nikotin, Orangensaft etc.)	Der/die Patient/in kennt die Wirkung schlafstörender Substanzen. Der/die Patient/in hat die Auswahl verschiedener Getränke.	* **Aufklärungsgespräch über die Wirkungsweise anregender Substanzen** * **Anbieten alternativer Getränke wie** Pfefferminztee, Früchtetee, Kräutertee	- Schwarzer Tee wirkt beruhigend, wenn man ihn mehr als 3 Min. ziehen läßt - Schwarzer Tee wirkt anregend, wenn man ihn weniger als 3 Min. ziehen läßt
* aufgrund **häufigen Hustens**	Der/die Patient/in erlebt keine zusätzlichen Störungen.	* **Ursache abklären** **Je nach Analyse:** * **Schleimlösende Maßnahmen** * **Einüben einer richtigen Hustentechnik** * **Flüssigkeitszufuhr festlegen** * **Ultraschallvernebler** * **Verabreichung von Antitussiva nach Arztverordnung**	**Abzuklären ist:** - Ist der Bronchialschleim vermehrt? - Kann der Schleim ausgehustet werden? - Besteht ein trockener Reizhusten? - Ist die Atemwegsschleimhaut intakt? ATL "Atmen"

Pflegeproblem:	Pflegeziel:	Pflegemaßnahmen/*Wirkung:*	Hinweise zur Durchführung:
Der/die Patient/in kann nicht **durchschlafen** aufgrund: * einer **erhöhten Körpertemperatur**	Der/die Patient/in hat einen erholsamen Schlaf. Der/die Patient/in fühlt sich wohl.	* **Einschätzen der Fieberphase** ATL "Körpertemperatur regulieren" **Bei Fieberanstieg:** - **Wärmezuführende Maßnahmen**	**Fieberanstieg:** Frösteln, Gänsehaut, Zittern, Schütteln **Wärmezuführende Maßnahmen:** - Heiße Getränke - Warme Decke **Fieber:** Warme Körperteile, gerötetes Gesicht, Unruhe, Erschöpfung, Schweißausbruch, Schläfrigkeit, Durst
	Der/die Patient/in erlebt keine zusätzlichen Störungen.	**Bei Fieber:** * **Wärmeabgebende Maßnahmen** *Die Zufuhr von Kälte bewirkt Wärmeabgabe, zusätzlich sollte Wärmeproduktion vermieden werden. Daher ist bei Fieber Bettruhe angezeigt.*	**Wärmeabgebende Maßnahmen:** - Wadenwickel - Ggf. dünne Decke anbieten - Kalte Getränke - Kalte Waschungen - Waschungen mit Pfefferminztee
* Der/die Patient/in **schwitzt sehr stark** und fühlt sich deshalb unwohl		* **Sorge für frische Wäsche** * **Schweißreduzierende Körperwäsche** * **Kühle Körperwäsche**	ATL "Sich Waschen und Kleiden"

Pflegeproblem:	Pflegeziel:	Pflegemaßnahmen/*Wirkung:*	Hinweise zur Durchführung:
Der/die Patient/in kann nicht **durchschlafen** aufgrund von häufigem **nächtlichen Wasserlassen** (Nykturie).	Der/die Patient/in findet einen geregelten Schlaf-Wach-Rhythmus. Die Urinausscheidung während der Nacht ist minimiert. Der/die Patient/in kann ungehindert Wasserlassen.	* **Getränke, besonders diuresefördernde Getränke, nicht mehr ab 18^{00} Uhr trinken**	**Diuresefördernde Getränke:** Hagebuttentee, Malvetee, Bier, Cola - Individuelle Verträglichkeit berücksichtigen
		* **Trinkfahrplan erstellen** - **Gesamttrinkmenge festlegen**	**Trinkfahrplan:** Getränke über den Tag verteilen. Nachts und gegen Abend die Trinkmenge reduzieren, da durch das Wasserlassen der/die Patient/in in der Nachtruhe gestört wird.
		* **Verabreichung von Diuretika nicht mehr am Abend** (in Absprache mit dem behandelnden Arzt)	
		* **Bereitstellen einer Urinflasche bzw. Nachtstuhl**	* Ggf. Begleitung zur Toilette
		* **Patientenruf in erreichbarer Nähe plazieren**	
		* **Vor der Nachtruhe zum Wasserlassen auffordern**	
		* **Bettschutz anbieten,** *um den/die Patienten/in vor dem Bettnässen zu schützen.*	
		* **Inkontinenzhilfen** ATL "Ausscheiden"	* Regelmäßiger Wechsel

Pflegeproblem:	Pflegeziel:	Pflegemaßnahmen/*Wirkung:*	Hinweise zur Durchführung:
Der/die Patient/in kann **nicht durchschlafen** aufgrund von: * **Durchfall** * **Stuhlinkontinenz**	Der/die Patient/in findet einen geregelten Schlaf-Wach-Rhythmus. Der/die Patient/in toleriert die Störungen. Die Unterbrechungen der Nachtruhe sind minimiert.	* **Abklären der Ursache** *Durch das gezielte Einwirken auf die Ursache ist ein Pflegeerfolg wahrscheinlicher.* ATL "Ausscheiden"	**Ursachen für Durchfälle:** - Ernährungsfehler - Hastiges Essen, ohne ausreichend zu kauen - Psychische Reize wie Angst, Spannungen - Nahrungsmittelintoleranz - Darmerkrankungen
		* **Beobachtung der Inkontinenz** - Analysebogen führen (ATL "Ausscheiden")	**Beobachten auf:** - Tageszeiten der Durchfälle - Menge, Beimengungen, Konsistenz - Häufigkeit ATL "Ausscheiden"
	Der/die Patient/in kann den Toilettenstuhl selbständig erreichen.	* **Bereitstellen eines Toilettenstuhls** *Kann schnell seine Ausscheidung verrichten.*	**Toilettenstuhl:** - Toilettenstuhl feststellen - Gewohnte Aufstehtechnik des/der Patienten/in bei der Plazierung beachten - Nach Benutzung sofort entleeren und Raum lüften
		* **Patientenruf in erreichbarer Nähe plazieren** *Kann schnell um Unterstützung bitten.*	
		* **Inkontinenzhilfen anbieten**	**Inkontinenzhilfen:** - Fäkalkonnektor - Slip - Einlagen mit Netzhosen

Pflegeproblem:	Pflegeziel:	Pflegemaßnahmen/*Wirkung:*	Hinweise zur Durchführung:
Der/die Patient/in kann **nicht durchschlafen** aufgrund: * häufiger **nächtlicher Kontrollen** des Blutdrucks.	Die Störungen sind minimiert. Der/die Patient/in toleriert die Pflegemaßnahmen.	* **Einsatz eines automatischen Blutdruckmeßgerätes** *Diese Meßmethode wird als sehr schonend und nicht störend empfunden.*	* Alle pflegerischen Aktivitäten ruhig durchführen **Beobachtungsmerkmale:** - Herzaktionen, Herzklopfen, Rhythmus - Subjektives Empfinden
* nächtlicher **Herzattacken**, ist dadurch beunruhigt und ängstlich.	Der/die Patient/in erleidet keine Komplikationen.	* **Einschätzen der Situation und Abklären von Einflußfaktoren** - **Rücksprache mit dem behandelnden Arzt** - **Abklären und Einsatz von Bedarfsmedikation**	**Einflußfaktoren:** - Genußmittel: Tabak, Kaffee, Alkohol - Erkrankungen: Hyperthyreose, Anämie, Fieber, Hypoglykämie, - Psyche: Angst - Medikation: Katecholamine, Theophyllin, Tokolytika, MAO Hemmer, Antihypertensiva - Körperliche Anstrengung
* häufiger **Lagewechsel**	Der/die Patient/in toleriert die Pflegemaßnahmen.	* **Festlegen eines Lagerungsplanes über die Nacht** * **20^0 Lagerungen** * **Spezialbetten** - **Luftkissenbett** *Durch eine Weichlagerung kann ein häufiger Lagewechsel reduziert werden.*	**Lagerungsplan:** Lagewechsel über die Nacht, soweit es geht, minimieren, um die Nachtruhe nicht zu stören. Der Gesundheitszustand des Patienten darf dabei keinen Schaden erleiden. Bei einer Seitenlagerung kann durch Unterfüttern auf der Längsseite der Matratze mit Kissen eine schiefe Ebene erzeugt werden. Das Entfernen der Kissen unter der Matratze ist nicht so belastend, und der/die Patient/in befindet sich dann in Rückenlage.

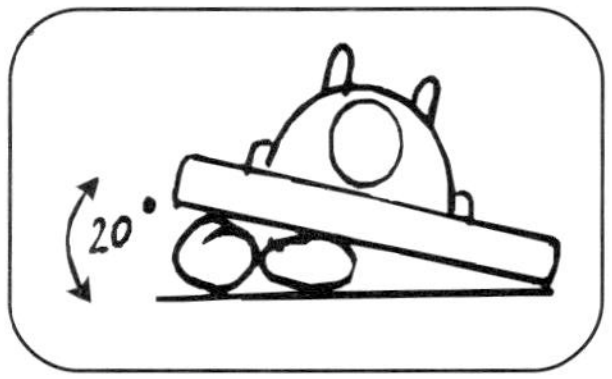

Pflegeproblem:	**Pflegeziel:**	**Pflegemaßnahmen/*Wirkung:***	**Hinweise zur Durchführung:**
Der/die Patient/in hat ein **gesteigertes Schlafbedürfnis** aufgrund: * eines operativen Eingriffs * der Rekonvaleszenzphase * langanhaltender körperlicher Belastung * des Stillens eines Säuglings	Krankhafte Veränderungen werden frühzeitig erkannt.	* **Beobachtung des Schlafverhaltens und der Schlafdauer** - **Eigenbeobachtung und Dokumentation**	**Schlafverhalten:** - Atemqualität, Hautfarbe (Zyanose, Blässe) - Motorische Bewegungen, Unruhe - Bewegung des Auges - Schweiß - Verbale Äußerungen (Stöhnen, Schnarchen) - In der Tiefschlafphase ist die Atmung vertieft und langsamer. Abnorme Schläfrigkeit (Somnolenz) tritt bei Meningitis und bei erhöhtem Hirndruck auf. Man bezeichnet Schlafsucht auch als Lethargie.
		* **Beobachtung des Bewußtseins Quantitativ** Vigilanz - Wachheitsgrad - **Einschätzen der Orientierung** - **Beobachtungszeiten sinnvoll festlegen**	**Beobachtung des Bewußtseins:** Vigilanz - Wachheitsgrad **Wach:** - Ansprechen und Fragen zur Person, Ort und Zeit - Antworten spontan und prompt **Benommenheit:** Antworten verlangsamt, desorientiert, Bewegungen ungezielt **Somnolenz:** Abnorme Schläfrigkeit, gezielte Abwehrbewegungen gegen Schmerz, oft mit Erinnerungslücken.
	Der/die Patient/in kann sich im Schlaf erholen.	* **Sorge für ausreichenden Schlaf** - Ruhe und Atmosphäre schaffen - Bequeme Lagerung - Bewegungseinschränkung vermeiden, sowie Sonden und Drainagen plazieren	

Pflegeproblem:	Pflegeziel:	Pflegemaßnahmen/*Wirkung:*	Hinweise zur Durchführung:
Der/die Patient/in hat ein **gesteigertes Schlafbedürfnis** aufgrund: * **seelischer Erschöpfung** * eines **Verdrängungsmechanismus** (chronische Probleme)	Der/die Patient/in findet einen Weg, seine/ihre persönlichen Probleme aufzuarbeiten.	* **Abklärung und Absprache der Ursache mit dem behandelnden Arzt**	Das gesteigerte Schlafbedürfnis kann zunächst eine physiologische Reaktion unseres Organismus sein. Durch das Ausschalten des Bewußtseins im Schlaf wird aber auch die Konfrontation mit persönlichen Problemen unterbrochen. Dies führt zu einer unbewußten Verdrängung von Problemen.
		* **Aufarbeiten eventueller seelischer und emotionaler Probleme durch helfende Gesprächsführung** *Hilft dem Patienten, sich selbst zu helfen. Die Erlebniswelt des Patienten wird nachvollzogen, die Reaktion auf seine Gefühle ist angemessen.*	**Konfliktlösungen:** Gesprächsbereitschaft anbieten durch: - Aufnahmebereite Zuwendung, Zeit nehmen - Aktives Zuhören - Resonanz, Verständnis zeigen *„Wie würde ich in dieser Situation reagieren?“* - Reflektieren, wörtliche Wiederholung, Konkretisierung, Zusammenfassung - Spannungen direkt ansprechen ATL "Kommunikation"

Pflegeproblem:	Pflegeziel:	Pflegemaßnahmen/*Wirkung:*	Hinweise zur Durchführung:
Der/die Patient/in hat ein **vermindertes Schlafbedürfnis** aufgrund: * einer **Antriebssteigerung** (Manie)	Der/die Patient/in hat einen geregelten Schlaf-Wach-Rhythmus. Der/die Patient/in ist nicht erschöpft.	* **Meiden zusätzlicher Reize** *Durch das Reduzieren der Reize von außen wird die Regsamkeit herabgesetzt*	**Reizreduzierung:** - Verhaltensregeln festlegen - Feste Fernsehzeiten - Z.B. ab 22°° Uhr Aufenthalt im Zimmer - Coffeinhaltige Getränke vermeiden
		* **Abnorme Verhaltensweisen nicht verstärken** *Macht ein erwünschtes Verhalten wahrscheinlicher.*	**Verhaltensweisen nicht verstärken:** - Nichtbeachten störender Erscheinungen - Erwünschtes Verhalten durch positive Konsequenz verstärken. Zum Beispiel: bei ausgeglichenem Verhalten Patienten durch Lob bestätigen.
		* **Beobachtung des Schlafverhaltens und des Bewußtseins**	
		* **Verabreichung von Psychopharmaka nach Arztverordnung**	
* **langanhaltender Bettruhe** und fehlender Bewegung	Der/die Patient/in ist erholt.	* **Gestaltung einer angemessenen individuellen Umgebung** *Der Patient erfährt Unterstützung in der Akzeptanz seiner Umgebung.*	**Umgebung:** - Frischluft im Zimmer - Sorge für eine ruhige Umgebung - Anbieten ausreichender Beschäftigung wie: Literatur, Spiele, Gespräche - Je nach Krankheitsbild - Ausgleich durch körperliche Betätigung

Pflegeproblem:	Pflegeziel:	Pflegemaßnahmen/Wirkung:	Hinweise zur Durchführung:
Der/die Patient/in bekommt **Medikamente, die eine schlafstörende Wirkung** haben.	Der/die Patient/in kennt die Nebenwirkungen der Medikamente. Schlafstörungen werden erkannt.	* **Beobachten des Schlafverhaltens und Abklärung von Einflußfaktoren** - **Nachfragen nach Schlafstörungen**	**Schlafstörende Medikamente:** Schnupfen-, Asthmamittel Kreislaufmittel Antidepressiva Kontrazeptiva Hypnotika - Schlafmittel
		BEI SCHLAFSTÖRUNGEN: * **Information über die Nebenwirkung** * **Abklärung mit dem behandelnden Arzt**	Gerade Schlafmedikamente können paradoxe Wirkungen zeigen. Dadurch, daß die Bewegungen verringert werden, verändert sich auch die Schlafphase. Ein Absetzen der Schlaftabletten führt dann wieder zu einem erhöhten Bedarf an Schlaf.
		* **Vermeiden von zusätzlichen Genußmitteln** *Die Wirkung der Medikamente wird nicht verstärkt.*	**Schlafstörende Genußmittel:** Coffein, Schwarzer Tee, Nikotin, Alkohol

Pflegeproblem:

Der/die Patient/in hat eine **Bewußtseinsstörung**.

Möglich bei:
Akuten Vergiftungen:
Medikamente
- Schlafmittel
- Tranquilizer
- Antidepressiva
- Antipsychotika
- Alkohol, Drogen, Opiate
- Bakterientoxine
- Kohlenmonoxyd

Stoffwechselentgleisungen:
- Coma diabeticum
- Coma uraemicum
- Coma hepaticum

Gehirnerkrankungen:
- Schädel-Hirn-Trauma
- Cerebrale Durchblutungsstörungen
- Intrakranielle Blutungen
- Gehirnentzündungen
- Gehirntumoren
- Krampfleiden

Psychiatrischen Erkrankungen:
- Schizophrenie

Pflegeziel:

Krankhafte Veränderungen werden frühzeitig erkannt.

Pflegemaßnahmen/*Wirkung:*

Beobachtung des Bewusstseins:
Benommenheit:
Denken und Handeln verlangsamt
Somnolenz:
Schläfrig, antriebsarm, weckbar
Sopor:
Keine spontanen Aktionen, auf Schmerzreize Abwehrbewegungen
Koma:
Tiefe Bewußtlosigkeit, keine Reaktionen
Delir - Halluzination

* **Beobachtung auf Hirndruckzeichen:** Erbrechen, Bradykardie
* **Amnesie -** Gedächtnislücken Zeitlich - retrograd, anterograd
* **Bewußtlosigkeit mit freiem Intervall:** Nach einer Bewußtlosigkeit wird der Patient wieder wach und trübt mit dem Bewußtsein wieder ein.
* **Beobachtung neurologischer Störungen:**
  - Neurologische Einschätzung
  - Schmerzen
  - Parästhesie (= subjektive Mißempfindung)
  - Lähmungen
  - Krampfanfälle
* **Beobachtungszeiten, Kriterien und Merkmale festlegen**

Hinweise zur Durchführung:

Neurologische Einschätzung:

1. Augen
- Öffnet die Augen auf Ansprache: *spontan - auf äußere Reize - nicht*
- Pupillenweite: *eng - normal - weit*
- Pupillenform: *normal - entrundet*
- Lichtreaktion: *spontan - verzögert - keine*
- Pupillenvergleich: *isokor (gleich) - Pupillendifferenz*

2. Sprachliche Äußerungen
- Angemessene Reaktionen auf Fragen
- Äußert sich unangemessen, unverständlich
- Äußert keine Worte

3. Bewegungen
- Bewegt sich auf Aufforderung
- Ist unruhig
- Gezielte Abwehr auf Reize (Schmerz)
- Ungezielte Abwehrbewegungen auf Reize
- Keine Reaktion auf Reize
- Streckreaktion - Beugereaktion auf Reize

4. Atmung
- Atemfrequenz, -rhythmus, -geräusche
- Farbe von Haut und Schleimhäuten (Zyanose, Blässe)

5. Orientierungsfähigkeit
- Orientierung zu Person - Ort - Zeit

* Gewissenhafte Dokumentation

Pflegeproblem:	Pflegeziel:	Pflegemaßnahmen/*Wirkung:*	Hinweise zur Durchführung:
Der/die Patient/in **wird operiert**. Gefahr von Bewußtseinsstörungen durch die **Prämedikation**. Prämedikation: - Analgetika - Antiemetika - Vagolytikum - Sedativa	Der/die Patient/in ist über die Wirkung und Nebenwirkung sowie über Verhaltensmaßnahmen informiert	* **Hinweis über Wirkung** der Prämedikation * **Absprache über Verhaltensmaßnahmen:** **- Bettruhe** *Die Kollapsgefahr ist vermindert.*	**Zu beachten:** - Körperpflege und Vorbereitung vor der Verabreichung der Prämedikation - Urinflasche in erreichbarer Nähe - Patientenruf in Reichweite plazieren
		* **Verabreichung der Medikation** **- Dokumentation**	**Zu beachten:** - Zeitpunkt - z.B. 30 Minuten vor OP - Dosierung - häufig individuell verordnet - Art der Verabreichung - i.m. oder oral mit nur wenig Wasser
	Komplikationen werden erkannt.	* **Einschätzung und Überwachung des Bewußtseinszustandes** **- Häufigkeit festlegen**	**Kriterien:** - Orientierungsstörungen - Verwirrtheitszustände
	Der/die Patient/in fühlt sich angenommen und geborgen und kann seine/ihre Bedürfnisse äußern.	* **Festlegen, ab wann der/die Patient/in nicht alleine gelassen wird**	Übergabe in den Op-Bereich erst, wenn sichergestellt ist, daß der/die Patient/in ausreichend betreut werden kann.

Pflegeproblem:	Pflegeziel:	Pflegemaßnahmen/*Wirkung:*	Hinweise zur Durchführung:
Gefahr von **Bewußtseinsstörungen aufgrund von zentral wirksamen Substanzen** wie: - Beruhigungsmitteln - Schlafmitteln - Psychopharmaka - Opiaten - Tranquilizern - Barbituraten - Amphetaminen - Coffein, Nikotin	Komplikationen werden erkannt.	* **Beobachtung des Bewußtseinszustandes und der Wirkungsweise der Medikation** Bewußtseinseinschätzung s.o.	Zentral wirkende Substanzen können vielfältig wirken. Allgemein kann man jedoch folgende Effekte beschreiben: * **Dämpfende Wirkung:** Opiate, Tranquilizer, Barbiturate Nebenwirkung: Koordinationsstörungen, Gangunsicherheiten * **Stimulierende Wirkung:** Amphetamine, Coffein, Nikotin Nebenwirkung: Nervosität, Schlafstörungen, Magen- Darmbeschwerden **Psychopharmaka - Nebenwirkung:** - Mundtrockenheit - Unkontrollierter Speichelfluß - Nackensteifigkeit - Nystagmus - Augenzittern - Verlangsamtes Bewegungsmuster
		* **Vermeiden von zusätzlichen Genußmitteln** *Können eine paradoxe Wirkung verstärken.*	* Coffein, Schwarzer Tee, Nikotin, Alkohol
		* **Sorge für eine sichere Umgebung**	* Beseitigung scharfer Gegenstände
		* **Information der Besucher** und Mitpatienten bei Auftreten von Reaktionen. *Angehörige und Mitpatienten werden nicht zusätzlich verunsichert.*	

Pflegeproblem:

Der/die Patient/in ist **zeitweilig desorientiert** und **verwirrt**.

Der/die Patient/in hat ein vermindertes Langzeit- und Kurzzeitgedächtnis.

Der/die Patient/in ist:
- *gereizt*
- *unsicher*
- *vergeßlich*
- *argwöhnisch*
- *unkonzentriert*
- *kritisch*
- *mißtrauisch*
- *ungläubig*

Pflegeziel:

Krankhafte Veränderungen werden rechtzeitig erkannt. Verwirrtheitszustände werden rechtzeitig erkannt.

Pflegemaßnahmen/*Wirkung:*

* **Einschätzung des Verwirrtheitszustandes bzw. der Orientierungsfähigkeit**

Hinweise zur Durchführung:

Kriterien:
- **Zeitlich -** Fragen nach Wochentag, Tages- oder Jahreszeit
- **Tageszeitliche Veränderungen**
- **Räumlich -** Fragen nach Umgebung, Räumlichkeiten
- **Situativ -** Fragen nach Personen und Abhängigkeiten
- **Persönlich -** Fragen nach Namen, Geburtsdatum, Wohnung
- **Psychomotorik -** Unruhe
- Halluzinationen - Konfabulation (Erzählungen, die in der Phantasie existieren)
- Veränderung der **Bewußtseinslage**

Verwirrtheit ist eine Reaktion aufgrund von Erkrankungen, Medikamentenunverträglichkeit oder Veränderungen der Umwelt.

Zeichen von Verwirrtheitszuständen:
- Nächtliche Unruhe
- Verlangsamte Reaktionen und Gedächtnisleistung
- Umherirren
- Ängstliches Verhalten
- Häufiges Verwechseln von Zimmern, Personen
- Zeitweilig aggressives Verhalten

Pflegeprobleme:	Pflegeziel:	Pflegemaßnahmen/*Wirkungen*:	Hinweise zur Durchführung:
Der/die Patient/in ist **zeitweilig desorientiert**. Möglich bei: - Morbus Alzheimer - Demenz	Die Pflegesituation ist erfaßt.	* **Abklärung der Ursache und Rücksprache mit dem behandelnden Arzt** *Macht eine gewünschte Verhaltensänderung wahrscheinlicher.* - **Absprache mit Bezugspersonen**	**Ursachen:** - Arterielle Durchblutungsstörung - Schädel-Hirntrauma - Intoxikation - Alkohol - Infektionen - Fieberkontrolle - Blutzuckerabfall - z.B. nachts - Nebenwirkung von Medikamenten Hypnotika, Digitalis, Diuretika, Psychopharmaka - Flüssigkeitsdefizit - Kreislaufstörungen - Blutdruckkontrolle - Ungewohnte Umgebung - Klinikaufenthalt - Verlust der Bezugsperson
*Der/die Patient/in ist **örtlich** desorientiert.*	Der/die Patient/in findet sich in der Umgebung zurecht.	* **Orientierungshilfen** - **Sorge für eine sichere Umgebung**	* Häufiges Zeigen der Örtlichkeiten und Vorstellen der Personen * Wohnbereiche mit Symbolen kennzeichen * Wege auf dem Boden mit Linien markieren
*Der/die Patient/in ist **zeitlich** desorientiert.*	Der/die Patient/in kennt die Tageszeit.	* **Aufstellen einer großen Uhr** * **Trennung von Tag- und Nachtkleidung**	* Regelmäßig Tageszeit benennen * Begrüßung und Ansprache mit der Tageszeit
	Der/die Patient/in kann sich am Tagesablauf orientieren.	* **Zeitstrukturen festlegen und einhalten** *Regelmäßigkeiten verunsichern nicht zusätzlich.*	* Tagesplan zeichnen und sichtbar aufhängen

Pflegeprobleme:	Pflegeziel:	Pflegemaßnahmen/*Wirkungen*:	Hinweise zur Durchführung:
Der/die Patient/in **zieht sich zurück** aufgrund seines/ihres **Verwirrtheitszustandes** und neigt zu infantilem Verhalten.	Der/die Patient/in fühlt sich angenommen und verstanden.	* **Ernstnehmen des/der Patienten/in** * **Förderung der Mitbestimmung des Patienten und Verstärken von Eigenständigkeiten** * **Positives Verstärken von selbständigem Verhalten des Patienten**	Patienten mit infantilem Verhalten verleiten oft auch zu kindlichem Umgang mit ihnen. Hier ist besonders die Würde des Patienten zu beachten. Hilfen können dabei sein: * Anrede mit vollem Namen * Ansprechen eigener Gefühle * Entscheidungen des Patienten akzeptieren
	Der/die Patient/in reagiert nicht mit Wut und Aggression.	* **Ausführliche verständliche Informationen** *Fördert den Beziehungsprozeß und baut Spannungen ab.* * **Bezugsperson festlegen** *Dadurch wird eine vertrauensvolle professionelle Beziehung aufgebaut.*	* Tragen von Namensschildern * Regelmäßiges Vorstellen der Pflegepersonen
	Der/die Patient/in hat ausreichende soziale Kontakte.	* **Integration im Stationsgeschehen** *Der/die Patient/in erlebt Verständnis und Anerkennung.*	* Förderung gemeinsamer Mahlzeiten im Speisesaal * Gemeinsame Mahlzeiten am Tisch im Patientenzimmer

Pflegeproblem:	Pflegeziel:	Pflegemaßnahmen/*Wirkung*:	Hinweise zur Durchführung:
Der/die Patient/in **ist verwirrt und gefährdet sich selbst**.	Der/die Patient/in verletzt sich nicht. Der/die Patient/in reagiert nicht aggressiv.	SORGE FÜR SICHERE UMGEBUNG: * **Gefährliche Gegenstände beseitigen** * **Auf sicheres Schuhwerk achten** *Vermittelt das Gefühl einer sicheren Gehweise.* * **Fixation nach Arztverordnung** - **Ggf. Bettgitter, oder eine Bettseite an die Wand stellen** *Vermittelt das Gefühl der begrenzten Umgebung.*	Desorientierte Patienten/innen reagieren mit Unruhe und Aggression, wenn sie sich in ihrer Umgebung nicht zurecht finden. Wenn sie dann noch räumlich eingeengt werden, steigert dies die Aggression. Daher ist es zu überlegen, zu welchen Zeitpunkt eine Fixation sinnvoll und vernünftig erscheint. Bettgitter erzeugen ebenfalls ein Engegefühl. Der Sturz über ein Bettgitter kann gefährlicher sein als ein Sturz aus dem Bett.
	Der/die Patient/in kann sich an seiner/ihrer Umgebung orientieren.	* **Regelmäßige Informationen über die Tageszeit, Örtlichkeiten und die Situation** *Unterstützt die Orientierungsfähigkeit.*	**Informationen:** - Aufstellen eines großen Weckers - Bei Begrüßungen Tageszeit aussprechen

Pflegeproblem:	Pflegeziel:	Pflegemaßnahmen/*Wirkung*:	Hinweise zur Durchführung:
Der/die Patient/in hat **kein Bewußtsein für die gelähmte Körperseite**. Möglich bei: - Hemiplegie	Der/die Patient/in nimmt sein/ihr Körperschema wahr.	* **Förderung und Stimulation der Körperwahrnehmung** *Wenn das Bewußtsein für die Körpergrenzen gefördert wird, kann sich der Patient besser orientieren.*	**Möglichkeiten zur Förderung der Körperwahrnehmung:** - Bobathwaschung siehe ATL "Körperpflege" - Vermeidung der Weichlagerung - Häufiges Lagern auf die gelähmte Körperseite - Lagerungsplan berücksichtigen
	Der/die Patient/in integriert die gelähmte Körperseite.	* **Einfädeln der Hände** *Die Orientierung an der Körpermitte ist gefördert.*	**Einfädeln der Hände** 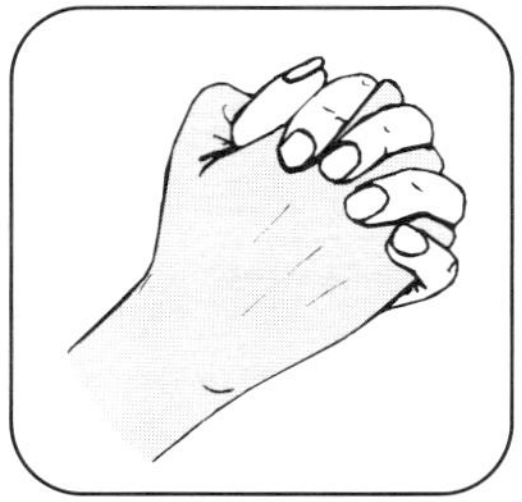
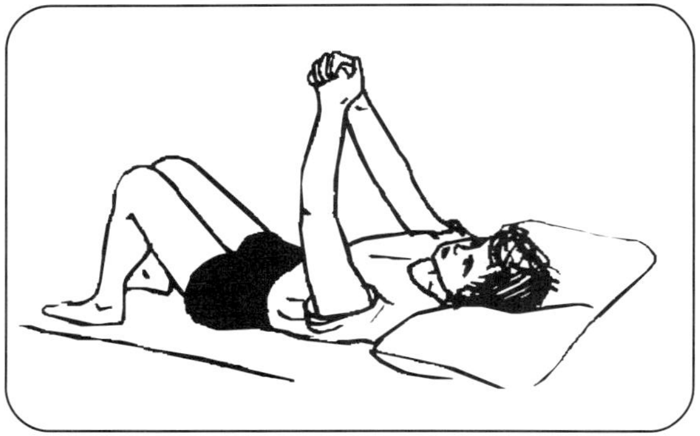		* **Rollen auf die erkrankte Seite** *Werden Bewegungen richtig beherrscht, fördert dies das Bewußtsein für beide Körperseiten.*	**Rollen:** - Hände falten, nach Möglichkeit mit Berührung der Innenflächen - Streckung und Anheben der Arme - Kopf zu der Seite wenden, zu der sich der Patient drehen will - Kopf dabei strecken - Drehen im Schultergelenk, unterstützt den Bewegungsvorgang

Pflegeproblem:	Pflegeziel:	Pflegemaßnahmen/*Wirkung:*	Hinweise zur Durchführung:
Der/die Patient/in muß eine **Flachlagerung in Rückenlage** einnehmen. Möglich bei: - Wirbelsäulenfraktur - Extensionsbehandlung - Beckenfraktur	Der/die Patient/in erleidet keine Komplikationen.	* **Flachlagerung in Rückenlage** *Entlastet die Wirbelsäule und das Becken.* - **Bei Aspirationsgefahr den Kopf vorsichtig zur Seite drehen,** (wenn nichts Krankheitsbezogenes dagegenspricht).	**Flachlagerung:** - Bett flach stellen - Kleines Kopfkissen - Bei Bedarf Knierolle
Der/die Patient/in muß eine **Oberkörperhochlagerung** einnehmen. Möglich bei: - Herzerkrankungen - Atemerkrankungen - Atemunterstützung	Der/die Patient/in erleidet keine Komplikationen.	* **Oberkörperhochlagerung**	**Oberkörperhochlagerung:** - Oberen Teil des Bettes hochstellen - Beugung im Hüftgelenk - Unterstützung der Arme mit Lagerungskissen

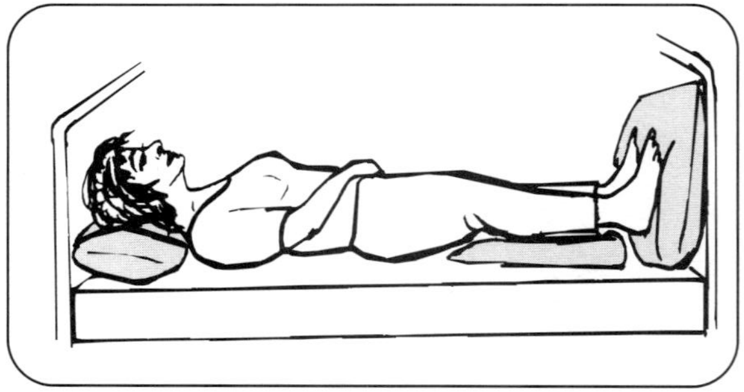

Literaturliste zur ATL "Wachsein und schlafen"

Bienstein, C., Schröder, G., Dekubitus, Prophylaxe und Therapie, Verlag Krankenpflege, Frankfurt 1990

Denk-Giebel, G., Seel, M., Die Pflege des Menschen, Brigitte Kunz Verlag, Hagen 1992

Gnamm, E., Köther, I., Altenpflege in Ausbildung und Praxis, Thieme Verlag, Stuttgart 1990

Hatch, F., Maietta, L., Schmidt, S., Kinästhetik, Interaktion durch Berührung und Bewegung in der Krankenpflege, V. Krankenpflege, Eschborn 1992

Juchli, L., Krankenpflege, Thieme Verlag, Stuttgart 1991

Langer, R., Krankenpflege, Verlag Haus & Gross, Völklingen 1992

Meier, R., Elementare Pflege, Bardtenschlager Verlag, München 1988

Ramme-Wichmann, A., Höhnke, O., Bewegung und Entspannung am Arbeitsplatz, Trias Verlag, Stuttgart 1990

Roche Lexikon Medizin, Verlag Urban & Schwarzenberg, München 1993

Rostenburg, M., Bewußtseinsstörungen bewußtmachen - eine Aufgabe für Pflegepersonen, „Die Schwester/Der Pfleger“, Bibliomed Verlag, 30. Jahrg. S. 542-546, Melsungen Juni/1991

Sonn, A., Natürliche Methoden der Gesundheits- und Krankenpflege, Sammelkarten aus „Altenpflege“, Vincentz Verlag, Hannover 1991

Wittensöldner, C. Platter-Spital, F. (Hg.), Pflege und Begleitung des älter werdenden Menschen, Recom Verlag, Basel 1988

Gedanken zur ATL "Für Sicherheit sorgen"

Um unsere eigene Gesundheit zu erhalten und zu fördern, schaffen wir uns einen Raum, in dem Gefahren und schädigende Einflüsse reduziert sind. So sind unsere Schlafräume keinem feuchten Milieu ausgesetzt, und hygienische Regeln bestimmen die Art unserer Körperpflege. Auch im Straßenverkehr sind Regeln festgelegt, die zu unser aller Schutz gedacht sind. Besonders Kinder in ihrer stürmischen, spontanen Art sind Gefahren ausgesetzt. Nicht nur Gefahren durch das Zusammenleben begegnen uns; auch Einflüsse aus der Umwelt wie die Luftverschmutzung oder das Ozonloch bedrohen unser Leben.

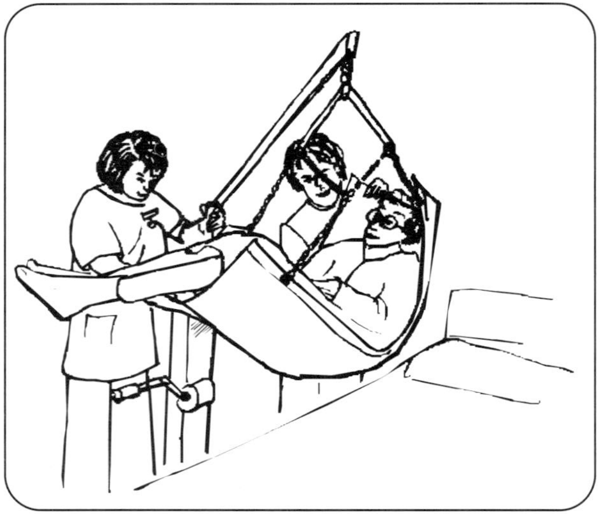

In den vergangenen Jahrzehnten war die Medizin besonders darum bemüht, Infektionen zu bekämpfen. Antibiotika wurden entdeckt und weiterentwickelt, so daß viele Infektionskrankheiten behandelt werden können. Entdeckt wurde auch der Infektionsweg der Keime. Aufgrund des neuen Wissens konnte dann die Keimübertragung reduziert werden und man lernte, wie man sich wirksam schützen kann.

Die Einnahmevorschriften für Medikamente bedürfen einer genauen Einhaltung, um Nebenwirkungen zu vermeiden und die Wirkungsweise zu garantieren. Fehler in der Verabreichungsform, dem Zeitpunkt und der Dosis können sowohl in der häuslichen Umgebung auftreten als auch während eines Klinkaufenthaltes. In der Klinik gehört die Überwachung und Einhaltung der Verabreichung zu den Aufgaben des Pflegepersonals.

Dazu gehört auch, daß der/die Patient/in dazu angeleitet wird, seine/ihre Medikation selbständig einzunehmen.

Neben den Gefahren aus der Umwelt und dem Zusammenleben kommen auch Gefahren aus unserer Arbeitswelt. So können einseitige Belastungen und der Umgang mit Gefahrenstoffen eine Bedrohung unserer Gesundheit darstellen. Das Wissen um das Einhalten einer rückenschonenden Arbeitsweise bestimmt ganz wesentlich den Pflegeberuf. Bewegungen nach kinästhetischen Prinzipien haben hier eine sehr positive Wirkung gezeigt, und es bedarf einer noch weiteren Verbreitung in Ausbildung und Praxis, um mit dieser Arbeitsweise eine Vermeidung gesundheitlicher Schäden bei Pflegenden zu erreichen.

Pflegerische Aufgaben in der ATL "Für Sicherheit sorgen":

- -Vermitteln und Einhalten der Hygieneregeln
- -Wissen über Einflußfaktoren und Gefahren
- -Sorge für eine sichere Umgebung
- -Aufklärung und Anleitung zu einer gesunden Lebensweise
- -Wissen um Verabreichungsform, Dosis, Zeitpunkt der Gabe von Medikamenten

Liste zur Erfassung der ATL "Für Sicherheit sorgen"

Bestehen Einflüsse aus der Umwelt?
- Luftverschmutzung
- giftige Dämpfe
- Lärm

Bestehen besondere Infektionsquellen?
- Infektionserkrankung
- Luftweg
- Über Ausscheidungen
- Wunde (Sekretaustritt)

Müssen Maßnahmen zur Isolation ergriffen werden?
- Schutzisolierung
- Strikte Isolation (Einzelzimmer)
- Mehrbettzimmer

Müssen laufende Desinfektionsmaßnahmen durchgeführt werden?
- Im Zimmer
- Ausscheidungen

Was muß besonders desinfiziert oder sterilisiert werden?
- Bettwäsche
- Kleider
- Eßgeschirr
- Lebensmittel
- Gebrauchsgegenstände
  Blutdruckgerät
  Bücher

Müssen Medikamente verabreicht werden?
- Zeitpunkt
- Häufigkeit
- Dosis, Menge
- Verabreichungsform

Mit welcher Nebenwirkung ist besonders zu rechnen?
- Mundtrockenheit
- Schläfrigkeit
- Durchfall
- Allergische Reaktion

Muß die Umgebung anders gestaltet oder auf bestehende Hilfen bzw. Gefahren hingewiesen werden?
- Stolperfallen
- Teppich
- Nasser Fußboden
- Schuhwerk
- Handläufe
- Lichtverhältnisse
- Scharfe, spitze Möbel

Bestehen besondere Gefahren?
- Desorientiertheit, Verwirrtheitszustände
- Unruhezustände
- Sehschwäche
- Hörverlust
- Behinderung im Gehen
- Neigung zu Krampfanfällen

Liste der Pflegeprobleme in der ATL "Für Sicherheit sorgen"

Pflegeproblem:	Pflegeziel:	Pflegemaßnahmen/*Wirkung:*	Hinweise zur Durchführung:
Der/die Patient/in hat einen **Dauerkatheter**. Gefahr der Harnwegsinfektion.	Der/die Patient/in infiziert sich nicht, und Veränderungen werden frühzeitig erkannt.	* **Beobachtung auf Infektionszeichen**	**Infektionszeichen:** - Brennen in der Harnröhre - Harndrang - Fieberanstieg, Pulsanstieg - trüber Urin
		* **Festlegen der Flüssigkeitszufuhr** - **Empfehlung: mindestens drei Liter Trinkmenge** *Die ableitenden Harnwege werden gespült, und die Gefahr der Infektion ist durch den Fluß minimiert.*	**Flüssigkeit - wenn nichts Krankheitsbezogenes dagegenspricht:** Empfehlung: Diuretisch wirkende Getränke: - Bier
		- **Ansäuern der Flüssigkeit**	**Ansäuern der Flüssigkeit:** - Zitronensaft
		* **Katheterpflege festlegen** - **Kathetersystemwechsel nach drei Wochen Liegedauer**	**Möglich sind:** - Zweimal täglich mit klarem Wasser abwaschen - Zweimal täglich mit Polyvidonjodlösung oder Adermanlösung nach Arztverordnung
		* **Sorge für ausreichenden Abfluß**	**Abfluß:** - Abknicken vermeiden - Rückfluß durch Hochheben des Beutels über das Blasenniveau vermeiden
		* **Geschlossenes Ableitungssystem verwenden** - **Beachtung der Regeln der Asepsis**	**Hygiene-Regeln/Harnableitungssysteme:** - Katheter nicht abstöpseln - Beutel mit Rückschlagventil bevorzugen: *Verringert die Gefahr einer aufsteigenden Infektion.*

Pflegeproblem:	Pflegeziel:	Pflegemaßnahmen/*Wirkung:*	Hinweise zur Durchführung:
Der/die Patient/in hat **Sonden und Drainagen**. Gefahr der Infektion.	Veränderungen werden frühzeitig erkannt. Der/die Patient/in infiziert sich nicht.	* **Beobachtung auf Infektionszeichen**	**Infektionszeichen:** - Druckschmerz im Wundgebiet - Rötung der Eintrittsstelle - Fieberanstieg, Pulsanstieg - Sekret trübe und eitrig - Sekretaustritt neben der Punktionsstelle
		* **Täglicher Verbandwechsel der Austrittsstelle** *Die Wunde kann inspiziert werden, und die Keimzahl wird reduziert.* - **Beachtung der Regeln der Asepsis**	**Verbandwechsel:** - Entfernen des alten Verbandes (Handschuhe) - Wundreinigung (Punktionsstelle) bei aseptischen Wundverhältnissen von innen nach außen - Inspektion der Wundverhältnisse - Hautdesinfektion (sterile Handschuhe oder sterile Instrumente) - Wundauflage - Fixierung mit Pflaster
		* **Geschlossenes Ableitungssystem** *Das System braucht nicht auseinandergesteckt (diskonnektiert) zu werden; so wird die Kontamination mit Keimen verringert.*	**Ableitungssystem:** Z.B. Robinson Drainage Einheit mit Ablaßventil - Feuchtzonen vermeiden
	Das Wundsekret fließt ungehindert ab.	* **Plazierung unterhalb der Punktionsstelle** *Der Abfluß ist gewährleistet, es kommt nicht zum Sekretstau.*	* Bei Abflußbehinderungen kommt es zum Sekretstau. Durch das feuchtwarme Milieu kann es zur Keimvermehrung kommen.

Pflegeproblem:	Pflegeziel:	Pflegemaßnahmen/*Wirkung:*	Hinweise zur Durchführung:
Der/die Patient/in ist **anfällig für Infektionen**. Er/sie muß in eine **Schutzisolierung**. Möglich bei: - Leukämie - Agranulozytose - HIV-Infektionen - Tumorerkrankungen - Herabsetzung der körpereigenen Abwehr	Der/die Patient/in ist über hygienische Maßnahmen aufgeklärt. Der/die Patient/in erleidet keine zusätzliche Infektion.	SCHUTZISOLIERUNG * **Aufklärungsgespräch über Möglichkeiten der Keimreduktion und Aufzeigen von Verhaltensregeln** - **Abwägen und Festlegen von keimreduzierenden Maßnahmen**	**Keimreduktion:** **Körperpflege** - Intimpflege mit Desinfektionslösungen - Intimpflege nach jeder Ausscheidung **Ernährung** - Keine rohen Salate, Speisen abkochen, Früchte vorher abwaschen **Nach Arztverordnung** - Keimreduktion durch Medikation (Antibiose)
	Die Besucher sind über Verhaltensregeln informiert.	* **Schutzisolierung - (Protektive Isolierung oder Umkehrisolation)** *Schützt den Patienten vor einer Keimbesiedelung bzw. Infektion mit Keimen*	**Schutzisolierung:** - Einzelzimmer; Zimmer kennzeichnen - Sterile Bettwäsche, tgl. wechseln - Keine persönlichen Gegenstände Ausnahmefall - vorherige Desinfektion - Sterile Bedarfsartikel - Güter direkt entsorgen, nicht im Zimmer stehen lassen - Feuchtzonen vermeiden
		* **Aufklärung der Besucher (Personal)** - **Gespräche und Informationsmaterial**	**Für Personen, die das Zimmer betreten:** - Händedesinfektion - Kittel, Mundschutz und Haube sowie Einmalhandschuhe
	Veränderungen werden frühzeitig erkannt.	* **Beobachtung auf Infektionszeichen**	**Infektionszeichen:** - Subjektives Krankheitsgefühl - Fieberanstieg, Schüttelfrost - Pulsanstieg - Kreislaufreaktion - Desorientiertheit

Pflegeproblem:	Pflegeziel:	Pflegemaßnahmen/*Wirkung:*	Hinweise zur Durchführung:
Der/die Patient/in leidet an einer **infektiösen Erkrankung**. Gefahr der Keimverschleppung Möglich bei: - Diphterie - Staphylokokkeninfektion - Tollwut - Herpes simplex (Neugeborenen) - Streptokokkeninfektion	Der/die Patient/in ist über Verhaltensregeln informiert. Der/die Patient/in infiziert keine anderen Personen. Eine nosokomiale Infektion ist verhindert.	STRIKTE ISOLATION * **Aufklärungsgespräch über Verhaltensregeln** - **Abwägen und Festlegen von Schutzmaßnahmen** * **Strikte Isolation** - **Einzelzimmerisolation - Zimmer kennzeichnen** * **Schutzkleidung für Behandlungsteam**	**Aufklärungsgespräch:** - Patient/in - Besucher - Gesamtes Behandlungsteam **Auswahl der Pflegekräfte:** - Keine Schwangeren - Keine Pflegenden mit Hautläsionen **Schutzkleidung:** - Mundschutz, Haube, Kittel, Handschuhe
Der/die Patient/in leidet an einer **infektiösen Erkrankung,** die über die **Luftwege übertragen** wird. Gefahr der Keimverschleppung. Möglich bei: - Windpocken - Keuchhusten - Bakterielle Meningitis - Tuberkulose - Diphterie - Scharlach	Pathogene Erreger sind abgetötet und verursachen keine Infektion. Die Keimverbreitung ist gehemmt.	* **Bei Patientenkontakt grundsätzlich Handschuhe benutzen** * **Sinnvolle Händedesinfektion** * **Laufende Unterhaltsdesinfektion und Schlußdesinfektion** * **Entsorgung und Kennzeichnung von kontaminierten Pflegeartikeln und infektiösen Materialien**	**Händedesinfektion:** - Bei Betreten des Zimmers - Nach dem Verlassen des Zimmers **Laufende Desinfektion:** - Tgl. Wischdesinfektion mit zugelassenen Mitteln der BGA siehe Standard "Laufende Desinfektion" **Entsorgung:** - Beschriftung als infektiöses Material - Versandbehälter dicht und verschließbar **Materialien:** Wäsche, Kleider, Instrumente, Ausscheidungen, Müll

Pflegeproblem:	Pflegeziel:	Pflegemaßnahmen/*Wirkung:*	Hinweise zur Durchführung:
Der/die Patient/in leidet an einer **infektiösen Erkrankung,** die durch **Schmierinfektion** übertragen wird. Gefahr der Keimverschleppung. Möglich bei: - Enteritis - Salmonellen - Hepatitis - Typhus - Cholera	Der/die Patient/in ist über Verhaltensregeln informiert.	* **Aufklärungsgespräch über Verhaltensregeln**	**Aufklärungsgespräch:** - Patient/in - Besucher - Gesamtes Behandlungsteam **Auswahl der Pflegekräfte:** - Keine Schwangeren - Keine Pflegenden mit Hautläsionen
	Der/die Patient/in infiziert keine anderen Personen. Eine nosokomiale Infektion ist verhindert.	* **Zimmerisolierung**	Einzelzimmer nicht unbedingt notwendig bei gleichem Erreger.
		* **Zusätzliche Schutzmaßnahmen**	**Schutzmaßnahmen:** - Handschuhe bei Kontakt mit Ausscheidungen und Sekreten - Eßgeschirr desinfizieren - Sitzen an der Bettkante unterlassen - Kittel bei direktem Kontakt
		* **Händedesinfektion nach Ausscheidung**	
		* **Desinfektion der Toilette nach Benutzung** - **Ggf. eigene Toilette**	

Pflegeproblem:	**Pflegeziel:**	**Pflegemaßnahmen/*Wirkung*:**	**Hinweise zur Durchführung:**
Der/die Patient/in hat eine **Verbrennung**. Gefahr der Infektion und Sepsis.	Der/die Patient/in ist informiert.	SCHUTZISOLATION * **Aufklärung über Pflege- und Behandlungsmaßnahmen sowie Verhaltensregeln**	
	Eine nosokomiale Infektion ist verhindert.	* **Vollbad**	Vollbad oder je nach Ausmaß auch Teilbad.
		* **Rasur der Haare**	Rasur: je nach dem Ausmaß der Verbrennung auch nur bestimmte Körperteile.
		* **Abtragen der verbrannten Haut und der Blasen nach Arztverordnung**	
		* **Offene Wundbehandlung**	**Offene Wundbehandlung (Arztverordnung):** - Betroffenen Körperteil hochlagern - 4-stdl. Auftragen von Antiseptika nach Arztverordnung, z.B. Polyvidon-Jod
		* **Gerbbehandlung** *Bei der Wundbehandlung wird die Haut gegerbt und dadurch der Verlust von Wundsekret und Eiweiß vermindert.*	**Gerbbehandlung (Arztverordnung):** - Auftragen von Antiseptika nach Arztverordnung - Beobachtung der Narbenbildung
		* **Geschlossene Wundbehandlung** *Das Wundsekret fließt in die Wundauflage. Vernarbungen werden gemindert.*	**Geschlossene Wundbehandlung (Arztverordnung) z. B. bei Gelenken:** - Als Wundauflage Gittergaze verwenden - Folienverband

Pflegeproblem:	Pflegeziel:	Pflegemaßnahmen/*Wirkung:*	Hinweise zur Durchführung:
Der/die Patient/in bekommt eine **Zytostatika-Therapie**, die **Infektabwehr ist reduziert.**	Der/die Patient/in ist informiert.	* **Schutzisolation im Einzelzimmer**	**Einzelzimmer:** - Raumtemperatur zwischen 30 und 33^0 C - Luftfeuchtigkeit bei circa 50 - 70 % - Klimaanlage ausschalten - Schutzkleidung bei Betreten des Zimmers
Gefahr der **Infektion**.	Eine nosokomiale Infektion ist verhindert.	* **Strikte Einhaltung einer hygienischen Arbeitsweise**	**Sterilisieren von:** - Blutdruckgeräten - Eßgeschirr - Lagerungshilfsmittel - Bettwäsche
		* **Beobachtung auf Infektionszeichen**	**Infektionszeichen:** - Fieberanstieg, Pulsanstieg - Husten und Auswurf - Subjektives Krankheitsempfinden
		* **Verabreichung von Antibiotika nach Arztverordnung**	

Pflegeproblem:	Pflegeziel:	Pflegemaßnahmen/*Wirkung:*	Hinweise zur Durchführung:
Der/die Patient/in bekommt **Medikamente**. *Er/sie hat ein Wissensdefizit über die korrekte Einnahme. Er/sie hat Schwierigkeiten, Medikamente zu schlucken.*	Der/die Patient/in ist über die Medikamente und die Applikationsweise informiert.	* **Aufklärungsgespräch über die Medikamenteneinnahme**	**Medikamenteneinnahme:** - Zeitpunkt: vor oder nach dem Essen - Häufigkeit - Menge und Darreichungsform - Haltbarkeit überprüfen
		* **Anbieten von einem Getränk bei Tabletten, Kapseln, Dragees** - **Glas Mineralwasser**	- Die Tabletten, Kapseln oder Dragees müssen den Magen erreichen und dürfen nicht in der Speiseröhre hängenbleiben, da sie ansonsten Schleimhautläsionen verursachen könnten. Bei der Einnahme von Tabletten/Dragees ist es ratsam, den Kopf nach hinten zu beugen, bei Kapseln dagegen nach vorn.
		SUBLINGUAL-TABLETTEN *Werden bei gewünschtem schnellen Wirkungseintritt verabreicht.*	**Sublingual-Tabletten:** - Tablette oder Kapsel unter die Zunge legen und zergehen lassen
		AUGENTROPFEN - **Augensalbe**	**Augentropfen:** - Im Sitzen mit zurückgeneigtem Kopf - Vorziehen des Unterlides - Einträufeln der Tropfen - Schließen des Auges und Drehen des Augapfels
Gefahr der Nebenwirkungen.		* **Beobachtung der Wirkung und Nebenwirkungen**	**Allgemeine Nebenwirkungen:** - Schläfrigkeit - Desorientiertheit - Kreislaufreaktionen - Mundtrockenheit - Gastrointestinale Beschwerden - Allergische Reaktionen: Juckreiz, Fieber

Pflegeproblem:

Der/die Patient/in bekommt eine **Infusion**.
Gefahr der Venenentzündung und paravenösen Lage.

Pflegeziel:

Komplikationen werden frühzeitig erkannt

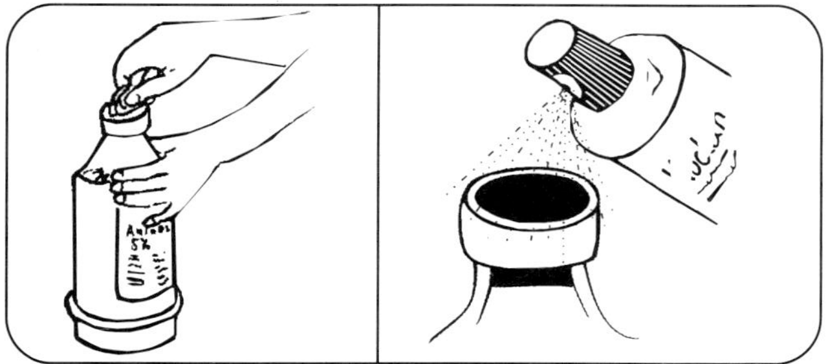

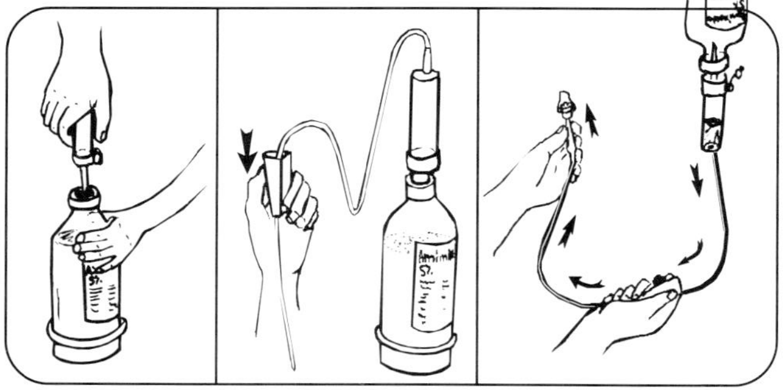

Pflegemaßnahmen/*Wirkung:*

* **Beobachtung Einstichstelle**
* **Überwachung auf paravenöse Lage**
* **Täglicher Verbandwechsel des venösen Zuganges**
* **Einhaltung steriler Vorsichtsmaßregeln (Kautelen) bei Herstellung und Umstecken der Infusionen sowie der Zugabe von Medikamenten**
* **alle 24 Stunden Systemwechsel**

Hinweise zur Durchführung:

Beobachtungsmerkmale:
- Rötung - Punktionsstelle und Venenverlauf
- Schwellung
- Schmerzen
- Flüssigkeitsaustritt aus der Punktionsstelle

Zeichen einer paravenös laufenden Infusion:
- Verlangsamung der Einlaufgeschwindigkeit
- Schwellung und Druckschmerz an der Punktionsstelle

Verbandwechsel:
- Entfernen des Verbandes:
  Täglich, bei Verschmutzung oder Durchnässung
- Desinfektion der Einstichstelle
- Inspektion der Punktionsstelle
- Wundauflage und Fixierung

Grundsätze:
- Beachtung des Verfallsdatum
- Keine Trübungen und Flockenbildung

Hyperosmolare Infusionslösungen (z.B. über 1200 mmol/l) führen bei periphervenöser Verabreichung zu starken Venenreizungen und Phlebitiden. Es empfiehlt sich hier eine zentralvenöse Verabreichungsform. Fettinfusionslösungen haben in der Regel eine Osmolarität von 300 mmol/l und können peripherenvenös verabreicht werden.

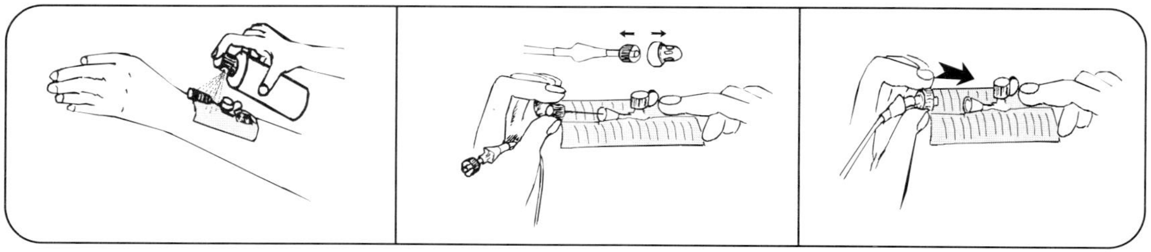

Pflegeproblem:	Pflegeziel:	Pflegemaßnahmen/*Wirkung:*	Hinweise zur Durchführung:
Der/die Patient/in hat eine **Wunde**. Gefahr der Infektion und Sepsis.	Eine nosokomiale Infektion ist verhindert. Komplikationen werden frühzeitig erkannt. Die Wundheilung ist unterstützt.	* **Verbandwechsel tgl.** - **Beobachtung der Wunde und Wundränder** - **sterile Verbandsmaterialien mit der No-touch-Technik auflegen** - **Wundreinigung mit Ringer-Lösung**	**Verbandwechsel:** - Häufigkeit und Maßnahmen nach Arztverordnung **Beobachtung:** - Wundzustand - gerötet, Eiterauflage - Wundränder - durchblutet
Die Wunde ist eitrig und belegt.	Das Wundsekret kann abfließen.	* **Abstrich der Wunde** * **Wundreinigung** - **Enzymatische Wundreinigung** - **Autolytische Wundreinigung** - **Chemische Wundreinigung** - **Mechanische Wundreinigung** ***(von außen nach innen)***	**Wundreinigung:** Enzymatische Wundreinigung: Die Enzyme haben eine eiweißspaltende Wirkung auf die Nekrosen und Beläge. Anwendung: infizierte, belegte und schlecht heilende Wunden Intervall des Verbandwechsels: Die Enzymwirkung läßt stdl. nach. Nach 24 Std. ist sie erloschen. Siehe Beipackzettel des jeweiligen Präparates. **Präparate**: ______________________
Die **Wundverhältnisse** sind **sauber** und die **Epithelisierung** der Wunde **beginnt**.	Das Infektionsrisiko ist reduziert und die Wundheilung unterstützt.	FÖRDERUNG DER GRANULATIONSPHASE * **Feuchtverband mit Ringerlösung** * **Häufiges Befeuchten mit Ringerlösung** - **Baumwollkompressen als Wundauflage** * **Hydrokolloidverband**	* Durch das feuchte Milieu wird die Epithelisierung angeregt. Durch das feuchte Milieu besteht aber auch die Gefahr der Keimvermehrung und Keimwanderung. * Die Wunde wird gut verschlossen, so daß eine Keimwanderung reduziert wird.

Pflegeproblem:	Pflegeziel:	Pflegemaßnahmen/*Wirkung:*	Hinweise zur Durchführung:
Der/die Patient/in ist **Diabetiker/in**. Gefahr der **Verletzung der Füße**. Aufgrund der **Neuro- und Angiopathie** bestehen besondere **Infektionsgefahr** und **Wundheilungsstörungen**.	Der/die Patient/in verletzt sich nicht.	* **Anleiten und Aufzeigen von Verhaltensregeln** - **Inspektion der Schuhe auf Fremdkörper** - **Tägliche Fußinspektion** - **Nicht barfuß laufen** - **Hitze und Kälte an den Beinen vermeiden** - **Gutsitzendes, passendes Schuhwerk** - **Sorgfältige Hautpflege mit einer Sandpapiernagelpfeile**	
Der/die Patient/in ist **Diabetiker/in**. Gefahr der **Hyper- oder Hypoglykämie.**	Komplikationen werden frühzeitig erkannt.	* **Beobachtung auf Zeichen einer Hypoglykämie**	**Hypoglykämiezeichen:** - Hungergefühl - kaltschweißige, blasse Haut - Pulserhöhung Eine Hypoglykämie tritt häufig nach großen körperlichen Anstrengungen auf.
		* **Beobachtung auf Zeichen einer Hyperglykämie**	**Hyperglykämiezeichen:** - Trockene, gerötete Haut - Acetongeruch - Bewußtseinsveränderungen

Pflegeproblem:	Pflegeziel:	Pflegemaßnahmen/*Wirkung:*	Hinweise zur Durchführung:
Der/die Patient/in bekommt **Antikoagulantien**. **Blutungsgefahr** und Gefahr der Hämatombildung.	Der/die Patient/in verletzt sich nicht. Komplikationen werden frühzeitig erkannt.	* **Anleitung zur Selbstbeobachtung** * **Keine i.m. Injektionen** * **Keine Naßrasur** * **Inspektion der Haut- und Schleimhäute auf Blutungen** * **Beobachtung der Urinausscheidung auf Blutspuren**	
Der/die Patient/in hatte ein **Schädel-Hirn-Trauma**. Gefahr einer **posttraumatischen Epilepsie**.	Der/die Patient/in verletzt sich nicht. Komplikationen werden frühzeitig erkannt.	* Beobachtung auf Krampfanfälle * Aufzeigen von Verhaltensregeln - Alkohol vermeiden - Einhaltung eines regelmäßigen Tagesrhythmus * Verabreichung von Antiepileptika nach Arztverordnung	
Der/die Patient/in hat **einen epileptischen Anfall**.	Der/die Patient/in verletzt sich nicht.	* **Einlegen eines Gummikeils** * **Applikation von Bedarfsmedikation nach Arztverordnung**	* Zur Vermeidung eines Zungenbisses.

Pflegeproblem:	**Pflegeziel:**	**Pflegemaßnahmen/*Wirkung:***	**Hinweise zur Durchführung**:
Der/die Patient/in hatte eine **Lumbalpunktion / Spinalanästhesie** (Liquorpunktion). Es besteht die **Gefahr eines postpunktionellen Syndroms.**	Die Komplikationen treten nicht auf.	* **24 Stunden absolute Bettruhe** *Der Austritt von Liquor aus der Punktionsstelle wird minimiert.*	Wenn der Rückenmarkskanal punktiert wird, stanzt die Punktionskanüle ein kleines Loch in die pergamentartige Dura. Da die Dura sich nicht zusammenzieht wie ein Gefäß, bleibt ein kleines ausgestanztes Loch zurück, aus dem dann vermehrt Liquor austreten kann. Der Liquorverlust löst Kopfschmerzen, Brechreiz etc. aus. Daher sollten eine konsequente Rückenlage eingehalten und Anstrengungen vermieden werden.
		* **Vermehrte Flüssigkeitszufuhr mit dem Arzt festlegen** Der Liquorverlust wird durch eine erhöhte Flüssigkeitszufuhr kompensiert.	Evtl. mit Elektrolytzusätzen, je nach Arztverordnung.
		* **Beobachtung der Urinausscheidung** - Auf das erste Wasserlassen achten (6 Stunden)	Aufgrund der Spinalanästhesie kann es zu einem Harnverhalt kommen.
		* **Beobachten des Allgemeinzustands** - *Ohrensausen, Kopfschmerzen, Brechreiz*	

Pflegeproblem:	Pflegeziel:	Pflegemaßnahmen/*Wirkung:*	Hinweise zur Durchführung:
Der/die Patient/in wurde **narkotisiert.** Es besteht die **Gefahr** von **postoperativen Komplikationen.**	Die Komplikationen werden frühzeitig erkannt. Der/die Patient/in erleidet keinen Schaden.	* **Vitalzeichenkontrolle** - **Verbandkontrolle** *Da die Gefahr einer Nachblutung besonders im Wundgebiet sehr hoch ist, wird durch die Kontrolle des Verbandes eine Blutung frühzeitig erkannt.* * **Beobachtung des Allgemeinbefindens** - **Schmerzzustand - Intensität und Lokalität** (siehe auch ATL "Sinn finden") - ggf. nach Arztanordnung regelmäßige Analgetikagabe.	Je nach Ausmaß des Eingriffs werden die Intervalle durch den Artz festgelegt. Dabei wird der Schwerpunkt auf den Kreislauf und die Atmung gelegt. Folgende Vitalzeichen sind zu überprüfen: - Atmung - Puls - Blutdruck - Temperatur - Hautdurchblutung Bei größeren Eingriffen ist es sinnvoll, die Grenzwerte festzulegen, bei denen der Arzt zu verständigen ist.
Gefahr von **postoperativem Erbrechen**	Der/die Patient/in aspiriert nicht.	* **Beobachtung auf Übelkeit und Brechreiz** - Kopf je nach Krankheitsbild leicht zur Seite neigen. - Auf freien Abfluß bei liegender Magensonde achten. - Je nach Krankheitsbild die Beine leicht anwinkeln oder das Oberteil des Bettes leicht erhöhen. * **Nahrungskarenz**	Übelkeit und Brechreiz mit plötzlichem Erbrechen treten sehr oft in der Anfangsphase nach einer Narkose auf. Wichtig ist, daß der Patient dabei nicht aspiriert. Aufgrund der Nachwirkungen der Narkose wird vielfach eine 6-stündige Nahrungskarenz festgelegt. (Siehe ATL "Essen und Trinken")
Gefahr des Harnverhalts		* **Urinausscheidung beobachten auf:** - Menge, Farbe, ggf. Stundenurin - Sorge für abflußfreie Drainagen (siehe ATL "Ausscheiden") * Katheterismus 6 Std. nach OP	Nach Narkosen können oft Harnverhalte auftreten. Spätestens 6 Stunden nach einer OP sollte ein Patient Wasser gelassen haben.

1. Indikation:
Verschmutzung der Hände.
Nach Ausscheidungen wie Stuhlgang, Urin und Husten.
Vor der Einnahme von Mahlzeiten.
Vor und nach dem Kontakt mit Schleimhäuten.

2. Pflegeziele:
Eine Übertragung pathogener Keime ist vermindert.
Die vorübergehende Flora ist reduziert.

3. Material:
Flüssigkeitsseife aus hygienisch einwandfreien Spendern.

4. Durchführung:
- Spenderdosierung beachten, in der Regel den Hebel nur einmal betätigen.
- Betätigung mit dem Unterarm oder Ellenbogen.
- Abtrocknen der Hände mit Einmalhandtüchern oder Durchlauftrockentuch.

5. Besonderheiten:
Da ein häufiges Händewaschen mit Seifen den physiologischen Säureschutzmantel der Haut angreift, ist eine regelmäßige Hautpflege mit gezielten Lotionen sinnvoll.
Zum Beispiel: Bei trockener Haut W/Ö Lotionen.

1. Indikation:
Vor frischem Wäschewechsel.
Vor und nach einem Verbandwechsel.
Vor und nach Manipulationen an Kathetern, Sonden und Verbänden.
Vor dem Betreten von Bereichen mit erhöhtem Infektionsrisiko, z.B.: Schutzisolierung, OP Bereich, Intensivpflegestationen, septischen Behandlungsstationen.
Vor Injektionen.
Nach direktem Kontakt mit infektiösen Materialien und Ausscheidungen.
Nach Toilettenbenutzung bei Ausscheidern (z.B. Salmonellose).

2. Pflegeziele:
Die Anflugflora ist abgetötet (vorübergehende Hautflora).
Eine Übertragung pathogener Keime ist vermindert.

3. Material:
Alkoholische Lösungen

4. Durchführung:
- Schmuck ablegen
- drei bis vier ml des Desinfektionsmittels in den Händen verreiben
- Einwirkzeit beachten (30 Sekunden bis zur völligen Abtrocknung)
- Zwischenräume und Nagelfalz berücksichtigen
- Bei direkter Kontamination mit Tuberkulose-Bakterien wird die Desinfektion zweimal durchgeführt.

5. Besonderheiten:
Da der Alkohol den physiologischen Säureschutzmantel der Haut angreift und zerstört, ist eine regelmäßige Hautpflege mit gezielten Lotionen sinnvoll. Das Eincremen mit Hautschutzpräparaten vor Arbeitsbeginn ist daher dringend zu empfehlen.

1. Indikation:
Bei Durchnässung, Befeuchtung sowie Verschmutzung.
Bei Angabe von Schmerzen und subjektiver Unverträglichkeit.
Zur Keimreduktion, Lage- und Befundkontrolle.

2. Pflegeziele:
Die Keimbesiedelung an der Punktionsstelle und im Wundkanal ist reduziert.
Entzündungszeichen und Lageveränderungen werden frühzeitig erkannt.
Der/die Patient/in ist über den Ablauf und Verhaltensregeln informiert.

3. Material:
- Set mit zwei sterilen anatomischen Pinzetten und fünf sterilen Tupfern
- Zwei bis drei Kompressen (10 x 10 cm)
- Wundbenzin
- Hautdesinfektionsmittel - Farbloses Sprühdesinfektionsmittel
- Verbandsschere
- Steriles Abdeckpflaster (7,5 x 7,5 cm) - Wundverband
- Müllabwurf - Hausmüll
- Schmales Pflaster zur Fixierung (braun)
- Wasserdichte Handschuhe
- Bei Infektionsrisiko Mundschutz

4. Durchführung:

4.1 Vorbereiten des/der Patienten/in:
- Information über Notwendigkeit und Ablauf der geplanten Maßnahmen.
- Aufzeigen von Verhaltensregeln:
  Kopf zur entgegengesetzten Seite halten,
  Sprechen und Husten vermeiden
- Lagerung in bequemer Position. Kopf zur entgegengesetzten Seite drehen.
- Aufdecken des Bereichs, der verbunden werden soll.

4.2 Technik:
- Situation einschätzen - Besonderheiten berücksichtigen
- Händedesinfektion
- Handschuhe anziehen
- Entfernen der alten Wundauflage
- Wundreinigung der Einstichstelle und Desinfektion mittels eines farblosen Sprühdesinfektionsmittels. Beachtung der Einwirkzeit (häufig eine Minute). Wischtechnik mit Tupfer von der Punktionsstelle weg*sprühen, -wischen, -sprühen*
- Beurteilung der Punktionsstelle und der Lage des Katheters
- Handschuhe ausziehen
- Wenn Einwirkzeit verstrichen, Auflegen der Wundauflage unter sterilen Bedingungen
- Je nach Notwendigkeit, zwei Fixierungspflaster (V-Pflaster)
- Verband vervollständigen - Anschlußstück und kantige Teile in der Kompresse polstern und fixieren.

5. Nachsorge:

5.1 Material:
- Einmalmaterial verwerfen - Hausmüll - Mülltrennung beachten
- Gesondert bei meldepflichtigen Infektionserkrankungen

5.2 Dokumentation:
- Befund und Lage der Punktionsstelle an der Längenmarkierung des Venenkatheters
  Beispiel:
  z.B.: Befund: reizlos
  Lage: 17 cm
- Besonderheiten dokumentieren wie:
  Unverträglichkeiten
  Flüssigkeitsaustritt aus der Punktionsstelle

6. Besonderheiten:

6.1 Allgemein:
- Täglicher Verbandwechsel
- Verband nur so groß wie nötig anlegen
- Bei mehreren Verbänden wird der zentralvenöse Katheter zuerst verbunden, um eine Keimverschleppung zu reduzieren
- Sprechen über dem offenen Verband vermeiden
- Beim Entfernen des Katheters kann die Katheterspitze zur bakteriologischen Untersuchung eingeschickt werden.

6.2 Komplikationen:
Kommt es zu einem Herausrutschen des Katheters, spricht man von einer Dislokation (Lageveränderung). Hier besteht die Gefahr, daß der Katheter nicht mehr im venösen Gefäßsystem liegt. Hinweise und Zeichen für eine extravasale Lage des Venenkatheters sind:
- Schwellung
- Lokaler Druck- oder Spannungsschmerz
- Austritt von Flüssigkeit aus der Punktionsstelle
- Sofortige Arztbenachrichtigung

6.3 Entfernen des Katheters unter sterilen Bedingungen:
- Nur auf ärztliche Anweisung
- Alten Verband entfernen - Grundsätze und Technik wie oben
- Vorsichtiges Herausziehen des kompletten Katheters unter sterilen Bedingungen
- Überprüfung auf Vollständigkeit (Länge)
- Je nach Arztanweisung wird eine bakteriologische Untersuchung der Katheterspitze veranlaßt. Mit steriler Schere und unter sterilen Bedingungen wird das ca. 7 cm lange Ende des Venenkatheters abgeschnitten, in einen geeigneten Träger (Agar) geschoben und zur bakteriologischen Untersuchung verschickt.
- Kompression der Punktionsstelle und nach Blutstillung: steriles Pflaster
- Dokumentation

Standardbehandlung von Wunden (nach Absprache mit dem Arzt):

Problem:	Ziel:	Maßnahmen:	Hinweise und Produkte:
Der/die Patient/in hat **eine saubere, belagfreie Wunde** (Größe, Tiefe) - **Gefahr der Infektion** und der **sekundären Wundheilung**	Primäre Wundheilung ist gewährleistet	* **Verbandwechselintervall festlegen**: - alle 48 Std. - 1x tgl. * **Inspektion auf Veränderungen und Entzündungszeichen, Wundheilung dokumentieren** * **Wundreinigung, wenn notwendig, mit Ringer-Lösung von innen nach außen** * **Wundauflage festlegen:**	**Grundsätze des VW:** 1. Sterile Verbandsmaterialien sind mit der No-touch-Technik aufzulegen, d.h. unter Verwendung entsprechender Instrumentarien (lt. Bundesgesundheitsblatt 28. 1985 (2788-279), Unterlassung bedeutet fahrlässiges Arbeiten. 2. Wundauflagen dürfen nur mit steriler Schere auf eine bestimmte Größe zugeschnitten werden, Reste der Auflage müssen verworfen werden.
a) Infektfreie, nicht sezernierende Wunde b) stark sezernierende OP-Wunde c) Dekubitalgeschwür mit Granulationsgewebe ohne Beläge und Infektion	Physiologisches Wundheilungsmilieu ist gegeben	a) sterile Kompressen b) Saugkompressen (1-2x tgl. und wenn durchgeblutet) c) Hydrogelverband (alle 48 Std. oder 1x tgl.) - Hyddrokolloidverbände (alle 48 Std) - Ringergetränkte Kompressen (4-stdl. befeuchten, 1x tgl. VW)	**Calciumaliginat - Kompressen:** Ist im ungebrauchten Zustand watteähnlich, verbindet sich mit dem Wundsekret und wird dann gelartig. Die Wundauflage dient als mechanischer Wundschutz, regeneriert den Wärmehaushalt, wirkt als Keimbarriere, dämmt den Verlust von Körperflüssigkeiten und Elektrolyten ein und verhindert ein Austrocknen der offenen Wundflächen. Läßt sich wunderbar in Wundtaschen einbringen. Unterstützt die Selbstheilungstendenzen der Wunde und fördert die Granulation.
d) Wunde verklebt leicht mit Kompressionen e) Wunde mit Taschenbildung f) Saubere, schlecht heilende Wunde ohne Granulationsgewebe	VW ist schmerzfrei, Granulationsgewebe wird nicht zerstört	d) alle Auflagen siehe c) - Salbenkompressen bzw. Gittergaze ohne Zusätze e) Calciumaliginat - Kompressen Taschen austamponieren f) Wundauflagen siehe c) - Calciumaliginat - Kompressen * **Einsatz granulationsfördernder Präparate**	

Standardbehandlung von Wunden (nach Absprache mit dem Arzt):

Problem:	Ziel:	Maßnahmen:	Hinweise und Produkte:
Der/die Patient/in hat eine **eitrige, belegte Wunde**	*Saubere, infektionsfreie Wunde*	* **Abstrich der Wunde / gezielter Einsatz von Lokalantiseptika:** *sehr wichtig in Anbetracht der Resistenzentwicklung der Keime*	z.B. Wundspülung mit Braunol, Wasserstoffperoxid, Einsatz von Leukase, Fucidine, Fefobacin, etc. * Festlegen der Wundbehandlung und Wundreinigung: - Häufigkeit - Uhrzeit - Methode
		Mechanische Wundreinigung:	**Vorgehen:** Von innen nach außen
		Autolytische Wundreinigung:	**Vorgehen**: 1x tgl. Verbandswechsel - Wunde mit Wasserstoffperoxid spülen - 0,9% Kochsalzlösung nachspülen (doppelte Menge von H_2O_2) * Vorsichtig trocken tupfen, mit sterilen Tupfern (aseptische Arbeitsweise) - Hydrokolloidverband anlegen
		Enzymatische Wundreinigung:	**Vorgehen**: VW alle 6 - 8 Stunden - Wundspülung mit Kochsalz 0,9% - Enzymatisches Wundpräparat auftragen, z.B. ______________________ - Mit sterilen Kompressen abdecken (Saugkompresse) - Mit Pflaster fixieren)
Der/die Patient/in hat **großflächige Nekrosen**		* **Chirurgische Nekrosenabtragung durch den Arzt**	

Literaturliste zur ATL "Für Sicherheit sorgen"

Gnamm, E., Köther, I., Altenpflege in Ausbildung und Praxis, Thieme Verlag, Stuttgart 1990

Juchli, L., Krankenpflege, Thieme Verlag, Stuttgart 1991

Jung, U., Hautpflege und Hautschutz bei Inkontinenz, „Die Schwester Der Pfleger“, Januar, S. 64, Bibliomed Verlag, Melsungen 1993

Kretz, F. J., Medikamentöse Therapie, Thieme Verlag, Stuttgart 1988

Larsen, R., Anästhesie und Intensivmedizin für Schwestern und Pfleger, Springer Verlag, Berlin 1992

Meier, R., Elementare Pflege, Bardtenschlager Verlag, München 1988

Roche Lexikon Medizin, Verlag Urban & Schwarzenberg, München 1993

Roper, N. u.a., Die Elemente der Krankenpflege, Recom Verlag, Basel 1987

Seel, M., Die Pflege des Menschen, Brigitte Kunz Verlag, Hagen 1992

Sitzmann, F., Recht in Pflege und Betreuung, Bibliomed Verlag, Melsungen 1986

Zaeslin, C., Wechselwirkung von Arzneimitteln, Recom Verlag, Basel 1979

Gedanken zur ATL "Kommunikation"

Kommunikation bedeutet - in Beziehung treten, etwas mitteilen.
Wir haben verschiedene Möglichkeiten, uns unserer Umwelt mitzuteilen, bzw. Informationen zu bekommen. Dabei bedienen wir uns der nonverbalen und verbalen Kommunikationsmöglichkeiten. Durch die nonverbalen Verständigungsarten können wir momentane Stimmungen auffangen, Gefühle und Unsicherheiten wahrnehmen, etwas über Lebenshaltung und Herkunft erfahren. Beobachtungskriterien wie Körperhaltung, Blickkontakt, Körperkontakt, Mimik, Gestik, Kleidung und Distanz zwischen Kommunikationspartnern helfen uns dabei, oben aufgeführtes wahrzunehmen. Jedes Verhalten, jede Gestik und Mimik, jeder Blick von uns, hat in einer zwischenmenschlichen Beziehung Mitteilungscharakter. Watzlawick beschreibt das sehr treffend mit dem Satz: „Man kann nicht **nicht** kommunizieren“[1].

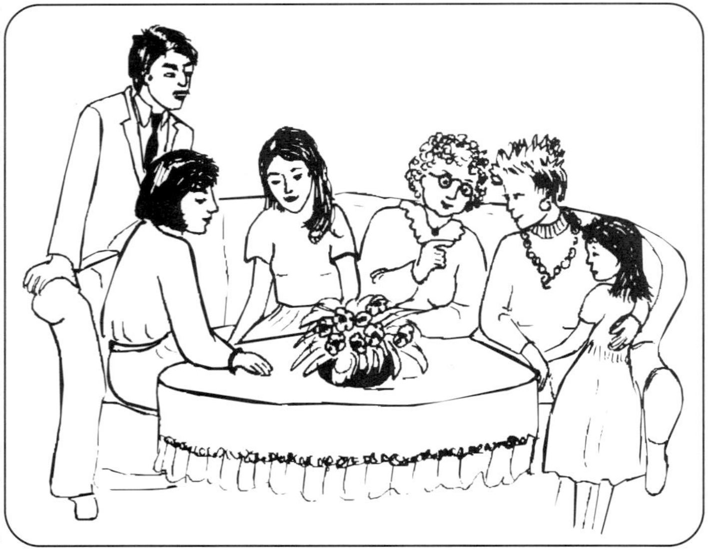

In der Regel ist die Information, die wir auf nonverbalem Kommunikationsweg bekommen, dem Interaktionspartner nicht bewußt. Die Beobachtungen von Gestik, Mimik und Haltung sind für uns in der Pflege ein wertvoller Hinweis auf Gefühlssituationen, Unzufriedenheit, Verhaltens- und Kontaktstörungen des Patienten/der Patientin.
Unsere Beobachtungen müssen aber immer hinterfragt und vom Patienten bestätigt werden, da das, was wir beobachten und interpretieren, auch falsch sein kann.

Auf verbalem Weg bedienen wir uns der geschriebenen und gesprochenen Sprache. Lautstärke, Sprechgeschwindigkeit und Stimmvariationen geben Hinweise auf die zwischenmenschliche Beziehung, die die Interaktionspartner haben.

Jede Nachricht, die wir senden, hat einen Inhalts- und einen Beziehungsaspekt[1]. Schulz von Thun spricht in seinem Modell der zwischenmenschlichen Kommunikation nicht nur von einem Inhalts- bzw. Sachaspekt und dem Beziehungsaspekt einer Nachricht, sondern sagt, daß jede Nachricht auch einen Selbstoffenbarungsaspekt und einen Appell[2] beinhaltet. Der Empfänger "hört" - je nach Persönlichkeitsstruktur, Selbstbild, Selbstkonzept sowie Erfahrungen - einen dieser vier Aspekte stärker und wird in Abhängigkeit davon auf eine Nachricht reagieren. Hierin liegen viele Kommunikationsstörungen begründet.
Professionelle Pflege bedeutet, daß Pflegende Kommunikationsstörungen erkennen und mit Hilfe von Gesprächstechniken klären können. Eigenes Handeln und Kommunizieren muß auf Stimmigkeit geprüft werden. Informationen sollen klar und einfach zu verstehen, auf den Patienten/die Patientin zugeschnitten und strukturiert sein.

[1] Watzlawick u.a., Menschliche Kommunikation, Stuttgart 1986, S. 53.

[2] Vgl. Schulz v. Thun, F., Miteinander Reden, Hamburg 1992, S. 12 ff.

Liste zur Erfassung der ATL "Kommunikation"

Kommunikations- und Interaktionsverhalten

- Wie ist die Kontaktaufnahme?
- Welchen Kommunikationsstil hat der/die Patient/in?
- Verhält er/sie sich bei bestimmten Mitmenschen anders als sonst?
- Sind geschlechtsspezifische Unterschiede erkennbar?
- Sind Unsicherheiten erkennbar?
- Kann er/sie Wünsche äußern?
- Kann er/sie Wünsche ausschlagen?
- Hat er/sie eine eigene Meinung?
- Kann er/sie die eigene Meinung vertreten?
- Hat er/sie Schwierigkeiten, Kritik anzunehmen?
- Wie bringt er/sie Kritik an?
- Läßt er/sie sich leicht manipulieren?
- Ist er/sie schnell zu verunsichern?
- Manipuliert er/sie seine/ihre Mitmenschen?
- ______________________

Sprache

- Bestehen Sprachstörungen?
  - globale Aphasie
  - motorische Aphasie
  - Stottern
- Störungen des Sprachverständnisses
  - sensorische Aphasie
- Sprechstörungen
  - Störungen der Sprachmelodie
  - Störungen von Satzbau und Grammatik
- Wie ist die Stimme?
- Kann er/sie lesen, schreiben?
- ______________________

Einschränkungen bei der Wahrnehmung von Reizen und damit einhergehende Beeinträchtigung der Kommunikation

- Gesichtsfeldeinschränkung
- Sehbehinderung
- Hörbehinderung
- ______________________

Kommunikationsstörungen

- Wo sind Kommunikationsstörungen?
- Wie äußern sie sich?
- Sind Verhaltensweisen vorhanden, die auf eine Interaktionsstörung hinweisen?
- Wo liegen die Ursachen für die Kommunikationsstörung?
- Treten sie bei bestimmten Interaktionspartnern auf oder sind sie generell vorhanden?
- ______________________

PFLEGEPROBLEME IN DER ATL "KOMMUNIKATION"

Seite

Pflegeproblem/ Kommunikationsstil:

Pflegeproblem / Erschwerte oder gestörte Interaktion:

PFLEGEPROBLEME IN DER ATL "KOMMUNIKATION"

Seite

Pflegeproblem/ Sprach- und Sprechstörungen:

Pflegeproblem:	Pflegeziel:	Pflegemaßnahmen/*Wirkung:*	Hinweise zur Durchführung:
Der/die Patient/in hat einen **erniedrigenden, entwertenden Kommunikationsstil.** Er/sie: - beschuldigt häufig - verletzt und setzt Mitmenschen herab - wertet und macht andere lächerlich - nimmt selektiv Fehler bei seinen/ihren Mitmenschen wahr.	Der/die Patient/in überprüft den Kommunikationsstil. Er/sie kann kommunizieren, ohne Mitpatienten (Mitmenschen) zu verletzen.	* **Feed-back in Einzel- und Gruppengesprächen** *Durch Rückmeldung kann der/die Patient/in seinen/ihren Kommunikationsstil bewußt reflektieren.* **TEAMABSPRACHEN ÜBER VERHALTENSSTRATEGIEN:** * **Wer gibt wann Rückmeldung?** * **In welcher Form wird Rückmeldung gegeben?**	**Konstruktives Feed-back:** Von der Art und Weise des Feed-backs hängt es ab, ob diese Rückmeldung hilfreich ist oder schadet. - Feed-back möglichst in einer direkten Form geben, indirekte Rückmeldungen oder Reaktionen auf das Verhalten des Patienten/der Patientin können zu Mißverständnissen führen. - Feed-back soll sich auf ein konkretes Verhalten beziehen und möglichst unmittelbar und wertfrei sein. - Die Persönlichkeit des Patienten/der Patientin wird angenommen und geachtet. - Feed-back ist keine Analyse des Patienten/der Patientin, sondern eine Rückmeldung wie er/sie auf seine Umwelt wirkt, welche Gefühle er/sie mit seinem/ ihrem Verhalten auslöst. - Feed-back hat nur Sinn, wenn der/die Patient/in aufnahmebereit ist.
		* **Selektive Reflexion im Gespräch**	**Selektive Reflexion:** Durch Gesprächstechniken der selektiven Reflexion wird der/die Patient/in dazu gebracht, über sein/ihr Verhalten, den Kommunikationsstil nachzudenken.
	Der/die Patient/in ist sozial integriert.	* **Klärende, schlichtende Gespräche mit Mitpatienten oder in Patientengruppen**	- Häufig werden durch diesen Kommunikationsstil Mitpatienten verletzt oder eingeschüchtert und ziehen sich von diesem Menschen zurück.

Pflegeproblem:	**Pflegeziel:**	**Pflegemaßnahmen/*Wirkung:***	**Hinweise zur Durchführung:**
Der/die Patient/in neigt dazu in seinem/ihrem **Sprachverhalten die Verantwortung für Ereignisse, Entscheidungen zu verleugnen.** Beispiele: Er/sie offenbart seine/ihre Hilfsbedürftigkeit. Er/sie äußert direkte oder indirekte Hilfsappelle.	Die Selbstverantwortlichkeit, Autonomie ist unterstützt. Der/die Patient/in steht zu seinen/ihren Entscheidungen.	* **Im Gespräch wird Der/die Patient/in in die aktive Rolle zurückgeführt.** **Klientenzentrierte Gesprächsführung.** *Der/die Patient/in wird dazu gebracht eigenverantwortlich zu handeln und zu entscheiden.* * **Eigenverantwortlichkeit und Autonomie im Gespräch fördern** * **Patienten/Patientin anhalten, Gefühle, Wünsche und Bedürfnisse offen zu äußern** * **Selbstwertgefühl stärken**	**Möglichkeiten:** - Der/die Patient/in wird aufgefordert, seine/ihre Vorstellungen über mögliche Hilfen gezielt auszusprechen. - Nicht auf global geäußerte Hilfsappelle reagieren. Zum Beispiel: „Ich weiß nicht mehr weiter“ oder Patient/in jammert ununterbrochen. Mögliche Reaktion: „Wie stellen Sie sich die Hilfe von mir vor?“ - Keine Ratschläge geben oder Lösungsvorschläge machen - Dem Patienten/der Patientin aufzeigen, wo er/sie im Gespräch die Fremdbestimmung betont. - Der/die Patient/in lernt, Äußerungen zu hinterfragen. Z. B. „Ich kann nicht mehr.“ Hinter dem Ausspruch steht häufig die Aussage „Ich will nicht mehr.“ (Siehe unter: „schwaches“ Selbstwertgefühl, S.318)
Er/sie kann sich schwer entscheiden.	Der/die Patient/in kann sich ohne Beeinflussung entscheiden.	* **Keine Entscheidungen abnehmen** * **Entscheidungskraft fördern** *Der/die Patient/in macht die Erfahrung, daß es keine negative Konsequenz hat, sich zu entscheiden.*	Manche Patienten verstehen es geschickt, sich bewußt um Entscheidungen und Verantwortung zu drücken. Es ist schwer, nicht in die „Beziehungsfalle“, die sie aufstellen, zu treten. Der/die Patient/in sagt uns indirekt: „Du bist stark, du kannst mir helfen“; wer hört das nicht gerne? **Entscheidungskraft fördern** durch häufiges Konfrontieren mit Entscheidungsfindungen.

Pflegeproblem:

Der/die Patient/in neigt dazu **eigene Gefühle der Schwäche, Hilflosigkeit und Ratlosigkeit zu verdecken,** indem er/sie sich mit Problemen von Mitmenschen beschäftigt.

Diese Haltung ist häufig bei Suchtpatienten/-patientinnen zu finden.

Pflegeziel:

Der/die Patient/in nimmt seine/ihre Gefühle wahr und läßt sie zu.

Pflegemaßnahmen/*Wirkung:*

* **Beobachtung des Kommunikationsstils des Patienten/der Patientin**

* **Therapeutische Gespräche**

TEAMABSPRACHEN ÜBER VERHALTENSSTRATEGIEN:

* **Anhalten, Hilfen und Unterstützung für sich zu beanspruchen**

* **Schwächen des Patienten/der Patientin zulassen**

* **In Konfliktgruppen das Thema aufgreifen**

Hinweise zur Durchführung:

Beobachtung:
- Wann, mit wem und wie, nimmt der/die Patient/in Kontakt auf?
- Spricht er/sie auch über eigene Probleme?
- Drängt der/die Patient/in seine/ihre Hilfe auf?
- Übernimmt er/sie gerne Stationsaufgaben? usw.

Therapeutische Gespräche:
Werden ***vom Psychologen, Psychiater durchgeführt***. In Teamsitzungen wird über Ergebnisse gesprochen, und im ganzen Team werden Informationen ausgetauscht.
Verhaltens- und ***Gesprächsstrategien*** gegenüber dem Patienten/der Patientin werden besprochen, dokumentiert und durchgeführt.
Gesprächstechniken wie:
- Feed-back
- Selektive Reflexion
- Verbalisieren der Gefühle und Bedürfnisse, um die Selbstwahrnehmung bedürftiger und schwacher Anteile zu stärken

Helfen, eigene Schwächen anzunehmen:
Hier ist es wichtig, im Therapeutenteam ein wertfreies, akzeptierendes Klima zu haben.

Konfliktgruppen:
Ziel ist es, mit Hilfe der Gruppenmitglieder und des therapeutischen Teams die Konfliktgründe zunächst zu verstehen, um dann schrittweise an ihrer Lösung zu arbeiten.

Pflegeproblem:	Pflegeziel:	Pflegemaßnahmen/*Wirkung:*	Hinweise zur Durchführung:
Der/die Patient/in kann **eigene Wünsche und Bedürfnisse nur schwer äußern** bzw. wahrnehmen.	Der/die Patient/in nimmt seine/ihre Wünsche und Bedürfnisse wahr. Er/sie kann sie adäquat äußern und sich erfüllen.	* **Beobachtung der Kommunikation**	**Beobachtung:** - Äußert er/sie Wünsche, Bedürfnisse verschlüsselt? - Kann er/sie seine Wünsche klar äußern, oder erwartet er/sie, daß man ihm/ihr die Wünsche von den Augen abliest.
		* **Therapeutisches Gespräch**	Durch Psychologen, Psychiater, Co-Therapeuten oder Bezugspersonen. Hier wird gezielt der Frage nachgegangen, wie der/die Patient/in mit Wünschen und Bedürfnissen umgeht.
		TEAMABSPRACHEN ÜBER VERHALTENS-STRATEGIEN:	**Besprechung im Therapeutenteam über:** - Gesprächsinhalte - Vereinbarungen mit dem Patienten/der Patientin. - Weiteres Vorgehen in Bezug auf das Problem. - Vereinbarungen über Strategien im Team.
Er/sie hat unausgesprochene Erwartungen an seinen/ihren Sozialpartner.	Der/die Patient/in spricht seine/ihre Erwartungen aus.	* **Zwanglose Gespräche/Möglichkeiten:** - **Akzeptierendes Zuhören** - **Aufforderung, Wünsche auszusprechen** - **Selektive Reflexion** - **Offene Fragen** * **Vermutete, unausgesprochene Erwartungen mit dem Patienten/der Patientin ansprechen**	**Selektive Reflexion:** Der/die Patient/in kann verdeckt geäußerte Wünsche und Bedürfnisse nochmal überdenken, bzw. sich bewußt machen. **Offene Fragen** sind Frageformen, die der/die Patient/in weder mit ja oder nein beantworten kann. Sie geben dem Patienten/der Patientin die Gelegenheit, Wünsche, Bedürfnisse, Probleme zu erkunden und auszusprechen.

Pflegeproblem:	Pflegeziel:	Pflegemaßnahmen/*Wirkung:*	Hinweise zur Durchführung:
Der/die Patient/in hat ein **starkes Harmoniebedürfnis.**	Dem Patienten/der Patientin ist das Hamoniebedürfnis bekannt.	* **Therapeutische Gespräche**	In therapeutischen Gesprächen mit Psychologen, Ärzten und Therapeuten werden die Ursachen für das Verhalten beleuchtet. Im therapeutischen Team werden Absprachen zum Umgang mit dem Patienten/der Patientin getroffen.
Er/sie kann **Wünsche, die an** ihn/sie **herangetragen werden, nicht ausschlagen** (kann nicht „Nein" sagen).	Er/sie kann Wünsche ausschlagen und seine/ihre Interessen durchsetzen.	**TEAMABSPRACHEN ÜBER VERHALTENSSTRATEGIEN:** * **Unterstützung, Wünsche auszuschlagen (positive Verstärkung)** * **Rollenspiele, um verändertes Verhalten auszuprobieren**	In **Rollenspielgruppen** wird das konkrete Verhaltensproblem des Patienten/der Patientin in Spielszenen nachgestellt. Der/die Patient/in hat Gelegenheit, neues Verhalten einzuüben (gekoppelt mit positiver Erfahrung).
Der/die Patient/in kann seine/ihre **Wut, Ärger und Aggression** nicht äußern.	Er/sie kann Wut, Ärger und Aggression in adäquater Weise wahrnehmen und ausleben.	* **Beobachtung des Patienten/der Patientin** - **Analyse der Situation**	**Beobachtung:** - Aufspüren von indirekter und verschobener Aggression (Beispiel: Ein Patient hat Streit mit dem Therapeuten; der Patient schluckt den Ärger, läßt aber seine Wut an einem Mitpatienten aus.) - Beobachtung von Körpersignalen (Anspannung, Unruhezustände, psychosomatische Erscheinungen usw.)
		* **Förderung der Wahrnehmung eigener Gefühle durch partnerzentrierte Gesprächsführung**	**Partnerzentrierte Gesprächsführung:** - Akzeptierendes Zuhören; ermuntern, Gefühle auszusprechen. - Selektive Reflektion von Gesprächsinhalten auf emotionaler Ebene. - Verbalisieren vermuteter Gefühle.
		* **Einüben von verändertem Kommunikationsverhalten:** - **in Rollenspielen** - **in Alltagssituationen**	In Rollenspielen wird eingeübt, Wut und Aggression zu zeigen, Ärger des Partners zunächst als nicht sein/ihr Problem zu sehen und Anklagen, Vorwürfe und verbale Wutausbrüche auszuhalten sowie Ärger und Wut direkt in nichtverletzender Art auszudrücken.

Pflegeproblem:	**Pflegeziel:**	**Pflegemaßnahmen/*Wirkung:***	**Hinweise zur Durchführung:**
Die Kommunikation des Patienten/der Patientin **ist inkongruent.** *(Verbale Äußerungen und nonverbale Informationen stimmen nicht überein.)*	Der/die Patient/in kann sein/ihr Verhalten reflektieren. Der/die Patient/in kommuniziert kongruent, Gefühl und verbale Äußerungen stimmen überein.	* **Beobachtung auf inkongruente Kommunikation**	**Beobachtung:** - Wann tritt das Verhalten auf? - Ist sich der/die Patient/in seiner/ihrer inneren Gefühle bewußt? - Signale wahrnehmen: Anspannung, Verkrampfungen, indirekte Äußerungen, übertriebene Gesten, Resignation usw.
Zum Beispiel: - Selbstschutz - Psychische Störungen	Er/sie weiß, wie er/sie auf seine/ihre Mitmenschen wirkt.	* **Direktes Ansprechen auf die Erscheinungen der Inkongruenz** *Mißverständnisse und Anspannungen können abgebaut werden.*	Hier hat der/die Pflegende verschiedene Möglichkeiten der Gesprächsführung, um eine Klärung zu bekommen: - Offene Fragen - Verbalisieren von Gefühlen - Mitteilen der eigenen Wahrnehmung
- Beeinträchtigung durch Störungen von Mimik oder Gestik	Mißverständnisse sind verhindert. Der soziale Kontakt ist gewährleistet.	* **Information von Mitpatienten und Therapeutenteam über evtl. Störungen und Beeinträchtigungen im Bereich Mimik und Gestik**	**Information** über die Beeinträchtigungen des Patienten/der Patientin dürfen nur mit Einverständnis gegeben werden. Ein Informationsgespräch beugt Mißverständnissen vor und führt in der Regel zu einer akzeptierenden Haltung in der Patientengruppe. Der Sozialkontakt ist für den Patienten/die Patientin erleichtert.

Pflegeproblem:	Pflegeziel:	Pflegemaßnahmen/*Wirkung:*	Hinweise zur Durchführung:
Der/die Patient/in neigt dazu, **unangenehme Themen zu beschwichtigen** oder ins **Lächerliche zu ziehen.**	Der/die Patient/in erkennt das Verhalten und lernt seine/ihre Gefühle direkt zu äußern.	* **Wichtigkeit des Gesprächsthemas aufzeigen** TEAMABSPRACHEN ÜBER VERHALTENS-STRATEGIEN: * **Aufzeigen und Ansprechen des Patientenverhaltens** * **Aufzeigen, welche Gefühle er/sie durch sein/ihr Verhalten auslöst**	Die verschiedenen Gesprächsstrategien und Verhaltensweisen gegenüber dem Patienten/der Patientin werden bei psychiatrischen Patienten mit dem Therapeuten besprochen. Als **Gesprächstechnik** können die verschiedenen Methoden genutzt werden: - Selektive Reflexion - Verbalisieren - Feed-back
Der/die Patient/in neigt dazu, seinen Gesprächspartner zu **manipulieren, zu lenken oder zu dirigieren.** Er/sie hat einen **bestimmenden Kommunikationsstil**.	Der/die Patient/in ist sich seines/ihres Kommunikationsstils bewußt.	* **Beobachtung des Kommunikationsverhaltens** * **Unterstützung beim Erlernen eines ausgewogenen Gesprächsstils** **- nondirektives Gespräch** **- direktives Gespräch**	Der Therapeut wird der Frage nachgehen, was hinter dem Kommunikationsstil steht (eventuell eine Angst vor Kontrollverlust). In Teamsitzungen wird erarbeitet, wie die einzelnen Teammitglieder mit dem Patienten/der Patientin umgehen sollen. Gesprächsthema in Supervisionen des Teams kann sein: - Wie kann ich Manipulation erkennen? - Wie schütze ich mich vor Manipulation? *Ruth Cohn* (1975) beschreibt in ihren „Themenzentrierten Interaktionellen Methoden“ ein Gleichgewicht von: Struktur und Prozeß Planung und Improvisation Interpretation und Geschehen lassen Verhaltensregel und Ermutigung zur persönlichen Eigenart In therapeutischen Gesprächen kann dem Patienten/der Patientin ein evtl. bestehendes Ungleichgewicht nahe gebracht werden.

Pflegeproblem:	Pflegeziel:	Pflegemaßnahmen/*Wirkung:*	Hinweise zur Durchführung:
Der/die Patient/in ist in seiner/ihrer **Kommunikation stark gehemmt.**	Der/die Patient/in kann ohne Ängste und Hemmungen kommunizieren und Kontakt aufnehmen.	* **Therapeutische Gespräche über die Hemmungen** TEAMABSPRACHEN ÜBER VERHALTENSSTRATEGIEN:	
Er/sie hat ein **„schwaches Selbstwertgefühl".**	Das Selbstwertgefühl ist gestärkt.	* **Wertschätzung des Patienten/der Patientin** * **Anerkennung von Leistung und Bemühungen** * **Häufige Kontaktaufnahme** * **Positive Verstärkung**	**Wertschätzung:** Herabsetzende, wertende Äußerungen sind zu vermeiden. **Mögliche Leistungen des Patienten/der Patientin:** - Zeigen von Verantwortung - Bewältigte Aufgaben und Anstrengungen - Körperpflege und erledigte tägliche Aktivitäten **Positive Verstärkung:** Durch Lob, Belohnung, Anerkennung
Er/sie traut sich nicht, Mitmenschen anzusprechen.	Er/sie kann Mitmenschen ansprechen und Kontakt aufnehmen.	* **Rollenspiele** *Der/die Patient/in kann in geschütztem Rahmen neues Verhalten einüben.* * **Aufgaben im sozialen Umfeld üben**	**Rollenspiele:** In Rollenspielen kann Der/die Patient/in Sicherheit bei der Kontaktaufnahme gewinnen und Ängste abbauen. Es werden unterschiedliche Spielszenen durchgeführt. Zum Beispiel: Kontaktaufnahme im Wirtshaus, Fremde nach dem Weg fragen usw. **Aufgaben im sozialen Umfeld:** Konkretes Sozialverhalten wird in realen Situationen ausprobiert. Geeignet sind Aufgaben mit einem Themenbereich, der keine Konfrontationen auslöst.

Pflegeproblem:	Pflegeziel:	Pflegemaßnahmen/*Wirkung:*	Hinweise zur Durchführung:
Der/die Patient/in drängt sich ständig **in den Mittelpunkt**, ist sehr mitteilungsfreudig. Er/sie neigt dazu, Ereignisse **zu dramatisieren.**	Der/die Patient/in kennt die Hintergründe für sein/ ihr Handeln und kann dieses ändern.	* **Beobachtung des Kommunikationsverhaltens** * **Therapeutische Gespräche** *Der/die Patient/in bekommt Einsicht über Ursachen für sein/ihr Verhalten.*	**Beobachtungskriterien:** Wann, wie oft und in welchem Zusammenhang tritt das Kommunikationsverhalten auf? In **therapeutischen Gesprächen** klärt der Therapeut, wo die Ursachen für dieses Kommunikationsverhalten liegen; zum Beispiel: hohes Selbstdarstellungsbedürfnis, Bedürfnis nach Bestätigung aufgrund eines geringen Selbstwertgefühls, oder Ablenkungsmanöver von eigentlichen Problemen).
Er/sie neigt dazu, durch eine **„Pseudo-Offenheit“** das Gesprächsthema auf sich zu lenken.	Der/die Patient/in erkennt, was hinter der „Pseudo-Offenheit“ steht und kann über die Probleme sprechen.	TEAMABSPRACHEN ÜBER VERHALTENSSTRATEGIEN: * **Feed-back** * **Selektive Reflexion**	In Teamsitzungen werden genaue Verhaltensstrategien für das Pflegepersonal entwickelt, diese werden evtl. in Rollenspielen eingeübt. Es soll genau festgelegt werden: - Wie bei konkreten Verhaltenssituationen zu reagieren ist. Zum Beispiel: Redeschwall unterbrechen, Mitpatienten das Wort erteilen, Patient/in mit Pseudo-Offenheit konfrontieren.
Er/sie hat einen **ununterbrochenen Redeschwall** und läßt Mitmenschen nicht zu Wort kommen.	Der/die Patient/in kann zuhören und Mitmenschen zu Wort kommen lassen.	* **Spiegeln des Verhaltens** * **Patient/in unterbrechen** * **Mitpatienten unterstützen, zu Wort zu kommen** * **Redefluß kanalisieren**	- Wer gibt wann und wie oft Rückmeldung - Wie Der/die Patient/in dabei unterstützt werden kann, ein Gleichgewicht herzustellen zwischen dem Talent, sich in Szene zu setzen, Mitmenschen zum Lachen zu bringen, zur spannenden Unterhaltung beizutragen und der Fähigkeit, seinem Gegenüber zuzuhören und auf ihn/sieeinzugehen.
Er/sie **unterbricht Gespräche** und mischt sich in alles ein.	Der/die Patient/in läßt seine/ ihre Mitmenschen ausreden.	* **Unterbrechungen des Patienten/der Patientin nicht zulassen**	

Pflegeproblem:	Pflegeziel:	Pflegemaßnahmen/*Wirkung:*	Hinweise zur Durchführung:
Selbstbild des Patienten/der Patientin und **Realbild stimmen nicht überein.** *(Diskrepanz zwischen Selbstbild und Wirklichkeit).* Zum Beispiel bei: - Persönlichkeitsstörungen - Neurotischen Patienten	Der/die Patient/in ist in seinem/ihrem Selbstbild nicht bestärkt. Er/sie erkennt die Diskrepanz und kann sein/ihr Verhalten ändern.	* **Beobachtung und Analyse von Selbstkonzept und Selbstbild** * **Therapeutische Gespräche** TEAMABSPRACHEN ÜBER VERHALTENSSTRATEGIEN: * **Feed-back** * **Konfrontation mit der Realität** * **Ich-Botschaften senden** * **Selektive Reflexion**	**Ich-Botschaften:** Gerade bei Patienten/Patientinnen mit einer verzerrten Selbstwahrnehmung ist es wichtig, daß er/sie Rückmeldung bekommt. Mit Hilfe von Ich-Botschaften kann der Feed-back-Geber seine Wahrnehmung, Gefühle, Beobachtungen aussprechen, ohne den Patienten/die Patientin zu beschuldigen. Der/die Patient/in fühlt sich nicht so schnell in die „Täter-Rolle“ gedrängt. Beim Patienten/bei der Patientin werden dadurch Abwehrreaktionen reduziert, und er/sie kann das Gesagte besser überdenken. **Beispiel:** Anstatt zu sagen: „Ihr Zimmer ist sehr unordentlich,“ hört sich das in der „Ich-Botschaft“ so an: „Ich könnte in so einem unordentlichen Zimmer nicht leben.“
Der/die Patient/in ist der Meinung, daß er/sie **zu unrecht in der Klinik ist.** Er/sie hat den Bezug zur Realität verloren.	Der/die Patient/in kennt den Unterschied zwischen „Patient sein“ und Menschen, die „normal“ sind.	* **Klare Grenzen zwischen normal und krankhaften Veränderungen des Patienten/der Patientin aufzeigen**	**Krankhafte Veränderungen erkennt man:** - An unangemessenen Verhaltensweisen - Verrückten Gefühlen und Gedanken Jeder von uns hat manchmal „verrückte“, „komische“ oder „seltsame“ Gedanken, Gefühle oder Verhaltensweisen; diese werden aber kein Bestandteil des Realitätsempfindens. Der Bezug zur Realität bleibt erhalten.

Pflegeproblem:	Pflegeziel:	Pflegemaßnahmen/*Wirkung:*	Hinweise zur Durchführung:
Die Kommunikation mit dem Patienten/der Patientin ist aufgrund **der geringen Selbstachtung (Selbsthaß)** stark gestört.	Kommunikation mit dem Patienten/der Patientin ist möglich.	* **Erkennen von Selbsthaß-Tendenzen**	**Formen von Selbsthaß-Äußerungen:** - Macht sich verbal selbst klein - Lacht sich aus - Stellt sich zurück, vernachlässigt sich - Schädigt seinen Körper, gönnt sich nichts. - Macht sich bewußt lächerlich - Selbstmordversuche
		* **Therapeutische Gespräche**	
		TEAMABSPRACHEN ÜBER VERHALTENSSTRATEGIEN:	**Stärkung von Selbstachtung und Selbstwertgefühl:** - Akzeptierende Grundhaltung - Wertschätzung, unabhängig vom Verhalten des Patienten/der Patientin - Wertungen und Mißbilligung von Verhalten vermeiden - Echtheit und Kongruenz eigener Gefühle - Widerstände, Aggression, Versagen und Fehler akzeptieren - Verständlich kommunizieren, d.h. bei der Situation der/des Patient/in ansetzen **Verständlichkeit zeichnet sich aus durch:** - Einfachheit - Gliederung und Ordnung - Kürze und Prägnanz - und Stimulation. Vgl. Schulz v. Thun, F.: Miteinander Reden, Rowohlt, Hamburg 1992, S. 140 ff.
		* **Intervenieren, wenn sich der/die Patient/in in der Patientengruppe lächerlich macht**	
	Er/sie hat Achtung vor sich selbst.	* **Stärkung von Selbstachtung und Selbstwertgefühl**	

Pflegeproblem:	Pflegeziel:	Pflegemaßnahmen/*Wirkung:*	Hinweise zur Durchführung:
Der/die Patient/in hat aufgrund einer **psychotischen Störung** Schwierigkeiten bei der Informationsverarbeitung. Er/sie ist sehr feinfühlig.	Einer Reizüberflutung ist vorgebeugt. Der/die Patient/in kann die an ihn/sie herangetragenen Informationen aufnehmen und verarbeiten.	* **Einfache und konkrete Gesprächsinhalte** * **Kurze Sätze und klare Sprache** FEINFÜHLIGKEIT DES PATIENTEN/DER PATIENTIN BERÜCKSICHTIGEN: * **Akzeptierende Grundhaltung**	**Akzeptierende Grundhaltung:** Der Umgang mit dem Patienten/der Patientin soll so normal und respektvoll wie irgend möglich sein. Für uns befremdliche Verhaltensweisen oder Ideen ausreden oder korrigieren zu wollen, schafft in der Regel Spannung und Abwehr beim Patienten/bei der Patientin und stört das Vertrauensverhältnis. Es ist wichtig, Wahnvorstellungen, Beziehungsideen zu akzeptieren und als einen Teil des Patienten/der Patientin zu sehen. Wir können versuchen, der Wahnwelt die Alltagswelt gegenüberzustellen und den Patienten/die Patientin so zu begleiten.
Er/sie kann „double bind" -Aussagen* nicht einordnen.	Er/sie erkennt „double bind"- Aussagen und benennt sie.	* **Echtheit, Offenheit und Klarheit:** **- „Double bind"-Aussagen vermeiden** **- Kongruent kommunizieren**	
Er/sie kann Beziehungen nicht definieren.		* **Unterstützung des Patienten/der Patientin, eigene Gefühle zu äußern**	
Er/sie erlebt Gefühlsäußerungen als bedrohlich.	Eine therapeutische Beziehung ist gewährleistet. Der/die Patient/in kommt nicht zusätzlich unter Druck.	* **Nur dosiert kritische Bemerkungen** KLARE DEFINITION DER BEZIEHUNG: * **Distanz wahren** * **Patienten/Patientin nicht mit Gefühlsäußerungen konfrontieren** **- Sachliche Gesprächsthemen** **- Alltagsleben als Gesprächsthema**	**Distanz:** Offenheit, Klarheit und Distanz sind die besten Voraussetzungen für ein therapeutisches Milieu. **Beziehung:** Große Nähe bei Beziehungen und starke Gefühle können den Patienten/die Patientin leicht überfordern.

* "Double-bind" = bes. Abhängigkeitsbeziehung, bei der der schwächere Partner dauernd mit widersprüchlichen Mitteilungen oder Anforderungen konfrontiert wird, die ihm keinen Ausweg lassen (z.B. in der Mutter-Kind-Beziehung).

Pflegeproblem:	Pflegeziel:	Pflegemaßnahmen/*Wirkung:*	Hinweise zur Durchführung:
Es kommt zu Interaktionsstörungen, da der/die Patient/in **gereizt und aggressiv reagiert.**	Der/die Patient/in kann äußern, warum er/sie so gereizt reagiert.	* **Klärungsgespräch** *Ursachen für das Mißglücken der Kommunikation werden erkannt und können behoben werden.*	**Hinweise für mißglückte Kommunikation:** 1. Ablehnung, Widerstand, Auflehnung, Trotz: Zeigt sich durch eine „Jetzt-erst-recht-Haltung", oder eine alle Vorschläge ablehnende Haltung 2. Aggression, Rache: z. B. durch zynische Bemerkungen, „auflaufen lassen", sticheln, tyrannisieren, „dumm anreden" 3. Projektion: Ärger an Kleinigkeiten festmachen, Fehler bei anderen suchen, scheinbare Nebensächlichkeiten sind wichtig 4. Depression, Resignation: Apathie, Niedergeschlagenheit, Angepaßtsein 5. Regression: Zurückfallen in kindliche Verhaltensweisen 6. Fluchverhalten, verleugnen, ausweichen 7. Starrheit, Fixierung auf einen Standpunkt 8. Überangepaßtheit und Verdrängung
		* **Metakommunikation**	**Metakommunikation:** Reden über das Gespräch. Dabei geht es nicht um einzelne Gesprächsinhalte, die kommentiert oder richtiggestellt werden, sondern um übergreifendere Aspekte. Zum Beispiel: - Warum ist das Gespräch so verlaufen? - Was löst in mir das Gefühl ... aus? - Warum beteiligen sich einige nicht am Gespräch? Es gibt verschiedene **Möglichkeiten der Metakommunikation:** - In Form einer widerspiegelnden-analysierenden Betrachtung - Manöverkritik oder schriftliche Befragung - Prozeßberatung durch einen unbeteiligten Spezialisten
Der/die Patient/in kann nicht **zuhören,** sich nur schwer auf **Gespräche konzentrieren.**	Der/die Patient/in bekommt alle für ihn/sie wichtigen Informationen mit.	* **Vergewissern, ob der/die Patient/in Gesprächsinhalten folgen kann und aufnahmebereit ist** * **Gesprächszeiten auf höchstens 15 Minuten begrenzen**	

Pflegeproblem:	Pflegeziel:	Pflegemaßnahmen/*Wirkung:*	Hinweise zur Durchführung:
Der/die Patient/in ist **blind.** Visuelle Informationen fehlen ihm/ihr.	Der/die Patient/in ist informiert, fühlt sich sicher.	* **Beim Betreten des Zimmers Patient/in informieren** *Unsicherheiten werden reduziert.*	**Information über:** - Name und Funktion - Intention 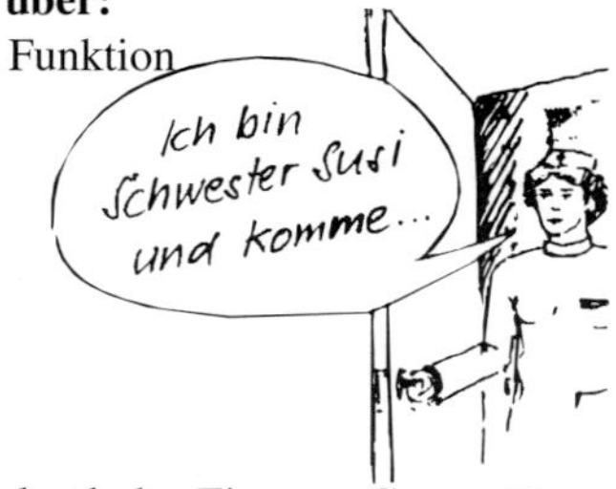
		* **Patient/in mit der Umgebung vertraut machen**	**Beispiel:** - Rundgang durch das Zimmer, Gegenstände beschreiben und ertasten lassen - Mitpatienten vorstellen - Weg zur Toilette, zum Tisch beschreiben und gemeinsam gehen - Nachtglocke geben und erklären
		* **Feste Plätze für Gegenstände vereinbaren** *Der/die Patient/in findet sich dann alleine besser zurecht.*	
		* **Berichten, wie die Speisen auf dem Teller, dem Tablett angerichtet sind**	**Möglichkeit:** Essen wird immer mit Hilfe der Uhreinteilung gleich angeordnet. Die Absprachen mit dem Patienten/der Patientin dokumentieren und an Teammitglieder weitergeben. 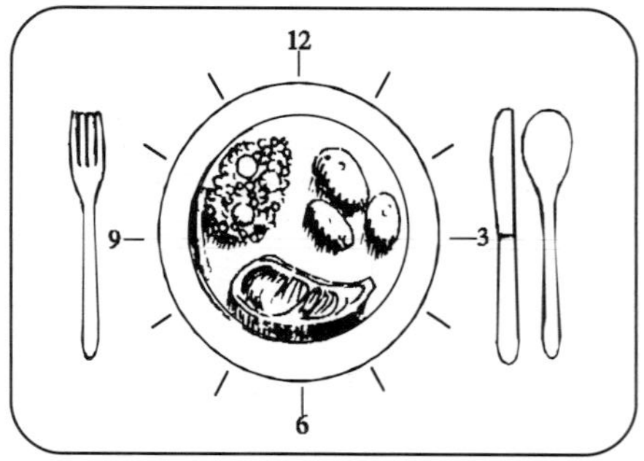
		* **Vorlesen von Informationsschriften und Aufklärungsinformationen**	

Pflegeproblem:

Der/die Patient/in hat einen **Gesichtsfeldausfall.**

Zum Beispiel:
- nach Schlaganfall
- Kopf-Op
- Sehnerv-Verletzung

Pflegeziel:

Die Kontaktaufnahme ist nicht beeinträchtigt.
Der/die Patient/in ist in seiner/ihrer Einschränkung richtig eingeschätzt.

Pflegemaßnahmen/*Wirkung*:

* **Überprüfen des Ausmaßes des Gesichtsfeldausfalles**
Es ist wichtig, das Ausmaß der Gesichtsfeldeinschränkung zu kennen, nur somit kann eine Kompensation gewährleistet werden

* **Beim Kommunizieren in das Gesichtsfeld des Patienten/der Patientin treten**

Hinweise zur Durchführung:

Gesichtsfeldausfall:
Wenn aufgrund einer Aphasie die Kommunikation mit dem Patienten/der Patientin beeinträchtigt ist, ist eine genaue Beobachtung des Patienten/der Patientin notwendig, um das Ausmaß des Ausfalles zu bestimmen. Ansonsten kann eine Messung des Gesichtsfeldes mit dem Perimeter vorgenommen werden.

Doppelbildsehen:
Der/die Patient/in greift häufig daneben.

Rechtes oder linkes Sehfeld fällt aus:
(Homonyme Hemianopsie)
Diese Art von Gesichtsfeldausfall ist relativ häufig.

Schläfenfeldausfall
(Bitemporale Hemianopsie)

Nasenfeldausfall
(Bitemporale Hemianopsie)

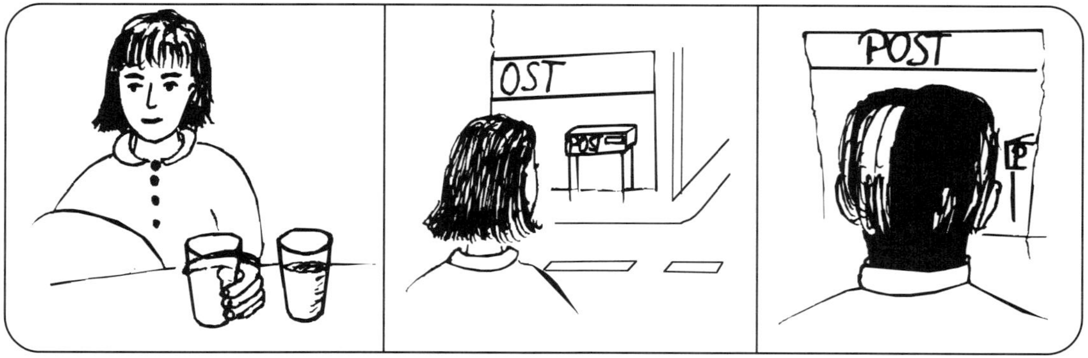

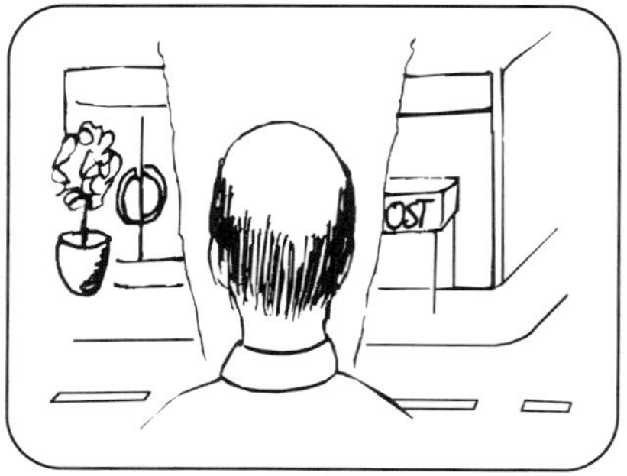

Pflegeproblem:

Der/die Patient/in ist **schwerhörig,** die Kommunikation ist erschwert.

Pflegeziel:

Der/die Patient/in kann das Pflegepersonal verstehen.

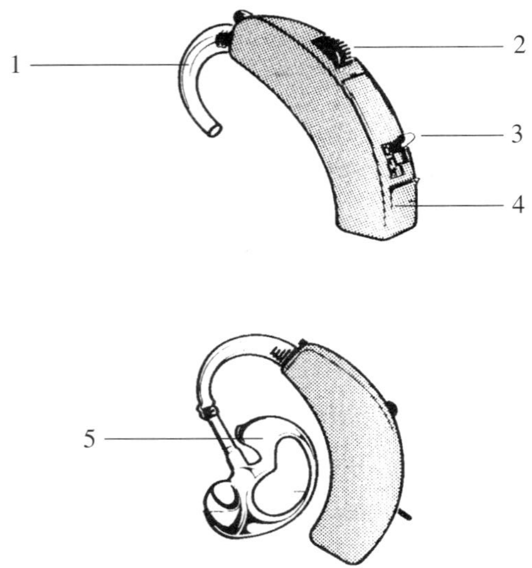

Pflegemaßnahmen/*Wirkung:*

* **Langsam, mittellaut und deutlich sprechen**

* **Beim Sprechen das Gesicht zum/zur Patienten/Patientin wenden**

* **Zeichensprache einsetzen**

* **Hörgeräte benutzen**

* **Regelmäßige Funktionsüberprüfung und Reinigung der Hörgeräte**

1 Verbindungsschläuche
2 Lautstärkenregler
3 Betriebsschalter
0 = ausgeschaltet
M = normale Einstellung
T = Einstellung für Telephon
4 Bateriegehäuse
5 Ohrpaß-Stück

* **Häufige Kontaktaufnahme**

Hinweise zur Durchführung:

* Lautes Anschreien wird schlechter verstanden, als in mittellauter Tonlage zu sprechen.

* Lippenbewegungen können abgelesen werden; Vorraussetzung ist eine deutliche Aussprache.
* Reaktionen des Patienten/der Patientin geben Hinweise, ob er/sie das Gesprochene verstanden hat.

Hörgeräte:
Obwohl häufig Hörgeräte vorhanden sind, werden sie nicht benutzt.
Umgang mit Hörgeräten:
Abhängig vom Modell; am häufigsten sind die Hinterohrhörgeräte verbreitet.

- Die Lebensdauer der Batterie beträgt bei einer tägl. Einsatzzeit von ca. 10 Stunden etwa 9-12 Tage.
- Regulieren der Lautstärke geschieht meist mit einem Lautstärkenregler. Die Einstellung ist so zu verändern, daß der/die Patientin seine/ihre Mitmenschen, die ihm/ihr zugewandt sind, aus 2-3 m Entfernung gut hören kann.
- Ohrpaß-Stücke werden regelmäßig mit einem alkoholgetränkten Wattetupfer gereinigt. Lassen sich Ohrpaß-Stück und Verbindungsschläuche vom Hörgerät trennen, so sind sie 1 mal wöchentlich mit Seifenwasser auszuspülen. Mit einer speziellen Vorrichtung wird das Wasser wieder aus den Verbindungsschläuchen herausgeblasen.
(Vgl. Wittensöldner, C. u.a. (Hg.): Pflege und Begleitung des älter werdenden Menschen. Recom Verlag, Basel 1988)

Pflegeproblem:	Pflegeziel:	Pflegemaßnahmen/*Wirkung:*	Hinweise zur Durchführung:
Der/die Patient/in neigt aufgrund der Schwerhörigkeit dazu sich zurückzuziehen, **weniger zu kommunizieren** (Gefahr der sensorischen Deprivation).	Der/die Patient/in ist am Stationsgeschehen beteiligt und hat Kontakt. Der/die Patient/in ist aktiviert.	* **Patient/in in das allgemeine Gespräch einbeziehen** * **Kommunikationsförderndes Stationsmilieu**	* Hierzu ist es wichtig, daß Mitpatienten, Pflegepersonal und Therapeuten über die Schwerhörigkeit informiert sind. * Gemeinsames Einnehmen von Mahlzeiten ermöglichen. Aufenthaltsräume nutzen, gemeinsame Aktivitäten anbieten.
	Er/sie versteht wichtige ihn/sie betreffende Informationen.	* **Regelmäßig Überprüfen, ob die Informationen verstanden wurden**	* Patient/in motivieren nachzufragen, wenn er/sie etwas nicht verstanden hat.
Der/die Patient/in ist aufgrund der Schwerhörigkeit **mißtrauisch und ängstlich.**	Der/die Patient/in hat Vertrauen, fühlt sich akzeptiert und angenommen.	* **Plötzliches Ansprechen und Berühren vermeiden** * **Problem der Schwerhörigkeit mit dem Patienten/der Patientin besprechen und Problemlösungen erarbeiten**	* Von vorne auf den Patienten/die Patientin zugehen. Erst in das Gesichtsfeld treten und dann mit der Kommunikation beginnen.
		* **Bei Gruppengesprächen Patient/in immer wieder über Gesprächsinhalte informieren**	* Häufig trauen sich die Patienten nicht nachzufragen und sind verunsichert, weil sie nicht wissen, ob über sie gesprochen wird.
Der/die Patient/in kann **nichts hören (ist taub).**	Der/die Patient/in kann seine/ihre Mitmenschen verstehen und sich verständlich machen.	* **Nonverbale Kommunikationsmöglichkeiten einsetzen** * **Mitteilungen aufschreiben** * **Lippenablesen ermöglichen**	**Nonverbale Kommunikationsmöglichkeit:** - Kommunikator - Bildtafeln - Zeichensprache, Gestik, Mimik - Lippen ablesen

Pflegeproblem:	Pflegeziel:	Pflegemaßnahmen/*Wirkung:*	Hinweise zur Durchführung:
Der/die Patient/in ist **bewußtlos.** Er/sie kann sich nicht verständlich machen.	Der/die Patient/in fühlt sich angenommen, hat keine Ängste.	* **Bei Betreten des Zimmers, Information des Patienten/der Patientin** *Der/die Patient/in bekommt die Informationen, die ihm/ihr visuell verloren gehen.* * **Begrüßungsritual im Team vereinbaren** *Der/die Patient/in kennt mit der Zeit diese Rituale und stellt sich darauf ein; Ängste werden reduziert.*	**Information:** - Wer in das Zimmer kommt - Intention - Funktion **Begrüßungsritual:** Im Team und mit Angehörigen wird ein genaues Ritual festgelegt. Beispiel: Namen sagen, Hand des Patienten/der Patientin nehmen, mit beiden Händen festhalten und seine/ihre mit seinem/ihrem Namen begrüßen. (Siehe auch ATL "Sich Waschen und Kleiden")
		* **Patient/in über jede Pflegetätigkeit informieren** *Der/die Patient/in bekommt verbal und taktil Informationen über seinen/ihren Körper. Neuronale Verknüpfungen werden gefördert. Der/die Patient/in ist entspannt.*	**Bewußtlosigkeit:** Die Bewußtlosigkeit eines Patienten/einer Patientin machen wir an der Reaktionsfähigkeit fest (*Output*). Inwieweit die Reizaufnahme (*Input*) und die Reizverarbeitung (*Throughput*) beeinträchtigt sind, wissen wir nicht. Die Erfahrung zeigt, daß Patienten/Patientinnen wesentlich mehr mitbekommen, als wir annehmen.
		* **Klare, taktile und verbale Informationen geben** *Diffuse Empfindungen rufen eine Abwehrhaltung hervor.*	**Klare Informationen vermitteln:** - Auf einen deutlichen Beginn und ein deutliches Ende einer Pflegehandlung achten. - Hastige, streifende und zu leichte Berührungen vermeiden. - Auf genaue Übereinstimmung von verbalen Informationen und tatsächlich durchgeführten Verrichtungen achten. - Information und Tätigkeit sollen zeitgleich sein. (Vgl. Bienstein/Fröhlich, 1991, S. 21 ff.)

Pflegeproblem:	Pflegeziel:	Pflegemaßnahmen/*Wirkung:*	Hinweise zur Durchführung:
Der/die Patient/in kann aufgrund **körperlicher Schwäche** kaum kommunizieren und hat **große Mühe, Antwort zu geben.** Zum Beispiel: - Schwerkranke - Sterbende	Der/die Patient/in fühlt sich verstanden und angenommen. Er/sie braucht sich nicht anzustrengen.	* **Kontaktaufnahme durch Berührung** * **Ja - Nein Fragen stellen** * **Konsequentes Beschreiben aller Pflegetätigkeiten**	Ein leichter Händedruck des Patienten/der Patientin, ein Mitgehen oder sich Sträuben gibt uns einen Hinweis über Ängste, Unbehaglichkeit oder Einverständnis und Zufriedenheit.
Der/die Patient/in ist häufig **passiv.** Er/sie unterstützt die Pflegekräfte wenig und läßt sich bedienen. Es kommt zu Interaktionsschwierigkeiten.	Der/die Patient/in ist motiviert, mitzuhelfen und sich aktiv an Pflegetätigkeiten zu beteiligen.	* **Aktivierende Sprechweise wählen** *Der/die Patient/in wird in die Pflegetätigkeit integriert. Aufgaben bzw. Erwartungen an den Patienten/die Patientin werden klar ausgesprochen. Ressourcen werden gefördert. Der/die Patient/in fühlt sich nicht übergangen.*	**Aktivierende Sprechweise:** Häufig verwenden Pflegende eine Sprechweise, die den Patienten/die Patientin in einer passiven Haltung hält. Beispiele: „Guten Morgen, ich komme, um Sie zu waschen.“ „Ich stelle das Kopfteil vom Bett hoch.“ Mit solchem oder ähnlichem Kommunikationsverhalten wird der/die Patient/in in eine passive Rolle gedrängt. Es ist wichtig, unser eigenes Sprachverhalten zu überprüfen und eine aktivierende Sprechweise zu wählen. Beispiele: „Guten Morgen Herr Y, ich möchte mit ihnen gemeinsam die Körperpflege durchführen.“ „Ich möchte gerne das Kopfteil vom Bett hochstellen. Unterstützen Sie mich bitte, indem Sie...“

Pflegeproblem:	Pflegeziel:	Pflegemaßnahmen/*Wirkung:*	Hinweise zur Durchführung:
Der/die Patient/in kann nicht in **gewohnter Weise Kontakt aufnehmen:** Er/sie ist **fixiert.**	Der/die Patient/in fühlt sich nicht abgeschoben und alleine gelassen.	* **Häufig nach dem Patienten/der Patientin sehen**	Fixierung hat immer etwas mit Gewaltanwendung zu tun. Das Vertrauen der Patienten ist in der Regel gestört. Es gehört viel Einfühlungs -vermögen dazu, den Patienten/die Patientin zu beruhigen.
	Ängste sind reduziert.	* **Pflegemaßnahmen erklären**	
		* **Patient/in über Sinn und Zweck der Fixierung informieren**	
		* **Beruhigende Gespräche bzw. Worte an Patient/in richten**	
Er/sie muß **isoliert werden.** Zum Beispiel: - Infektionskrankheiten - Leukämie-Patienten - Fehlende Abwehr (Leukopenie, AIDS)	Der/die Patient/in fühlt sich nicht alleine gelassen und ausgestoßen. Er/sie hat am sozialen Leben seiner/ihrer Mitmenschen Anteil.	* **Kommunikation mit Angehörigen ermöglichen**	**Möglichkeiten:** - Telefonanschluß anbieten - Besuche ermöglichen
		* **Patient/in über Mundschutz und andere hygienische Maßnahmen informieren**	
		* **Beschäftigungsmöglichkeiten anbieten**	(Siehe ATL "Raum und Zeit gestalten")

Pflegeproblem:	Pflegeziel:	Pflegemaßnahmen/*Wirkung:*	Hinweise zur Durchführung:
Der/die Patient/in hat eine **globale Aphasie.** Er/sie kann nur sinnlose Silben wie „lalala“ sprechen. Er/sie hat Sprachverständnisstörungen.	Der/die Patient/in fühlt sich angenommen. Er/sie ist informiert.	* **Patienten/Patientin wie einen erwachsenen Menschen behandeln** - **Wertschätzung der Persönlichkeit** - **Nicht über den Patienten/die Pat. sprechen** - **Patient/in ernst nehmen** - **Versuchen Äußerungen zu verstehen**	**Globale Aphasie:** Bedeutet einen Verlust bzw. schwere Störung der Sprache und des Sprachverständnisses. Der/die Patient/in kann nicht mehr sprechen, lesen, schreiben und weiß nicht, durch welche Handbewegungen er/sie sich verständlich machen kann.
		* **Langsam und deutlich sprechen**	Aggressives oder teilnahmsloses Verhalten können ein Indiz sein, daß sich der/die Patient/in nicht mehr ernst genommen, bevormundet oder abhängig fühlt. Wichtig ist es, eine Basis der Verständigung zu finden. Dies erfordert viel Einfühlungsvermögen und Geduld.
	Der/die Patient/in ist stimuliert.	* **Patient/in über jede Pflegetätigkeit informieren** *Ängste und Abwehr können dadurch reduziert werden. Der/die Patient/in wird stimuliert.*	Nur so können nach Abklingen der Akutphase eventuell vorhandene Ressourcen erkannt und wieder geweckt werden. Wird Der/die Patient/in nicht ausreichend stimuliert, verkümmern auch die letzten Fähigkeiten. Eventuell vorhandene Ressourcen werden nicht erkannt.
		* **Logotherapeut/in einschalten**	
		* **Kommunikationshilfsmittel einsetzen** - **Kommunikator** - **Bildtafeln benutzen**	

Pflegeproblem:	Pflegeziel:	Pflegemaßnahmen/*Wirkung:*	Hinweise zur Durchführung:
Der/die Patient/in kann aufgrund einer **sensorischen Aphasie (Wernicke Aphasie)** Gesprochenes kaum oder gar nicht verstehen. Er/sie kann Aufforderungen nicht folgen.	Der/die Patient/in fühlt sich akzeptiert.	* **Patient/in ernst nehmen**	**siehe oben**
	Er/sie versteht die Pflegekräfte.	* **Durch gemeinsames Tun versuchen sich zu verständigen**	Dabei ist es wichtig, auf Widerstände des Patienten/der Patientin zu achten und sofort darauf zu reagieren.
Er/sie kann sprechen, Gesprochenes ist häufig ein Kauderwelsch. Antworten sind zusammenhangslos.	Das Sprachverständnis ist gefördert. Er/sie kann sich verständlich machen.	* **Gegenstände benennen und zeigen** *Das Sprachverständnis wird dadurch gefördert.* FÖRDERUNG DES SPRACHVERSTÄNDNISSES:	
Er/sie kann **Gegenstände, Objekte nicht richtig benennen**.		* **Konsequente Informationen über jede Pflegetätigkeit** * **Übungen zur Aktivierung** * **Logopäden einschalten Absprachen über zusätzliche Förderung auf Station** * **Angehörige einweisen** *Die Angehörigen können dann im Sinne der Therapie mitwirken und den Patienten/die Patientin anregen und stimulieren.*	**Übungen zur Förderung des Sprachverständnisses:** - Auf Bildtafeln Gegenstände benennen und zeigen lassen. - Körperteile zeigen lassen - Leichte Anweisungen durchführen lassen: z. B. Schauen Sie zur Decke, zeigen Sie den Zeigefinger, falten Sie die Hände usw. Versteht der/die Patient/in die Aufgaben nicht: - Versuchen Sie eine andere Übung - Probieren Sie es am nächsten Tag nochmal - Sprechen Sie häufig mit dem Patienten/der Patientin - Zeigen und benennen Sie so oft wie möglich Gegenstände

Pflegeproblem:	Pflegeziel:	Pflegemaßnahmen/*Wirkung:*	Hinweise zur Durchführung:
Der/die Patient/in hat eine **motorische Aphasie (=Broca-Aphasie).**	Der/die Patient/in versteht seine Mitmenschen.	* **In einfachen, kurzen Sätzen mit dem Patienten/der Patienten in mittlerem Tempo sprechen** * **„Ja“ und „Nein“ Fragen stellen**	Dies sind Möglichkeiten, eine Verständigung zu erleichtern. Darüber hinaus soll der/ die Patient/in zum Sprechen aktiviert werden.
Er/sie möchte sprechen, es geht aber nur sehr mühsam, die Sprache ist auf wenige Worte im Telegrammstil reduziert, undeutlich und bruchstückhaft. Der/die Patient/in kann Gesprochenes verstehen. Er/sie kann nicht lesen und schreiben.	Der/die Patient/in ist motiviert, immer wieder Sprechversuche zu unternehmen.	ZUM SPRECHEN MOTIVIEREN: * **Bei Fehlern den Patienten/die Patientin nicht verbessern** * **Begonnene Sätze nicht vervollständigen** * **Zeit zur Wortfindung lassen** * **Worte nicht in den Mund legen** * **Patient/in loben und zum Sprechen anhalten und animieren** * **Sprechbereitschaft fördern durch häufigen Kontakt**	Gerade am Anfang ist es wichtig, die Sprechbereitschaft zu fördern und die Motivation des Patienten/der Patientin aufrechtzuerhalten. Wird er/sie ständig verbessert und korrigiert, zieht er/sie sich zurück.
	Der/die Patient/in kann Sätze bilden.	* **Logopäden/in einschalten** **- Absprachen treffen** **- regelmäßig Teilnahme an der Therapie.** * **Grammatik und Satzbau fördern**	**Grammatik und Satzbildung fördern:** - Nicht im „Ausländerdeutsch“ sprechen - Kurze und einfache Sätze benutzen - Antworten und Bemerkungen des Patienten/der Patientin in Sätzen wiedergeben - Rückfragen stellen, wenn z.B. nicht klar geworden ist, ob es sich um Zukunft oder Vergangenheit handelt.

Pflegeproblem:	Pflegeziel:	Pflegemaßnahmen/*Wirkung:*	Hinweise zur Durchführung:
Der/die Patient/in hat eine **anamnestische Aphasie.**	Der/die Patient/in kann sich ausdrücken und seine/ihre Wünsche und Bedürfnisse äußern.	* **Zeit zum Worte finden geben** *Der/die Patient/in kommt zu Wort und Sprechversuche werden gefördert.*	Der/die Patient/in findet häufig für ganz konkrete Dinge nicht die passenden Worte. Die Spontansprache ist dadurch gekennzeichnet, daß er/sie Bezeichnungen oder Namen nicht benennen kann. Sprachverständnis und Satzbildung sind kaum beeinträchtigt.
Er/sie hat Wortfindungsstörungen.	Der/die Patient/in fühlt sich akzeptiert.	* **Patient/in nicht in das Wort fallen**	
		* **Patient/in nicht ständig verbessern** *Der/die Patient/in wird nicht ständig an seine Störung erinnert. Die Motivation zu Sprechversuchen ist unterstützt.*	
	Er/sie ist entspannt.	* **Nicht mit Wörtern aushelfen** *Sprechaktivitäten des Patienten/der Patientin werden gefördert.*	Bittet der/die Patient/in um Hilfe, schlagen Sie nur ein Wort (Schlüsselwort) vor. Erst wenn der/die Patient/in das Wort nicht akzeptiert und das Wort ablehnt, machen Sie einen neuen Vorschlag.
		* **Darauf achten, daß sich der/die Patient/in nicht verkrampft**	Konzentrieren hilft dem Patienten/der Patientin bei der Wortfindung nicht. Es ist günstiger, wenn er/sie sich zunächst ablenkt und später noch einmal einen Versuch startet.

Pflegeproblem:	Pflegeziel:	Pflegemaßnahmen/*Wirkung:*	Hinweise zur Durchführung:
Der/die Patient/in hat **Sprechschwierigkeiten** aufgrund von **Rigor und Akinese.** Zum Beispiel: - Morbus Parkinson - Psychopharmaka (wie Neuroleptika)	Der/die Patient/in kann sich ausdrücken und wird verstanden.	* **Beobachtung von Sprache, Mimik und Gestik**	**Rigor** ist eine andauernde Muskelanspannung, die zu einer Steifigkeit des ganzen Körpers führt. Betroffen sind auch Gesichts-, Zungen-, und Sprachmuskeln. **Akinese** ist eine Verlangsamung aller Bewegungsabläufe bis hin zur Bewegungslosigkeit. Daraus ergibt sich eine starke Beeinträchtigung der verbalen und nonverbalen Kommunikation.
Die Sprachmelodie ist gleichförmig, monoton.	Die Sprachmelodie ist erhalten.	* **Logotherapeut/in einschalten** * **Anleitung zu Sprachübungen** * **Kontrolle ob die Übungen regelmäßig und exakt durchgeführt werden**	**Übungen zur Verbesserung der Sprachmelodik:** Der/die Patient/in spricht kurze Sätze und betont jedesmal ein anderes Wort. Beispiel: **Ich** möchte dir etwas Schönes zeigen. Ich **möchte** dir etwas Schönes zeigen. Ich möchte **dir** etwas Schönes zeigen. Ich möchte dir **etwas** Schönes zeigen. Ich möchte dir etwas **Schönes** zeigen. Ich möchte dir etwas Schönes **zeigen.** Der/die Patient/in wird aufgefordert ein Wort mehrmals von leise bis laut und umgekehrt zu sprechen. Beispiel: schön schön schön schön schön schön schön schön schön schön

Pflegeproblem:

Die Sprache ist durch die **Steifigkeit von Gesichts-, Lippen-, und Zungenmuskeln stark behindert**.
Die nonverbale Kommunikation ist stark beeinträchtigt.

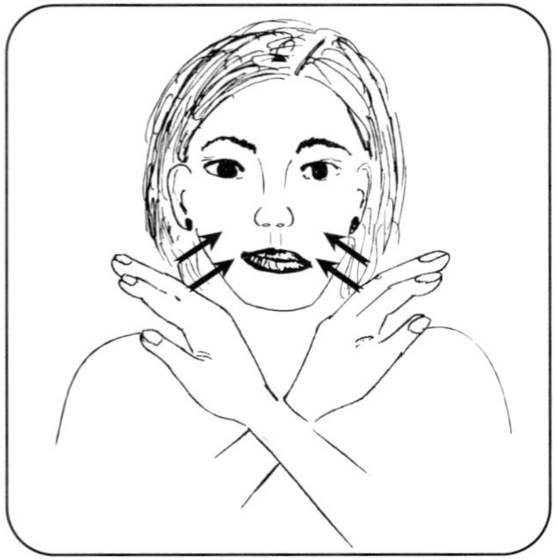

Pflegeziel:

Die Beweglichkeit der Gesichts-, Lippen- und Zungenmuskeln ist erhalten.
Nonverbale Kommunikation ist möglich.

Pflegemaßnahmen/*Wirkung:*

* **Lockerungsübungen für Gesichtsmuskeln**

* **Gesichtsmassage zur Lockerung der Gesichtsmuskeln**

* **Lockerungsübungen für den Mund, die Lippen und die Zunge**

Hinweise zur Durchführung:

Lockerungsübungen für Gesichtsmuskeln:
Abwechselnd führt der/die Patient/in folgende Übungen durch:
- Augenbrauen weit hochziehen und entspannen
- Augenbrauen runterziehen (zur Nasenwurzel) und entspannen
- Beide Augen fest zukneifen und weit öffnen
- Die Wangen mit Luft aufblasen und dann die Luft im geschlossenen Mund hin und her schieben.

Gesichtsmassage:
Beispiele:
- Hände in die Mitte der Stirn legen und nach rechts und links ausstreichen
- Fingerkuppen rechts und links am Jochbein ansetzen und in kreisenden Bewegungen zum Kinn führen

Übungen für Mund, Lippen und Zunge:
- Der/die Patient/in macht abwechselnd einen Kußmund und zieht den Mund in Lachstellung.
- Lippen locker aufeinanderlegen und mit der Ausatemluft die Lippen zum Flattern bringen.
- Der/die Patient/in führt die Zunge zu seiner/ihrer Nasenspitze oder abwechselnd zum rechten und linken Mundwinkel.
- Der/die Patient/in tastet mit seiner/ihrer Zunge den Mundraum ab, führt die Zunge am Gaumen entlang nach vorne und nach hinten und drückt die Zunge abwechselnd in die Wangentaschen.

Pflegeproblem:	Pflegeziel:	Pflegemaßnahmen/*Wirkung:*	Hinweise zur Durchführung:
		* **Sprechübungen für die Beweglichkeit von Zunge und Mund**	**Zungenbeweglichkeit:** Beispiele: - Der/die Patient/in singt die Tonleiter auf und ab mit Lauten wie: lo, li, la, lu - Der/die Patient/in spricht Übungsworte die mit "l" oder "bl" beginnen. Dabei spürt er bewußt, wie sich die Zunge bewegt. Mögliche Worte: Blau, Blume, blühen, blaß, blubbern, blind blasen, blinken. Labern, lallen, lustig, lachen, lenken, lesen, Licht, Land, Lage, Landung, lasch. - Der/die Patient/in macht Sprechübungen mit den Buchstaben A, O, E und macht Mundbewegungen deutlich mit. (Siehe Abbildung)

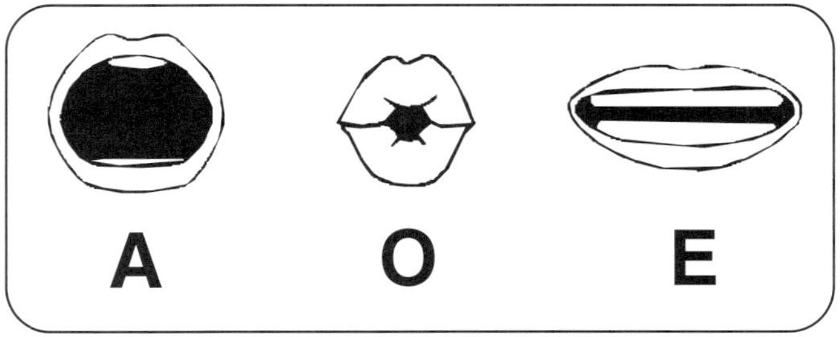

Die **Sprache** des Patienten/ der Patientin ist **hastig und überstürzt.**	Der/die Patient/in spricht langsam mit Pausen.	* **Patient/in zum langsamen, lauten Sprechen anhalten**	Der/die Patient/in benötigt hier immer wieder eine Rückmeldung. Bewußtes Auffordern, Pausen beim Sprechen zu machen.
		* **Aufforderung zur Atemkontrolle beim Sprechen**	Übung: Texte laut lesen und bewußt Pausen zum Atmen einbauen.

Pflegeproblem:	Pflegeziel:	Pflegemaßnahmen/*Wirkung:*	Hinweise zur Durchführung:
Der/die Patient/in ist **heiser.** Zum Beispiel: - Erkältungskrankheit - Stimmbruch - nach Intubationsnarkose - Schilddrüsen OP	Schonung des Sprechorgans.	* **Nonverbale Kommunikation**	
		* **Patient/in zur Schonung der Stimme anhalten**	
		* **Sprachverhalten, das dem Patienten/der Patientin Passivität ermöglicht**	* Ja-Nein-Fragen stellen * Kopfnicken vereinbaren
		* **Sprechhilfen einsetzen**	* Schreibtafeln * Bildtafeln
Der/die Patient/in ist **stimmlos.**	Der/die Patient/in kann kommunizieren.	* **Logotherapeut/in einschalten Unterstützung beim Erlernen der Speiseröhren-Ersatzstimme**	
Aufgrund einer/s - Kehlkopferkrankung - Lähmung oder Tumors, der die Stimmbänder betrifft.	Er/sie ist sozial integriert und kann sich verständigen.	* **Sprechkanülen einsetzen**	**Sprechkanüle:** - Trachealkanüle entblocken - Sprechaufsatz anbringen (in der Ausatemphase wird die Kanüle verschlossen, so daß die Luft durch die Stimmritzen entweichen kann) - Patient/in nicht alleine lassen - Bei Husten, Aufsatz entfernen

Literaturliste zur ATL "Kommunikation"

Bienstein, C., Fröhlich, A., Basale Stimulation in der Pflege, Verlag Selbstbestimmtes Leben, Düsseldorf 1991

Cohn, R., Von der Psychoanalyse zur themenzentrierten Interaktion, Klett Verlag, Stuttgart 1975

Davies, P. M., Hemiplegie Rehabilitation und Prävention, Springer Verlag, Berlin 1986

Dahmer, H. und J., Gesprächsführung, Georg Thieme Verlag, Stuttgart 1989

Esmé, D., Der Schlaganfallpatient, Hippokrates Verlag, Stuttgart 1987

Franke, U., Arbeitsbuch Aphasie, Gustav Fischer Verlag, Stuttgart, New York 1990

Gestrich, R., Das seelsorgerliche Gespräch in der Krankenpflege, Kohlhammer Verlag, Stuttgart 1991

Harris, A., Bjork, Th. A., Einmal o.k., immer o.k., Rowohlt Taschenbuch Verlag, Hamburg 1990

Juchli, L., Krankenpflege, Georg Thieme Verlag, Stuttgart, New York 1991

Leischner, A., Aphasien und Sprachentwicklungsstörungen, Thieme Verlag, Stuttgart 1979

Rogers, C.R., Die nicht-direktive Beratung, Die klientenzentrierte Gesprächspsychotherapie, Kindler Verlag, München 1976

Schulz von Thun, F., Miteinander Reden, Band 1 und 2, Rowohlt Verlag, Hamburg 1989 und 1992

Schwäbisch, L., Siems, M., Anleitung zum sozialen Lernen, Rowohlt Taschenbuch Verlag, Hamburg 1984

Watzlawick, P. u.a., Menschliche Kommunikation, Huber Verlag, Stuttgart 1986

Wittensöldner, C., Platter-Spital, F. (Hg.): Pflege und Begleitung des älter werdenden Menschen. Recom Verlag, Basel 1988.

Gedanken zur ATL "Sich beschäftigen"

Die Lebensaktivität "Raum und Zeit gestalten" ist ein sehr weit zu fassender Lebensbereich, der den unterschiedlichsten Einflüssen unterliegt. Jeder von uns hat täglich 24 Stunden zur individuellen Gestaltung, eingebettet in Vergangenheit und Zukunft und beeinflußt von Tag- und Nacht-Rhythmus und dem Wechsel der Jahreszeiten.

Jeder von uns entwickelt im Laufe des Lebens seinen ganz eigenen Lebens- und Tages-Rhythmus. Zeitgefühl, Orientierung, Realitätsbezug, Tagesstruktur, Lebensplanung und Ordnung sind abhängig von Faktoren wie Persönlichkeit, Störungen, Einschränkungen, (körperlich, geistige) Einstellungen (z. B. Glaube), Erziehung und Erfahrungen. Freizeit- und Arbeitsgestaltung werden von Gesellschaft, Kultur und sozialem Umfeld stark mitbestimmt. Es ist wichtig, ein Gleichgewicht zwischen Anspannung und Entspannung, Arbeit und Freizeit, Aktivität und Passivität zu finden. Dies fördert die eigene Gesundheit und das psychische Gleichgewicht. Viele psychische Störungen bzw. Erkrankungen beruhen darauf, daß hier ein Ungleichgewicht besteht.

Eine rein selbständige Lebensgestaltung ist aus den verschiedensten Gründen in unserer Gesellschaft schwer möglich.

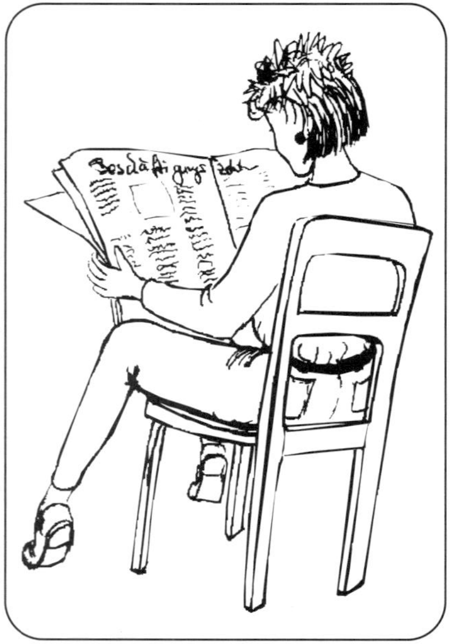

Ein Krankenhausaufenthalt bedeutet für den Patienten/die Patientin eine abrupte Veränderung des Lebens- und Tages-Rhythmus. Die täglich gewohnten Reize und Anregungen fallen weg. Der/die Patient/in kommt zur Ruhe, außer bei morgendlichen Untersuchungen, Visite und evtl. ein paar Besuchen wird der/die Patient/in nicht geistig und körperlich angeregt. Langeweile, Warten auf das Essen und Grübeln bestimmen den Tag (in der Regel). Schwerkranke Patienten/Patientinnen erfahren noch weniger Anregungen. Gesellen sich zur Langeweile noch Hoffnungslosigkeit (z. B.aufgrund bleibender körperlicher Einschränkungen) Trauer und Wut, so ist der Gesundungsprozeß behindert. Der/die Patient/in ist nicht motiviert, er/sie ist depressiv verstimmt.

Hier ist für Pflegende ein entscheidender Wirkungsbereich. Es ist nicht immer einfach, Probleme im Bereich „Sich Beschäftigen“ zu erfassen.

Pflegerische Aufgaben:

- Erkennen und Wahrnehmen von Problemen im Bereich der ATL „Sich beschäftigen“
- Gestaltung des Umfeldes
- Unterstützung bei der individuellen Tagesstrukturierung
- Geistige und körperliche Anregung
- Ablenkung, Entspannung, Spiel
- Entwickeln und Umsetzen von Bewältigungs- und Anpassungsstrategien

Liste zur Erfassung der ATL "sich beschäftigen"

Lebensgestaltung
- Wie hat der/die Patient/in sein/ihr Leben organisiert?
- Welche Lebensgewohnheiten hat der/die Patient/in?
- Welche Zukunftsperspektiven hat er/sie?
- Welche Einstellungen beeinflussen seine/ihre Lebensgestaltung?
- Wo wird der/die Patient/in aufgrund seiner/ihrer Erkrankung im Bereich „Sich beschäftigen" eingeengt?
- Können diese Einschränkungen kompensiert werden?
- ______________________

Wohn-/ Lebensbereich
- Wie hat er/sie den Wohnbereich gestaltet? Hat er/sie eine eigene Wohnung?
- Hat er/sie einen großen Freundeskreis?
- Wie sind seine/ihre Sozialkontakte?
- ______________________

Freizeitgestaltung
- Welche Freizeitaktivitäten bevorzugt der/die Patient/in?
- Plant der/die Patient/in Freizeitaktivitäten oder überläßt er/sie es dem Zufall?
- Hat er/sie eine passive Konsumierhaltung bei der Freizeitgestaltung?
- Welche Hobbies hat der/die Patient/in?
- Kann er/sie sich alleine beschäftigen oder braucht er/sie Anregungen?
- Ist ihm/ihr langweilig?
- ______________________

Arbeitsbereich
- Hat der/die Patient/in einen Arbeitsplatz?
- Ist er/sie mit der Arbeitssituation zufrieden?
- Hat er/sie aufgrund des Krankenhausaufenthaltes Angst vor dem Verlust seiner/ihrer Arbeitsstelle?
- ______________________

Aktivität und Passivität
- Kann sich der/die Patient/in entspannen?
- Gönnt er/sie sich Ruhepausen
- Welchen Aktivitäten geht der/die Patient/in nach?
- Wie kann der/die Patient/in zur Aktivität motiviert werden?
- Was weckt sein/ihr Interesse?
- Wie geht er/sie mit Streßsituationen um?
- ______________________

Zeit
- Welchen Tagesrhythmus hat der/die Patient/in?
- Ist er/sie zeitlich orientiert?
- Hat er/sie ein Zeitgefühl?
- ______________________

Pflegeprobleme in der ATL "sich beschäftigen"

Seite

Pflegeproblem/ Lebensgestaltung:

Pflegeprobleme in der ATL "sich beschäftigen "

Pflegeproblem/ Lebenspraktischer Bereich:

Pflegeprobleme in der ATL "sich beschäftigen"

Seite

Pflegeproblem/ Freizeit:

Pflegeproblem/ Geld:

Pflegeproblem:

Der/die Patient/in **kann Raum und Zeit nicht selbständig gestalten.**

Zum Beispiel:
- tägliche Lebensgestaltung
- soziale Sicherung
- Wohngestaltung
- Arbeits- und Freizeitgestaltung

Pflegeziel:

Ursachen für die fehlende Selbständigkeit bei der Lebensgestaltung sind erkannt.
Der/die Patient/in ist bei der Organisation und Gestaltung seines/ihres Lebens und Lebensraumes unabhängig.

Pflegemaßnahmen/*Wirkung:*

* **Beobachtung des Patienten/der Patientin**

* **Therapeutische Gespräche**

* **Analyse der bestehenden Schwierigkeiten in der ATL "Sich Beschäftigen"**

Hinweise zur Durchführung:

Beobachtungskriterien:
- Sozialverhalten
- Sozialkontakte
- Belastbarkeit
- Strukturierung des Tages
- Ordnung bzw. Organisation des Lebens
- Körperliche, geistige Beeinträchtigungen
- Ressourcen
- Coping-Fähigkeiten
- Freizeitgestaltung
- Arbeitsbereich

Gespräche:
In Gesprächen wird versucht, möglichst viele Informationen über den Patienten/die Patientin zu sammeln.

Pflegeproblem:	**Pflegeziel:**	**Pflegemaßnahmen/*Wirkung:***	**Hinweise zur Durchführung:**
Der/die Patient/in kann aufgrund einer **Doppelorientierung von realer und psychotischer Welt** sein/ihr Leben nicht selbständig gestalten.	Der/die Patient/in findet einen Weg aus der psychotischen Welt in den Alltag.	* **Wahnthemen, Zwangshandlungen und psychotisches Erleben des Patienten/der Patientin nicht verstärken und bestätigen** * **Schaffung eines Klimas das psychotisches Erleben reduziert**	* Wahnthemen, Zwangshandlungen, nicht ausreden und sich auf keine Diskussionen einlassen. Entweder die eigene Realität gegenüberstellen (Z. B. Ich weiß, daß Sie die Gedanken oder Empfindungen haben, ich selbst sehe und höre aber....) **oder** die eigenen Gedanken, eigene Wirklichkeit für sich behalten und zuhören. * Akustisch und optisch Ruhe ausstrahlende Atmosphäre * Ruhige, akzeptierende und Sicherheit ausstrahlende Haltung des Pflegepersonals und des Therapeutenteams: - Über sachliche Themen sprechen - Nicht mit heftigen Emotionen konfrontieren - Echtheit der Gefühle - Vorsichtiger und bewußter Umgang mit dem Gefühlsausdruck - Nur bei stabilen Patienten Gefühlsausdruck fördern - Ganz dosiert mit eigenen Gefühlen konfrontieren, aber Gefühlsäußerungen des Patienten/der Patientin zulassen **(Expressed-emotions-Theorie)**
	Die Lebensexistenz des Patienten/der Patientin ist gesichert. Die Selbständigkeit gefördert.	* **Wohnsituation auswählen:** - **Geschlossene Krankenhausbetreuung** - **Offene Krankenhausbetreuung** - **Tages- oder Nachtklinik** - **Übergangswohnheim, therapeutische Wohngemeinschaft** - **Halbgeschütztes Wohnmilieu bei Familien, Angehörigen** - **Autonome Wohnsituation**	**Wohn- und Lebensgestaltung:** Je nach Ausmaß der psychotischen Störung und deren Auswirkung auf die Lebensgestaltung muß für den Patienten/die Patientin die passende Wohnsituation mit Hilfe von Sozialarbeiter/in und therapeutischem Team gefunden werden.

Pflegeproblem:	Pflegeziel:	Pflegemaßnahmen/*Wirkung:*	Hinweise zur Durchführung:
	Der/die Patient/in geht einer sinnvollen Beschäftigung nach. Er/sie ist aktiviert.	* **Übernahme von Stationsaufgaben** *Stärkt das Selbstbewußtsein und das Sozialverhalten des Patienten/der Patientin.*	Integration des Patienten/der Patientin in den Stationsbetrieb, z. B. durch Mitbeteiligung am Küchendienst, an der Versorgung von Pflanzen und der Ordnung auf Station.
		* **Beschäftigungstherapie (BT)**	**Beschäftigungstherapie:** Hier ist es wichtig, sinnvolle Aufgaben zu finden, die dem Patienten/der Patientin Spaß machen und die er/sie selbst als sinnvoll betrachtet.
	Er/sie ist auf die Arbeitssituation nach Entlassung aus der Klinik vorbereitet.	* **Arbeitstherapie (AT)** **- stundenweise** **- halbtags** **- ganztags**	**Arbeitstherapie:** Der/die Patient/in soll weder unter- noch überfordert sein. Das gleiche gilt für geschützte Werkstätten und Arbeitsplätze außerhalb der Klinik.
		* **Rehabilitationszentren**	
		* **Geschützte Werkstätten**	
		* **Sozialarbeiter/in einschalten**	**Sozialarbeiter/in** unterstützt den Patienten/die Patientin bei der Arbeitssuche, schreibt mit ihm/ihr Bewerbungsbriefe und Lebensläufe, übt Vorstellungsgespräche und vermittelt zwischen Arbeitsämtern und eventuell dem Arbeitgeber.
	Er/sie verdient sich seinen/ihren Lebensunterhalt selbständig.	* **Geht von der Klinik aus zur Arbeit**	

Pflegeproblem:	Pflegeziel:	Pflegemaßnahmen/*Wirkung:*	Hinweise zur Durchführung:
Aufgrund psychotischen Erlebens **fehlt** dem Patienten/der Patientin **der Bezug zur Realität,** die Lebensgestaltung ist erschwert.	Der/die Patient/in kann psychotische Welt und Realität trennen und sein/ihr Leben selbständig gestalten.	* **Realitätsbezogener Umgang mit dem Patienten** * **Realitätsbezogene Beschäftigungstherapie** *Der/die Patient/in lernt Fähigkeiten und Fertigkeiten, die ihm/ihr bei der Gestaltung und Selbständigkeit seines/ihres Lebens hilfreich sein können.*	* Hinführen zu praktischen Aktivitäten des täglichen Lebens. * Gemeinsames Durchführen von Aktivitäten des täglichen Lebens. **Beispiele:** Kochgruppen, Kosmetikgruppen, Diskussionsgruppen über Tagesgeschehen, Hauswirtschaftsgruppen, Nähkurse.
Der/die Patientin **gestaltet** seinen/ihren **Tagesablauf unstrukturiert.**	Der Tagesablauf des Patienten/der Patientin ist geregelt. Er/sie hält sich an den Tagesplan.	* **Festverbindlichen Tagesplan erstellen:** **- mit Kontrollmöglichkeit** **- ohne Kontrollmöglichkeit** **- in Eigenverantwortlichkeit** **- in Verantwortung der Bezugsperson** * **Festverbindlichen Wochenplan erstellen:** **- s.o.**	* Durch die Vorgabe einer festen Struktur, bis hin zum Ritualisieren täglicher Aktivitäten (z.B. Körperpflege) kann versucht werden, den Patienten/die Patientin aus seiner/ihrer Wahnwelt in die Alltagswelt zu begleiten. * Bei der Planung des Tagesablaufes und des Wochenplanes ist es wichtig, das richtige Maß an sozialer Stimulation und Aktivität zu finden. Zu viel Stimulation führt häufig zu Rückfällen, ausgelöst durch den hohen Erwartungsdruck. Unterforderung hat Apathie und Rückzug zur Folge.
Der/die Patient/in **nimmt unregelmäßig an den Therapien teil.**	Der/die Patient/in geht gerne und unaufgefordert zu den Therapien.	* **Positive Verstärkung gewünschten Verhaltens**	* Teamabsprachen über das gewünschte Verhalten und die Art der Belohnung. **Beispiel:** Wochenendausgang bei Teilnahme an AT und BT.

Pflegeproblem:	**Pflegeziel:**	**Pflegemaßnahmen/*Wirkung:***	**Hinweise zur Durchführung:**
Der/die Patient/in **zieht sich vom sozialen Geschehen zurück.**	Der/die Patient/in nimmt am Stationsleben teil. Der Sozialkontakt und das Gruppenverhalten des Patienten/der Patientin ist gefördert.	* **Rückzugstendenzen nur soweit zulassen, wie diese für den Patienten/die Patientin nützlich sind** - **Klare Team-Vereinbarungen treffen** *Einem Ausspielen der Teammitglieder untereinander wird vorgebeugt.* * **Aktives Einbeziehen des Patienten/der Patientin in den Stationsablauf** * **Festverbindlichen Tagesplan erstellen:** * **Festverbindlichen Wochenplan erstellen:** * **Förderung von Gruppenverhalten Sozialtraining durchführen** * **Stärkung des Selbstwertgefühls und der Selbstachtung** *Ein gestärktes Selbstwertgefühl und Selbstbewußtsein wirken sich positiv auf das Zusammenleben aus.*	* Feste Zeiten, in denen sich der Patient auf sein Zimmer zurückziehen kann, festlegen. * Eventuell Patientenzimmer absperren. * Der Patient wird aus dem Bett geholt, wenn er sich dorthin zurückzieht. **Beispiele:** Übertragung von Aufgaben, an Aktivitäten beteiligen, öfter auf den Patienten/die Patientin zugehen. **Möglichkeiten:** - Planen von gemeinsamen Aktivitäten z. B. ein Fest organisieren, gemeinsam Kochen, Spieleabend durchführen usw. - Gruppenarbeit in der Beschäftigungs- und Arbeitstherapie - Regelmäßige Besprechungen mit der Patientengruppe (Thema: soziales Zusammenleben o.ä.) Der/die Patient/in neigt dazu, sich aus dem Gefühl heraus „anders zu sein“, zurückzuziehen, Mitmenschen zu meiden. Isolationsmechanismen gehen häufig mit Selbstherabsetzung, Selbstabwertung einher. **Möglichkeiten:** - Übertragung von Verantwortung - Siehe auch unter ATL "Kommunikation"!
Der/die Patient/in hat **Unruhezustände** bzw. **Angstzustände.** Er/sie ist deshalb in der Lebensgestaltung gehemmt.	Zusätzliche, äußere Belastungen sind reduziert, Ängste und Unruhezustände werden nicht verstärkt.	* **Weniger leistungsorientierte Tätigkeiten** * **Patient/in kann seine/ihre Unruhezustände ausleben**	- Akzeptieren, daß der/die Patient/in zwischen den Aktivitäten aufsteht und sich bewegt. - Gezielt Aktivitäten auswählen.

Pflegeproblem:	Pflegeziel:	Pflegemaßnahmen/*Wirkung:*	Hinweise zur Durchführung:
Der/die Patient/in **kennt keine Grenzen** und kann sich **nicht an Grenzen oder Regeln halten.** Zum Beispiel bei: - Manie	Der/die Patient/in kennt die Spielregeln und Grenzen der Station. Der/die Patient/in hält sich an die vorgegebene Tagesstruktur.	* **Klare, für den Patienten/die Patientin erkennbare Grenzen ziehen** * **Für genaue Einhaltung der Vereinbarungen sorgen**	Klare Absprachen im therapeutischen Team mit der Verpflichtung, daß sich jeder daran hält. ***Aber totale Einengung vermeiden!*** Beispiele: * Aufenthaltsräume von Pflegenden dürfen nicht von Patienten betreten werden. * Schlafenszeiten werden eingehalten. Patient/in muß sich um 22.00 Uhr in das Bett legen und Licht ausmachen. * Festgelegtes Taschengeld, evtl. Geschäftsunfähigkeit beantragen * Ausgangsregelung usw. Mit der Freiheit ist in vertretbarem Rahmen großzügig zu verfahren, aber die Grenzen müssen klar definiert sein. Hält sich der/die Patient/in nicht an Absprachen, muß dies aufgezeigt werden.
	Der/die Patient/in kennt die Stationsordnung.	* **Gemeinsames Lesen der Stationsordnung**	
Der/die Patient/in kann sich nur schwer **auf eine Aktivität konzentrieren.** Er/sie läßt sich durch **Reize ablenken.** Die Einhaltung einer Tagesstruktur ist erschwert.	Der/die Patient/in kann sich auf die jeweilige Aktivität konzentrieren und diese durchführen.	* **Aktivitäten kanalisieren** * **Zur Ausdauer anhalten, angefangene Tätigkeiten beenden lassen** * **Reizarme Aktivitäten und Tätigkeiten auswählen**	Einige Therapien können die Aktivität des Patienten/der Patientin kanalisieren (Sport, BT, Bewegungstherapie usw.). Rummelplätze, Kaufhäuser, Diskotheken ect. sind zu meiden.
Der/die Patient/in hat eine **Flut an Gedanken und Ideen,** die ihn/sie an den täglichen Aufgaben hindert.		* **Gedankenflut kanalisieren** * **Redefluß und Ideenflucht eindämmen** * **Zeitbegrenzung für Gespräche festlegen**	Häufig zeigt sich die Gedankenflut in einem Redefluß. Dieser ist meist schwer zu begrenzen. Wir können aber im Gespräch versuchen, Struktur zu geben: - Der Ideenflut lebenspraktische Themen entgegenstellen

Pflegeproblem:	**Pflegeziel:**	**Pflegemaßnahmen/*Wirkung:***	**Hinweise zur Durchführung:**
Der/die Patient/in hat aufgrund der Ideenflut **keine Zeit, die täglichen Dinge des Lebens zu erledigen.**	Der/die Patient/in nimmt sich die Zeit für die Körperpflege, Nahrungsaufnahme und geht regelmäßig auf die Toilette.	* **Körperpflege kontrollieren** * **Nahrungsaufnahme kontrollieren** * **Ausscheidungen kontrollieren**	Manische Patienten neigen oft dazu, vor lauter Aktivitäten und Gedanken, das Alltägliche zu vergessen. Ihn/sie dazu aufzufordern und dies zu kontrollieren, gehört zu den Aufgaben des Pflegepersonals.
Der/die Patient/in hat ein **gesteigertes Selbstwertgefühl und Selbstbewußtsein.** Mitpatienten wenden sich von dem Patienten/der Patientin ab.	Der/die Patient/in verletzt seine/ihre Mitpatienten nicht, und wird von ihnen akzeptiert.	* **Aufzeigen welche Gefühle der/die Patient/in bei seinen/ihren Mitmenschen auslöst**	Da der/die Patient/in auf Station meist bei den Mitpatienten große Verwirrung und Unsicherheit auslöst, ist hier häufig eine Intervention notwendig.
		* **Euphoriehemmendes Verhalten vom Therapeutenteam**	**Euphoriehemmendes Verhalten:** - Auf keine Wortspiele oder gar einen Konkurrenzkampf einlassen - Die reale Alltagssituation spiegeln und aufzeigen, welche Gefühle er/sie bei uns bzw. bei Mitpatienten auslöst. - Aktivitäten kanalisieren - Patienten/Patientin über Sinn und Zweck der Maßnahmen informieren, aber nicht darüber diskutieren
Der/die Patient/in ist extrem **antriebsgesteigert** und steht unter enormer körperlicher **Spannung und Euphorie.**	Der/die Patient/in kommt zur Ruhe.	* **Vor körperlichem Ruin schützen**	- Sorge für ausreichend Schlaf und Ruhe, ggf. muß dies mit Fixierung und Medikamenteneinsatz bewirkt werden (lt. Arztanordnung)
	Der/die Patient/in tätigt keine unüberlegten Käufe, schließt keine unüberlegten Verträge ab.	* **Vor sozialem Ruin schützen** * **Sozialarbeiter einschalten** **- Schulden regulieren** * **Betreuer beantragen**	- Anfangs Briefe und Verträge zurückhalten, eventuell abgeschlossene Verträge rückgängig machen - Taschengeld festlegen

Pflegeproblem:	Pflegeziel:	Pflegemaßnahmen/*Wirkung:*	Hinweise zur Durchführung:
Der/die Patient/in ist aufgrund einer depressiven Phase **nicht motiviert, die Therapie zu unterstützen.** Er/sie sieht keinen Sinn in der Therapie.	Der/die Patient/in hat Vertrauen zum Team und ist motiviert die Therapie zu unterstützen.	* **Vertrauensbasis aufbauen** * **Eigenverantwortlichkeit aufzeigen**	**Haltung der Pflegepersonen** - Akzeptierende Grundhaltung - Empathie - Konstruktive Äußerungen - Stützung des Selbstwertgefühls u. Selbstvertrauens - Kontinuierlicher Kontakt - Wertfreie Grundhaltung
Der/die Patient/in ist durch die **täglichen Aktivitäten des Lebens überfordert.** Zum Beispiel bei: - Körperpflege - Bett machen	Der/die Patient/in ist entlastet und erlebt das Fehlen der Leistungsfähigkeit nicht als Versagen.	ENTLASTUNGSPHASE DES PATIENTEN/ DER PATIENTIN * **Tätigkeiten festlegen, die vom Pflegepersonal übernommen werden** * **Reduziertes Therapieprogramm festlegen** * **Langsamer Aufbau angenehmer Aktivitäten** * **Dosierte Gespräche, aber kontinuierlicher Kontakt** * **Der/die Patient/in kann sich von Therapien befreien lassen - Therapieformen festlegen**	* Der/die Patient/in soll die Station zunächst als „Schutzraum" erleben. Der soziale Druck durch die Umgebung soll abgeschwächt werden. * Darauf achten, daß der/die Patient/in die Therapiebefreiung nicht als Versagen wertet. * Die Gespräche sollen dosiert sein und nicht zu lange dauern, da meistens Konzentrationsschwierigkeiten bestehen. * Kontinuierliches Aufzeigen, welche Fähigkeiten er/sie noch besitzt.
Der/die Patient/in ist durch das **Therapieangebot auf Station überfordert.**	Er/sie nimmt eine Überforderung wahr und läßt sich bei Überforderung befreien.	* **Aufgaben sind auf den Patienten/ die Patientin zugeschnitten** *Somit kann einem Mißerfolg vorgebeugt werden.*	* Stärker depressiven Patienten/Patientinnen werden einfachere Aufgaben übertragen bzw. gestellt; somit ist gewährleistet, daß der/die Patient/in jede Aufgabe mit relativem Erfolg erlebt.
Der/die Patient/in ist **nicht leistungsfähig.**	Der/die Patient/in erlebt keine Mißerfolge.		

Pflegeproblem:	Pflegeziel:	Pflegemaßnahmen/*Wirkung:*	Hinweise zur Durchführung:
Der/die Patient/in hat **Konzentrationsschwierigkeiten,** der geregelte Tagesablauf ist dadurch gestört. Zum Beispiel bei - Depression - Psychotischen Störungen - älteren Menschen - chronischen Alkoholiker/innen	Der/die Patient/in kann sich auf seine/ihre Tätigkeiten konzentrieren.	* **Aktivitäten mit geringer Konzentrationsleistung auswählen,** *um den Patienten/die Patientin zu entlasten.*	* Die Konzentrationsfähigkeit kommt meist nach Abklingen der Depression von alleine wieder zurück. * Entlastung ist sinnvoll, da der Patient die mangelnde Konzentrationsfähigkeit als Versagen wertet.
	Die Konzentrationsleistung des Patienten/der Patientin ist gefördert.	* **Schwierigkeitsgrad der Aktivitäten langsam steigern** - **längere Zeitdauer** - **Aktivitäten mit höherer Konzentrationsleistung**	* Arbeitstherapie, Beschäftigungstherapie eignen sich gut dazu, Ausdauer und Konzentrationsfähigkeit einzuüben und zu fördern.
		* **Durchführen von Konzentrations-Training in stabilen Phasen des Patienten/der Patientin**	* Kann auch auf Station durchgeführt werden, z. B. durch Memory-Spiele oder gemeinsames Nachrichten-Sehen mit anschließender Zusammenfassung durch den Patienten/die Patientin.
	Er/sie kann Gesprächen folgen.	* **Kurze Gespräche halten** *Kurzen Gesprächseinheiten kann der/die Patient/in folgen, er/sie erlebt seine/ihre mangelnde Konzentrationsfähigkeit nicht als Versagen.*	* Gesprächseinheiten sollten 15 Minuten nicht überschreiten.

Pflegeproblem:	**Pflegeziel:**	**Pflegemaßnahmen/*Wirkung:***	**Hinweise zur Durchführung:**
Die **Selbstbeobachtung** und **Selbstbewertung** des Patienten/der Patientin sind **selektiv auf Negatives ausgerichtet,** Lebens- und Tagesgestaltung sind dadurch beeinträchtigt. Zum Beispiel bei: - Depression	Der/die Patient/in fühlt sich akzeptiert und angenommen.	* **Akzeptierender, wertungsfreier Umgang** - **Nichtbeachtung depressiven Verhaltens** * **Aufzeigen von positiven Eigenschaften und Leistungen** - **Verstärkung des nicht depressiven Verhaltens**	Der Blick des Patienten/der Patientin ist selektiv auf Ereignisse und Dinge gerichtet, die er/sie nicht schafft oder an denen er/sie Schuld ist. (Glaubt, Schuld zu haben). Durch eine akzeptierende, wertungsfreie Atmosphäre wird diese einseitige Wahrnehmung nicht zusätzlich verstärkt. Hilfreich ist es für den Patienten/die Patientin immer wieder zu hören, daß ihn/sie keine Schuld trifft, er/sie nicht minderwertig ist, sondern er/sie dies durch seine/ihre Erkrankung momentan so wahrnimmt.
	Der/die Patient/in erkennt, daß sein/ihr Blick selektiv auf Negatives gerichtet ist.	* **Aufzeigen, daß der/die Patient/in aus vielen möglichen Interpretationen der Situation immer die negativste Deutung auswählt**	**Beispiel:** Der Patient äußert: „Ich habe heute nichts geschafft." Das ist aber die Interpretation des Patienten. Wir können ihm aufzeigen, was er heute schon getan hat.
		ANSATZPUNKTE DES THERAPIEPROGRAMMES VON ROTH UND REHM **(1982)**:	Das Therapieprogramm unterstützt eine positive Sichtweise des Patienten/der Patientin. Die Pflegenden können das Therapieprogramm unterSupervision als Co-Therapeut übernehmen, oder einzelne Verhaltensweisen auf den normalen Umgang mit depressiven Patienten/Patientinnen übertragen.
	Der/die Patient/in nimmt positive Ereignisse bzw. Dinge wahr.	* **Positiver Tagesrückblick; an positive Ereignisse erinnern** *Die Wahrnehmung des Patienten/der Patientin wird verändert.*	* Die Wahrnehmung des Patienten/der Patientin wird auf positive Ereignisse gerichtet.
	Er/sie hat positive Erlebnisse.	* **Planen und Durchführen positiver Aktivitäten** *Der/die Patient/in wird erfahren, daß Aktivität und Stimmung eng miteinander verbunden sind.*	**Positive Aktivitäten:** Ein gutes Buch lesen, spazierengehen, einen Stadtbummel machen, jemanden besuchen, Musik hören, Sport machen, mit Freunden etwas unternehmen, Theaterbesuch, Kino, Eis essen, Kaffeetrinken gehen usw.

Pflegeproblem:	Pflegeziel:	Pflegemaßnahmen/*Wirkung:*	Hinweise zur Durchführung:
Der/die Patient/in **wertet Mißerfolge als persönliches Versagen,** Schuldgefühle und Grübeln bestimmen den Tag.	Mißerfolgen ist vorgebeugt.	* **Durchdenken der gestellten Aufgabe** *Ängste können reduziert werden, Der/die Patient/in ist auf eventuell eintretende Probleme vorbereitet und hat sich Strategien überlegt.* * **Ausgelöste Gedanken (Kognitionen) durch die Erledigung der Aufgaben besprechen** *Aufgetretene Ängste, Bedenken und Wertungen können erkannt werden.*	Es ist manchmal sinnvoll, die gestellten Aufgaben mit dem Patienten/der Patientin gedanklich durchzugehen. Dabei stellt sich der/die Patient/in die Durchführung der Aufgabe vor. So können Probleme, mit denen Der/die Patient/in rechnet, festgestellt werden. Diesen Problemen kann dann durch gezieltes und sorgfältiges Planen vorgebeugt werden. * Die Empfindungen des Patienten/der Patientin bei der Durchführung der Aufgaben sind wichtig. Waren die Aufgaben zu einfach oder haben sie ihn/sie voll in Anspruch genommen. * Der/die Patient/in soll die erledigten Aufgaben nicht als Mißerfolg werten.
	Der/die Patient/in kann Mißerfolge realistisch einschätzen.	* **Unterstützung beim Erkennen der Eigen- und Fremdanteile bei Mißerfolgen**	**Der/die Patient/in lernt bei Mißerfolg** - Fremdanteile erkennen - den Zufall gelten zu lassen - ihre/seine Fähigkeiten nicht zu bezweifeln - sich nicht selbst zu bestrafen.
Der/die Patient/in neigt dazu, positive Ereignisse als einmalig zu sehen und nicht auf seine/ihre Fähigkeiten zurückzuführen.	Der/die Patient/in erkennt Eigenanteile bei Erfolgen.	* **Unterstützung beim Erkennen der Eigenverantwortlichkeit bei Erfolgen** * **Anerkennen der Bemühungen und Fähigkeiten des Patienten/der Patientin**	**Der/die Patient/in erlebt Erfolg als** - selbst herbeigeführt - auf eigene Fähigkeiten und Fertigkeiten zurückzuführen - wiederholbar. Eine realistische Selbsteinschätzung kann durch Hinterfragen der Verantwortlichkeit in der jeweiligen Situation erreicht werden. Günstig ist es, die Einschätzung von Verantwortlichkeit nach dem Therapieprogramm von Roth u. Rehm einzuüben.

Pflegeproblem:	**Pflegeziel:**	**Pflegemaßnahmen/*Wirkung*:**	**Hinweise zur Durchführung:**
Der/die Patient/in hat **unrealistisch hohe Ansprüche und Zielvorstellungen an sich selbst.** Er/sie steht deshalb ständig unter Leistungsdruck.	Der/die Patient/in kann realistische Ziele formulieren. Er/sie kann den Weg zum Ziel in kleine Schritte aufteilen und sich bei gemeisterten Zwischenschritten belohnen.	* **Unterstützung beim Formulieren von positiven Zielen, die erreichbar sind und in der eigenen Macht des Patienten/der Patientin stehen** * **Erarbeiten von Teilzielen** * **Reflexion und Evaluation der gesteckten Ziele**	Es ist sinnvoll, dies konkret an Zielen des Patienten/der Patientin zu üben. Das Therapieprogramm von Roth und Rehm gibt hier eine gute Anleitung.
Der/die Patient/in kann **eigene Wünsche und Bedürfnisse nicht adäquat äußern und einfordern,** eigene Vorstellungen von der Tagesgestaltung werden deshalb häufig nicht realisiert.	Der/die Patient/in kann seine/ihre Wünsche und Bedürfnisse wahrnehmen und durchführen.	* **Indirekte Äußerungen des Patienten/der Patientin beachten und für ihn/sie übersetzen** *Dem Patienten/der Patientin werden dadurch eigene Wünsche und Bedürfnisse bewußt.* * **Unterstützung bei der Realisierung von Wünschen**	Indirekte Äußerungen des Patienten/der Patientin verbalisieren - in Absprache mit den Therapeuten.
Der/die Patient/in kann **nicht „Nein“ sagen** und seinen/ihren Mitmenschen Wünsche ausschlagen. Er/sie tut ständig etwas für andere und kommt zu kurz. *(Dahinter steht häufig die soziale Angst, nicht mehr geliebt zu werden)*	Der/die Patient/in kann „Nein“ sagen und Wünsche und Erwartungen anderer ausschlagen, ohne dabei ein schlechtes Gewissen zu haben.	* **„Nein sagen“ im Rollenspiel einüben** * **Anleitung, bewußt Wünsche auszuschlagen**	Im Rollenspiel kann der/die Patient/in ohne Gefahr neues Verhalten einüben. Bei der Anleitung werden zunächst Situationen ausgewählt, die für den Patienten/die Patientin leichter zu bewältigen sind. Somit ist Erfolg gewährleistet.
		* **Unterstützend eingreifen, wenn der/die Patient/in von Mitpatienten ausgenutzt wird**	Können Patienten/Patientinnen sich gegenüber Mitpatienten oder Besuchern nicht abgrenzen und ihre Wünsche und Bedürfnisse vertreten, ist es unsere Aufgabe, dies teilweise zu übernehmen.

Pflegeproblem:	Pflegeziel:	Pflegemaßnahmen/*Wirkung:*	Hinweise zur Durchführung:
Der/die Patient/in ist **verwirrt, desorientiert** - die selbständige Tagesgestaltung ist eingeschränkt. Zum Beispiel bei: - Älteren Menschen - Morbus Alzheimer	Der/die Patient/in kann seinen/ihren Tag sinnvoll gestalten.	* **Gewährleisten einer Beständigkeit im täglichen Ablauf** *Hat positive Auswirkungen auf orientierungslose Menschen.*	**Beständigkeit gewährleisten:** - Regelmäßigkeit im Stationsablauf - Ritualisieren von täglichen Handlungen z. B. Körperpflege - Vertraute Umgebung gewährleisten
	Er/sie findet sich auf Station zurecht. Eine größtmögliche Selbständigkeit ist gewährleistet.	* **Hilfen bei der Orientierung**	**Orientierungshilfen:** - Zimmermarkierungen - Kennzeichnung von Aufenthaltsräumen, Toiletten etc. - Wege zeigen und gemeinsam gehen. - Nachts kleine Beleuchtung.
	Er/sie geht sinnvollen Beschäftigungen nach.	* **Ergotherapeutische Maßnahmen** *Fördert die Zufriedenheit, der/die Patient/in fühlt sich nicht nutzlos. Durch die Tätigkeiten werden unterschiedliche Fähigkeiten gefördert.*	**Ergotherapie:** Beschäftigungs- oder Arbeitstherapie individuell auf den jeweiligen Patienten abstimmen. Abhängig von den Ressourcen des Patienten/der Patientin.
		* **Bewegungsübungen (Siehe auch ATL "Sich Bewegen")**	Zum Beispiel in Form von Spielen. (Siehe auch ATL "Kommunikation")
	Der/die Patient/in ist geistig angeregt.	* **Kognitives Training** **- Gedächtnistraining** **- Konzentrationstraining** **- Orientierungstraining**	**Training intellektueller Funktionen:** In Form von Spielen: - Stadt, Land, Fluß - Wörter finden die alle mit A oder anderen, gleichen Buchstaben beginnen - Tiernamen finden - Ich packe meine Koffer und nehme mit ...

Pflegeproblem:	Pflegeziel:	Pflegemaßnahmen/*Wirkung:*	Hinweise zur Durchführung:
Der/die Patient/in **ist betagt** und kann aufgrund seiner/ihrer **körperlichen und geistigen Einschränkungen** seinen/ihren Lebensabend nicht mehr selbständig gestalten.	Der/die Patient/in fühlt sich angenommen und akzeptiert.	* **Unterstützung bei Planung und Gestaltung des Tages und des Lebensabends** * **Bisherige Lebensgewohnheiten berücksichtigen**	**Zu berücksichtigende Punkte:** - Tagesablauf ist auf Alter und Ressourcen des Patienten/der Patientin abgestimmt. - Weist Kontinuität auf. - Ziele und Anreize sind gesetzt.
	Der/die Patient/in kommt sich nicht nutzlos vor und hat sinnvolle Beschäftigungen.	* **Sorge für sinnvolle Beschäftigung** * **Stärkung des Selbstwertgefühls**	* Ergotherapie * Übernahme von Aufgaben auf Station **Selbstwertgefühl stärken:** - Selbständigkeit fördern - Mit Würde und Achtung begegnen - Lob und Anerkennung
	Der/die Patient/in akzeptiert seine/ihre veränderte Lebenssituation und ist aktiviert.	* **Motivation des Patienten/der Patientin zum:** - **Mitdenken** - **Planen und Entscheiden** * **Motivationsverstärker einsetzen** *Der/die Patient/in führt Tätigkeiten gerne durch, dies vermehrt die Aktivität und führt so zu mehr Zufriedenheit.*	**Zum Mitdenken anregen durch:** - Zeit lassen (Tempo alter Menschen ist langsam) - Fragen stellen und informieren - evtl. Hörgerät - **In die Planung einbeziehen**, Wünsche beachten - Nicht für den Patienten bestimmen - Mitsprache zulassen **Motivation verstärken durch:** - Dem Menschen etwas zutrauen - Ihn ernst nehmen - Verantwortung übertragen - Ziele und Perspektiven aufzeigen
	Er/sie nimmt am sozialen Leben teil.	* **Durchführen von öffentlichkeitsorientierten, sozialen Aktivitäten** *Öffentlichkeitsorientierte, soziale Aktivitäten haben eine stärkere Wirkung auf die Zufriedenheit als Aktivitäten auf Station oder zu Hause.*	**Möglichkeiten:** - Durchführen von Veranstaltungen in der Klinik oder auf Station. Zum Beispiel: Theatervorstellungen, Konzerte, Feste an denen Mitmenschen, die außerhalb der Klinik leben, teilnehmen. - Unternehmen von Ausflügen, Zoobesuchen, Veranstaltungen usw.

Pflegeproblem:	Pflegeziel:	Pflegemaßnahmen/*Wirkung:*	Hinweise zur Durchführung:
Der/die Patient/in ist **körperlich behindert** und in der selbständigen Lebensgestaltung eingeschränkt.	Der/die Patient/in akzeptiert seine/ihre Behinderung und fühlt sich wohl.	* **Unterstützung bei der Fortführung bisheriger Lebensgewohnheiten** * **Aktivierende Pflege** *Fördert Ressourcen des Patienten und ist Wegbereiter für rehabilitative Maßnahmen.*	**Aktive Pflege:** Der/die Patient/in wird geistig, körperlich aktiviert und ist psychisch betreut. Anregungen siehe unter den verschiedenen ATLs.
	Er/sie kann Defizite ausgleichen und ist aktiviert.	* **Förderung von Ressourcen und Fähigkeiten durch:** - **Logotherapie** - **Ergotherapie** - **Bewegungstherapie** - **Ankleidetraining**	**Logotherapie:** Sprachtraining, Übungen zur Verbesserung von Mimik, Gestik und Schlucktraining können Inhalt der Logotherapie sein. **Ergotherapie:** Fördert z. B. die Beweglichkeit der Hände oder anderer Gelenke, gesteigerte Körperwahrnehmung. **Bewegungstherapie:** Fördert Körperwahrnehmung, Gleichgewichtssinn, **Ankleidetraining und Waschtraining:** Gezieltes Trainingsprogramm, um Defizite auszugleichen.
	Die Selbständigkeit ist unterstützt.	* **Einsatz von Hilfsmitteln ermöglichen**	**Beispiele:** Prothesen, Hörgeräte, Rollstuhl, Eßhilfen, Anziehhilfen, Gehhilfen.
		* **Rehabilitative Maßnahmen einleiten** * **Sozialarbeiter/in einschalten**	**Medizinische Rehabilitation** **Soziale Rehabilitation** **Berufliche Rehabilitation**
	Der/die Patient/in hat neue Perspektiven und ist bei der Lebensgestaltung unterstützt.	* **Unterstützung des Patienten/der Patientin bei der Neuorientierung und Veränderung des Lebens**	Viele Patienten/Patientinnen benötigen nach der Krankenhausentlassung Hilfe und Unterstützung bei den Aktivitäten des täglichen Lebens. Hier gibt es verschiedene Möglichkeiten: - Sozialstation einschalten - Essen auf Rädern - Angehörigenpflege - Spezialkliniken, Pflegeheime o.ä.

Pflegeproblem:	Pflegeziel:	Pflegemaßnahmen/*Wirkung:*	Hinweise zur Durchführung:
Beispiele: *Der/die Patient/in ist stark sehbehindert.*	Die Lebensgestaltung ist auf die Sehbehinderung abgestimmt.	* **Lesehilfen anbieten** * **Augenarztbesuch ermöglichen**	Vergrößerungsglas, gute Beleuchtung, Bücher mit großer Schrift
		* **Alternative Freizeitgestaltung**	Besuchsdamen besorgen, die Zeitung vorlesen, Gespräche führen; Radio anbieten und das Hören von Musik ermöglichen
Der/die Patient/in hat einen Gesichtsfeldausfall (nach Schlaganfall).	Der/die Patient/in kompensiert sein/ihr Defizit.	* **Unterstützung bei der Entwicklung von Strategien zur Bewältigung des Defizites**	**Möglichkeiten:** Abhängig von zusätzlichen Störungen des Patienten/der Patientin im Bereich des Sprachverständnisses, Beweglichkeit und Motivation. - Information des Patienten/der Patientin, daß es die für ihn/sie nicht zu sehende Seite gibt. - Unterstützung beim Training, den Kopf auf die Seite zu drehen. - Oder: Der/die Patient/in lernt, von der intakten Seite her die fehlende Seite zu erfassen; durch Drehung um die eigene Achse.
Der/die Patient/in ist bewußtlos.	Der/die Patient/in ist körperlich und geistig stimuliert.	* **Basale Stimulation durchführen**	
Der/die Patient/in hat **eine geistige Behinderung** und kann sein/ihr Leben nicht mehr selbständig gestalten.	Der/die Patient/in ist sozial aufgefangen, fühlt sich akzeptiert.	* **Rehabilitative Eingliederung in die Gesellschaft**	**Möglichkeiten** * Sonderschulen für geistig Behinderte * Geschützte Werkstätten * Heime, Wohngemeinschaften * Familien, die geistig Behinderte betreuen.

Pflegeproblem:	Pflegeziel:	Pflegemaßnahmen/*Wirkung:*	Hinweise zur Durchführung:
Der/die Patient/in ist **unselbständig bei seiner/ihrer Versorgung** im **täglichen Leben:**	Der/die Patient/in kann Tätigkeiten des täglichen Lebens ausführen und ist in seiner/ihrer Selbständigkeit gefördert.	* **Soziotherapie bzw. Milieutherapie** - **individuell auf die Bedürfnisse abstimmen** - **Ressourcen einbeziehen** *Selbständigkeit und Selbstwertgefühl werden gefördert.*	**Milieutherapie, Soziotherapie:** Diese Therapieform spielt besonders bei hospitalisierten Patienten eine große Rolle. Zur Verhütung und Bekämpfung von Hospitalismus versucht die Milieutherapie, ***ein möglichst an die natürlichen Lebensbedingungen angepaßtes, therapeutisches Klima*** zu schaffen. Die Patienten sollen ***größtmögliche Eigenständigkeit*** bei der Versorgung ihrer täglichen Lebensaktivitäten erhalten. **Beispiele:** - Anregung zu eigenständiger Aktivität - Förderung von Sozialkontakten - Frühsport, Bewegungstherapie - Förderung der Kreativität und des Leistungsvermögens - Beschäftigungs- und Arbeitstherapie
Beispiele: *a) Bei der Versorgung des Zimmers.*	Der/die Patient/in übernimmt die Zimmerpflege selbständig.	* **Anleitung bei den täglichen Aufgaben** * **Kontrolle, ob diese durchgeführt wurden** * **Auf Einhaltung eines Zeitplanes achten (Ritualisieren)**	**Beispiele:** - Patient/in macht täglich das Bett selbständig oder mit Unterstützung. - Er/sie gießt 2x wöchentlich die Blumen - Leert regelmäßig den Abfalleimer - Versorgt seine/ihre Kleidungsstücke selbständig. Klare Absprachen im therapeutischen Team sind notwendig, damit alle in gleicher Weise vorgehen.

Pflegeproblem:	Pflegeziel:	Pflegemaßnahmen/*Wirkung:*
b) *Bei der zweiwöchentlichen Reinigung des Zimmers.*	Der/die Patient/in kann sein/ihr Zimmer selbständig reinigen. Er/sie weiß, wann eine Reinigung notwendig ist.	* **Organisation und Durchführung einer zweiwöchentlichen Zimmerreinigung** * **Kontrolle der vereinbarten Reinigungsaufgaben**
c) *Bei der Versorgung seiner/ihrer Wäsche.*	Der/die Patient/in kann seine/ihre Wäsche waschen, kleine Reparaturen vornehmen. Er/sie bewahrt die Wäsche ordentlich auf.	* **Hauswirtschaftstraining: Wäsche sortieren, waschen, reparieren und ordentlich aufbewahren**
d) *Bei der Besorgung von Lebensmitteln und der Zubereitung von Mahlzeiten.*	Der/die Patient/in kann Besorgungen mit Einkaufszettel erledigen. *Fernziel:* Er/sie kann den Einkaufszettel selbständig erstellen, bewußt und sparsam einkaufen. Er/sie kann einfache Mahlzeiten unter Anleitung zubereiten. *Fernziel:* Er/sie kann selbständig ein Menue zusammenstellen und zubereiten.	* **Hauswirtschaftstraining: Erledigung von Einkäufen und Zubereitung von Mahlzeiten**

Hinweise zur Durchführung:

Standardprogramm Zimmerreinigung:
- Motivation der betroffenen Patienten
- Bett frisch beziehen
- Bad reinigen
- Nachtkästchen und Regale abwischen,
- Abfall leeren
- Fußboden saugen bzw. wischen

Standardprogramm „Wäsche“

1. Tag
   - Motivation der Patienten
   - Wäsche sortieren
   - Waschmaschine benutzen
   - Wäsche aufhängen
2. Tag
   - Wäsche auf Mängel kontrollieren
   - Durchführen von Reparaturen
   - Wäsche bügeln und zusammenlegen
   - Schrank einräumen.

Hauswirtschaftstraining:

* Einüben von planvollem Vorgehen
* Einzelne Arbeitsschritte transparent machen
* Schrittweiser Abbau der Unterstützung

Ist in der Klinik kein Hauswirtschaftstraining vorgesehen, so kann dies von Station aus einmal pro Woche selbst organisiert werden.

Mittagessen auf Station kochen:
- Patienten motivieren
- Menue planen
- Absprache mit der Küche, um Rohmaterial zu erhalten
- Einkauf planen und erledigen
- Aufteilung der Arbeit
- Mit Erstellung eines Zeitplanes
- Durchführung unter Anleitung
- Patienten, die schnell überfordert sind, leichte Aufgaben zuteilen
- Gemeinsames Essen
- Aufräumen und Nachbereitung

Pflegeproblem:	Pflegeziel:	Pflegemaßnahmen/*Wirkung:*	Hinweise zur Durchführung:
Der/die Patient/in **ist unsicher (hat Angst)** bei den verschiedenen lebenspraktischen Tätigkeiten. **Beispiele:** *a) Traut sich nicht zu telefonieren* *b) Geht nicht alleine auf Behörden, Ämter* *c) Hat Angst vor Geschäften und Straßenverkehr* *d) Traut sich nicht, das Klinikgelände zu verlassen*	Der/die Patient/in ist bei der Ausführung von lebenspraktischen Tätigkeiten selbständig. Er/sie hat keine Angst und fühlt sich wohl.	* **Lebenspraktisches Training mit dem Patienten/der Patientin durchführen** *Der/die Patient/in wird sicherer, das Selbstwertgefühl wird gestärkt.*	**Durchführung von lebenspraktischem Training durch den Co-Therapeuten:** - Festlegen der Schwierigkeitsstufen - Mit Tätigkeiten, Aktivitäten beginnen, die für den Patienten/die Patientin weniger angstauslösend sind. - Stufenweise Steigerung des Schwierigkeitsgrades. - Verstärkung des Patienten/die Patientin durch Lob, Selbstbelohnung oder Belohnung vom therapeutischen Team.

Pflegeproblem:	Pflegeziel:	Pflegemaßnahmen/*Wirkung:*	Hinweise zur Durchführung:
Der/die Patient/in kann seinen/ihren **Beruf nicht ausüben** aufgrund von:	Der/die Patient/in kann seine/ihre beruflichen Leistungen erbringen.	* **Individuelle Auswahl von Beschäftigungs- und Arbeitstherapie nach dem Lern- , Übungs- und Leistungsprinzip** *Somit ist die individuelle Förderung der Ressourcen des Patienten gewährleistet.*	**Therapieziel bei der BT und AT** Nach dem Lern-, Übungs-, und Leistungsprinzip ist intensives Einüben und Lernen von Fähigkeiten und Fertigkeiten, die die Arbeitskraft wieder herstellen, oder das Erlernen eines Berufes zu fördern. Lernen und Üben für Schule und Studium. Arbeitszeitverlängerung bis hin zum normalen Achtstundentag. Übung von Schnelligkeit, Konzentration, Ausdauer, Genauigkeit und Verantwortung.
- Unkonzentriertheit	Der/die Patient/in ist bei der Arbeit konzentriert.	* **Konzentrationstraining mit dem Patienten/der Patientin**	
- fehlender Beständigkeit und Ausdauer	Der/die Patient/in hat Ausdauer. Er/sie kann Stunden arbeiten.	* **Der/die Patient/in wird zur Ausdauer angehalten, Steigerung der täglichen Arbeitszeit**	**Aufgaben der Pflegenden:** - Teambesprechungen mit Fallvorstellung: Erarbeiten von Therapiezielen und Handlungskonzepten für den einzelnen Patienten/die einzelne Patientin.
- mangelndem Sozialverhalten	Der/die Patient/in kann sich in ein Team integrieren.	* **Gruppendynamische Tätigkeiten**	- Organisation und Überwachung des Patienten und der Therapien.
- starker Verlangsamung	Das Arbeitstempo ist den Anforderungen entsprechend.	* **Langsame Steigerung des Arbeitstempos**	- Zusätzliche Durchführung von Einzelprogrammen zur Förderung einzelner Fähigkeiten und Fertigkeiten des Patienten/der Patientin.
- fehlender Motivation	Der/die Patient/in ist motiviert, seine/ihre Leistungsfähigkeit zurückzugewinnen.	* **Motivation des Patienten an den Therapien teilzunehmen** * **Positive Verstärkung gewünschten Verhaltens**	**Beispiel:** Konzentrationstraining Einüben von Sozialverhalten in Rollenspielen.

Pflegeproblem:	Pflegeziel:	Pflegemaßnahmen/*Wirkung:*	Hinweise zur Durchführung:
Dem Patienten/der Patientin **ist langweilig**, er/sie hat keine sinnvolle Aufgabe. Zum Beispiel bei: - Psychiatrie-Patienten/ Psychiatrie-Patientinnen - Langzeitpatienten/ - Langzeitpatientinnen	Die Langeweile des Patienten/der Patientin ist reduziert. Das Selbstvertrauen ist gestärkt. Der/die Patient/in findet durch sinnvolle Beschäftigung Befriedigung. Das Interesse wird geweckt.	* **Beschäftigungstherapeutische Maßnahmen nach einem Stufenplan** *Zusätzlich wird das Sozialverhalten des Patienten gefördert und die Kontaktfähigkeit ausgebaut.* ***Oder:*** * **Beschäftigungstherapie in Abhängigkeit der unterschiedlichen Störungen des Patienten/der Patientin**	* In der Einstiegsphase bevorzugt: Einzeltherapie zur langsamen Kontaktaufnahme. Die Therapiezeiten sind kurz und begrenzt, um den Patienten/die Patientin nicht zu überfordern (Tonarbeiten, freies Papier- und Farbgestalten). * In der zweiten Phase: Beschäftigungstherapie in der Gruppe mit gruppendynamisch orientierten Techniken und Aktivitäten.
		Therapieansätze: **a) Tiefenpsychologisch orientierte Beschäftigungstherapie**	* Gestaltungstherapie, Maltherapie * Bewegungstherapie
		b) Verhaltenstherapeutisch orientierte Beschäftigungstherapie	* Schrittweises und konsequentes Erlernen neuer Verhaltensmuster und Fähigkeiten.
		c) Sozialpsychiatrisch orientierte Beschäftigungstherapie	* Lebenspraktische Übungen, Freizeitgestaltung, Haushaltstraining, spezifisches und unspezifisches Arbeitstraining.
		* **Übertragung von Stationsaufgaben**	**Beispiele:** - Blumen gießen, Aquarium versorgen - Essenswagen holen, Essen austeilen - Aufräum- und Putzarbeiten - Unterstützung von Mitpatienten
		* **Ausgangsregelung festlegen**	
		* **Unterstützung der Teilnahme an Außenaktivitäten**	* Vereinsaktivitäten * Besuche von Freunden, Bekannten * Veranstaltungen

Pflegeproblem:	**Pflegeziel:**	**Pflegemaßnahmen/*Wirkung:***	**Hinweise zur Durchführung:**
- bei vorrübergehender Immobilität	Die Langeweile des Patienten/der Patientin ist reduziert. Er/sie grübelt nicht über seine/ihre Krankheit nach und fühlt sich wohl.	* **Patienten, die gut zusammenpassen, in ein Zimmer legen** *Eine entspannte Atmosphäre unterstützt den Heilungsprozeß.* * **Patienten den Zugang zum Patientenaufenthaltsraum ermöglichen**	Es entwickeln sich Gespräche; die Patienten können sich teilweise unterstützen.
		* **Freizeitaktivitäten unterstützen**	**Möglichkeiten:** Auf Patientenbibliothek hinweisen, fahrende Bibliothek benachrichtigen. Kulturelle Veranstaltungen im Klinikbereich weitergeben, evtl. Patienten mit dem Rollstuhl zu Veranstaltungen fahren.
		* **Besuchsdamen/-herren organisieren**	In vielen Kliniken gibt es freiwillige Helfer, die Krankenbesuche abstatten. Auch Seelsorger können eingeschaltet werden.
		* **Besuchszeiten großzügig handhaben** * **Gesprächsbereitschaft vermitteln**	Besucher können bei Verrichtungen am Patienten aus dem Zimmer geschickt werden. (Siehe ATL "Kommunikation")
- Kindern im Krankenhaus.	Das Kind fühlt sich nicht alleine und hat ständige Ansprache.	* **Eltern mit aufnehmen, Besuchszeitenregelung großzügig handhaben**	
	Das Kind ist abgelenkt, hat Spaß und ist sinnvoll beschäftigt.	* **Spieldamen oder Beschäftigungstherapeuten, die auf Station kommen**	**Spieldamen oder Beschäftigungstherapeuten:** - Malen mit Kindern im Krankenzimmer - Spielen, Geschichten vorlesen, basteln.

Pflegeproblem:	Pflegeziel:	Pflegemaßnahmen/*Wirkung:*	Hinweise zur Durchführung:
Der/die Patient/in kann seine/ihre **Freizeit nicht selbständig gestalten**.	Der/die Patient/in beteiligt sich an angebotenen Aktivitäten.	* **Möglichst vielseitiges Angebot an Aktivitäten anbieten** *Somit ist am ehesten gewährleistet, Interesse zu wecken.* * **Freizeitaktivitäten auswählen:** **- Auf Station oder in der Wohnung** **- In zentralen Einrichtungen der Klinik** **- Im sozialen Umfeld des Patienten/der Patientin** **- Außerhalb des Klinikgeländes** *Damit ist größtmögliche Normalität gewährleistet. Die Gefahr der Abhängigkeit von der Institution ist reduziert.* * **Wochenplan mit Freizeitaktivitäten erstellen** * **Monatsplanung an Aktivitäten** * **Gemeinsame Durchführung von Aktivitäten** * **Selbständige Durchführung von Aktivitäten mit Reflexion**	**Mögliche Aktivitäten im Klinikgelände:** - Beschäftigungstherapie, - Bewegungstherapie - Kaffeetrinken auf Station organisieren - Spiele: Karten, Monopoly, Halma, Schach, "Mensch, ärgere dich nicht", usw. - Tischtennis spielen - Veranstaltungen im Klinikgelände, Theater, Vorlesungen - Stricken, Malen, Backen, Kochen - Mit Mitpatienten plaudern, diskutieren - Lesen, Musik hören, entspannen **Mögliche Aktivitäten außerhalb des Klinikgeländes:** - Schwimmen gehen, Minigolf spielen - Spazieren gehen - Theater, Kino, Einkaufsbummel, - Joggen, Picknick, Radtour, Museumsbesuche, Veranstaltungen und Vorträge
Er/sie ist **antriebslos, lustlos,** dies erschwert die Durchführung von Freizeitaktivitäten.	Er/sie ist an Freizeitaktivitäten interessiert. Er/sie kann seine/ihre Freizeit selbständig gestalten und hat Freude daran.	* **Aufrechterhaltung der Motivation während der Durchführung einer Freizeitaktivität** * **Kontrolle der vom Patienten selbständig geplanten Aktivitäten**	* Durch Lob, wenn der Patient es geschafft hat, an einer Aktivität teilzunehmen * Hinweis auf besonders interessante Dinge und Begebenheiten * Durch festes Einplanen von Aktivitäten, die der/die Patient/in gerne mag. **Beispiel:** Spaziergang mit einem Kaffeetrinken verbinden.

Pflegeproblem:	Pflegeziel:	Pflegemaßnahmen/*Wirkung:*	Hinweise zur Durchführung:
Der/die Patient/in **verbringt** seine/ihre **Freizeit unstrukturiert.**	Die Freizeitgestaltung ist bereits während des Klinikaufenthaltes strukturiert.	* **Beobachtung des Freizeitverhaltens**	
		* **Der/die Patient/in führt ein Tagebuch über seine/ ihre Freizeitaktivitäten** *Er/sie nimmt sein/ihr Freizeitverhalten bewußter wahr.*	Das Tagebuch wird regelmäßig mit dem Patienten/der Patientin besprochen.
		* **Mindestens zwei feste Freizeitaktivitäten in der Woche mit dem Patienten/der Patientin planen.**	Unterstützung bei der Planung der Freizeitaktivitäten. Möglichkeiten der Freizeitgestaltung werden aufgezeigt. Darauf achten, daß die Aktivitäten auch im sozialen Umfeld des Patienten/der Patientin liegen.
		* **Unterstützung bei der Kontaktaufnahme des Patienten/ der Patientin mit Angehörigen, Freunden oder Bekannten.**	**Mögliche Unterstützung:** - Brief formulieren und schreiben helfen - Telefongespräche ermöglichen - Gespräche mit Angehörigen organisieren und unterstützen
Der/die Patient/in ist unfähig, sich zu freuen und **sieht keinen Sinn in der Teilnahme an Freizeitaktivitäten.**	Der/die Patient/in läßt sich auf die Freizeitaktivitäten ein.	* **Vereinbarungen mit dem Patienten/der Patientin treffen, sich zunächst auf die angebotenen Aktivitäten einzulassen**	* Abhängig von der Belastbarkeit des Patienten/der Patientin werden Freizeitaktivitäten zum normalen Tagesablauf geplant.
		* **Festes Planen von Freizeitaktivitäten**	
	Der/die Patient/in erkennt den Zusammenhang zwischen Aktivitäten und seiner/ihrer Stimmung.	* **Der/die Patient/in führt Protokoll über tägliche Aktivitäten und Stimmung**	* Bei der Auswertung des Protokolls kann der/die Patient/in den Zusammenhang zwischen Aktivität und Stimmung erkennen.

Pflegeproblem:	Pflegeziel:	Pflegemaßnahmen/*Wirkung:*	Hinweise zur Durchführung:
Der/die Patient/in hat eine **passive Konsumierhaltung** bei der Freizeitgestaltung.	Der/die Patient/in hat eine aktive Freizeitgestaltung.	* **Beobachtung und Analysieren des Freizeitverhaltens**	Häufig ist eine passive Konsumierhaltung bei Suchtpatienten zu finden. **Passive Freizeitgestaltung:** - Der/die Patient/in plant und unternimmt nichts von sich aus. - Freunde und Bekannte kommen auf ihn/sie zu, und er/sie hat die Erwartung, daß dies auch so sein muß. - Viel Videofilme und TV sehen und Musik hören sind typische, passive Freizeitaktivitäten.
	Er/sie erkennt Zusammenhänge zwischen einer passiven Konsumierhaltung und seinen/ihren psychischen Problemen.	* **Gespräche mit dem Patienten/der Patientin über Freizeitgestaltung** *Der/die Patient/in wird dazu bewegt, über sein/ihr Freizeitverhalten nachzudenken.*	**Gesprächsziele:** Der/die Patient/in erkennt seine/ihre passive Konsumhaltung. Er/sie sieht Zusammenhänge zwischen seinen/ihren psychischen Problemen und der passiven Freizeitgestaltung. Er/sie möchte an dem Freizeitverhalten etwas ändern. Er/sie hat Ideen, wie er/sie sein/ihr Verhalten ändern kann.
		* **Beratung und Planung der Freizeit** **- Wochenplanung** **- Monatsplanung** * **Gemeinsame Durchführung von Freizeitaktivitäten**	**Beispiele:** - Planen und Gestalten eines Festes - Zugehen auf Freunde und Bekannte - Organisieren einer Wandertour - Lesen, Sport treiben und Ausgehen - Knüpfen neuer Kontakte im Sportverein oder der Volkshochschule

Pflegeproblem:	Pflegeziel:	Pflegemaßnahmen/*Wirkung:*	Hinweise zur Durchführung:
Der/die Patient/in zeigt **Verhaltensweisen, die Freizeitaktivitäten erschweren.** **Zum Beispiel:** *Hektische Geschäftigkeit und ständig wechselnde Interessen (Ideenflucht bei manischen Patienten/Patientinnen).*	Der/die Patient/in fühlt sich integriert.	* **Individuelle Auswahl von Freizeitaktivitäten**	
	Der/die Patient/in kann sich auf die Freizeitaktivität konzentrieren. Er/sie wird nicht zusätzlich abgelenkt.	* **Aktivitäten mit niedrigem Reizpotential** *Die Ideenflut wird nicht verstärkt.*	**Aktivitäten mit niedrigem Reizpotential:** Sind eher ruhige Aktivitäten, die wenig Ablenkung bieten. Zum Beispiel: Kaffeetrinken, Schwimmen, Minigolf spielen, Waldspaziergang
		* **Bremsen überschießender Aktivität** **- durch Reizreduktion** **- durch Kanalisieren der Aktivitäten**	**Überschießende Aktivitäten bremsen:** - Durch Kanalisieren der Aktivitäten - Reize für den Patient/die Patientin reduzieren. Eventuell durch Verbote und feste Regeln. - Geld evtl. vom Pflegepersonal verwalten lassen, damit der/die Patient/in keine unüberlegten Einkäufe tätigt. - Ausgangsregelungen treffen
Der/die Patient/in hat innere oder äußere Unruhezustände und Konzentrationsschwierigkeiten.	Der/die Patient/in ist ruhig und kann sich konzentrieren.	* **Aktivitäten anbieten mit niedriger Konzentrationsleistung und geringem Leistungsdruck** * **Möglichkeit zum Ausleben der Unruhezustände geben** * **Positive Verstärkung gewünschten Verhaltens**	* Der/die Patient/in braucht die Möglichkeit aufzustehen, um seine Unruhe auszuleben. * Langes, ruhiges Sitzen macht dem Patienten/der Patientin Schwierigkeiten. * Möglichkeiten sind: Spaziergänge, Zoobesuche, Stadtbummel mit Kaffeetrinken.

Pflegeproblem:	Pflegeziel:	Pflegemaßnahmen/*Wirkung:*	Hinweise zur Durchführung:
Der/die Patient/in ist: - aggressiv und gereizt - distanzlos	Der/die Patient/in nimmt an Freizeitaktivitäten teil. Er/Sie fühlt sich akzeptiert und angenommen.	* **Distanz wahren** * **Absprachen im Therapeutenteam treffen, wie bei bestimmten Verhaltensweisen des Patienten/der Patientin zu verfahren ist**	Gerade bei Freizeitaktivitäten besteht die Gefahr, mit dem Patienten eher kameradschaftlich und freundschaftlich umzugehen, als therapeutische Distanz zu wahren. Dies führt zum einen dazu, daß Pflegende mehr dazu neigen „etwas durchgehen zu lassen". Zum anderen macht bestimmten, z.B. schizophrenen Patienten mehr Nähe große Schwierigkeiten.
- drängt sich in den Mittelpunkt - ist rücksichtslos - redet ununterbrochen und läßt andere nicht zu Wort kommen	Der/die Patient/in denkt über sein/ihr Verhalten und die Wirkung seines/ihres Verhaltens auf Mitmenschen nach. Er/sie lernt andere Verhaltensweisen.	* **Gespräche mit dem Patienten** * **Spiegeln seines Verhaltens, Aufzeigen der Wirkung auf die Mitmenschen** * **Verstärkung postitiven Verhaltens** *Motiviert den Patienten/die Patientin, gewünschtes Zielverhalten zu zeigen.*	(Siehe auch ATL "Kommunikation") **Positive Verstärkung unerwünschten Verhaltens:** - Teamabsprachen über das gewünschte Verhalten und Art der Belohnung - Vermeiden von Belohnungskonflikten - Belohnung sollte zeitnah mit dem gewünschen Verhalten gekoppelt werden, sonst kann es sein, daß dem Patienten/der Patientin die Motivation verloren geht. - Konstante Belohnung ist notwendig, wenn ein Zielverhalten erreicht werden soll.
		* **Evtl. Bestrafung von Fehlverhalten** *Bewirkt eine Vermeidung von Fehlverhalten.*	**Bestrafung:** - Eine Bestrafung als therapeutische Maßnahme kann zur Vermeidung des konkreten Fehlverhaltens führen, bewirkt aber keine allgemein erwünschte Verhaltensänderung. - Inkonsequente Bestrafung verstärkt unerwünschtes Verhalten, da jede ausbleibende Bestrafung als Erfolg gesehen wird. - Klare und einheitliche Indikation für eine Bestrafung ist notwendig. - Bestrafung ist immer kritisch zu hinterfragen.

Pflegeproblem:	Pflegeziel:	Pflegemaßnahmen/*Wirkung:*	Hinweise zur Durchführung:
Der/die Patient/in **kann sich nicht entspannen.** Zum Beispiel: - Er/sie kann nicht abschalten	Der/die Patient/in gönnt sich ausreichend Ruhe.	* **Beobachtung des Patienten/der Patientin in Ruhephasen** * **Analyse der Ursachen im therapeutischen Gespräch**	* Gönnt der/die Patient/in sich Ruhe? * Was bringt ihn/sie aus der Ruhe? * Kann er/sie sich entspannen? Auf welche Art und Weise entspannt er/sie sich? (Siehe ATL "Kommunikation")
- Er/sie ist wegen streßbedingter Erkrankungen in Behandlung.	Er/sie beherrscht Entspannungstechniken.	* **Unterstützung beim Erlernen einer Entspannungstechnik** **- Vermitteln von Adressen** **- Beratung über die richtige Technik** **- Anleitung beim Erlernen einer Entspannungstechnik**	**Enspannungstechniken:** - Jakobsen Entspannung - Autogenes Training - Joga, Tai chi
Der/die Patient/in **raucht in** seiner/ihrer **Freizeit ununterbrochen.**	Der Zigarettenkonsum ist reduziert.	* **Kontrolle des Zigarettenkonsums** * **Tageseinteilung der Zigaretten**	**Zigarettenkonsum:** Bei Patienten/Patientinnen, die ununterbrochen rauchen, ist es sinnvoll, den Zigarettenkonsum einzuschränken. In Absprache mit Patient und Therapeutenteam wird festgelegt, wieviel und wann der/die Patient/in rauchen darf. Darüber hinaus sollte versucht werden, den Patienten/die Patientin durch sinnvolle Beschäftigungen von seinem/ihrem Suchtverhalten abzulenken.

Pflegeproblem:	Pflegeziel:	Pflegemaßnahmen/*Wirkung:*	Hinweise zur Durchführung:
Der/die Patient/in kann sich sein/ihr **Geld nicht einteilen.** Er/sie gibt es meist unkontrolliert und impulsiv aus.	Der/die Patient/in kommt mit seinem/ihrem Taschengeld aus und kann es sich einteilen.	* **Das Geld wird vom Betreuer oder im Einvernehmen mit der/dem Patient/in verwaltet** * **Taschengeld wird festgesetzt** * **größere Geldausgaben werden mit der Bezugsperson besprochen** * **Der/die Patient/in erstellt eine Anschaffungsliste und bespricht diese mit der Bezugsperson** * **Der/die Patient/in führt ein Ausgabenbuch:** **- tägliche Besprechung der Ausgaben** **- wöchentliche, oder monatliche Besprechung der Ausgaben**	* Das Geld des Patienten kann entweder in einem verschließbaren Minisafe auf der Station aufbewahrt oder in die Kasse der Institution eingezahlt werden. * Die Taschengeldauszahlung kann auch auf zwei Termine in der Woche festgelegt werden.
Der/die Patient/in **hat Schulden.** Er/sie weiß über seine/ihre Schuldensituation nicht Bescheid. Rechnungen stehen offen.	Die Finanzlage des Patienten/der Patientin ist geregelt.	* **Sozialarbeiter/in einschalten** * **Erledigung von Amtsgängen (evtl. mit Sozialarbeiter oder Pflegepersonal)** * **Geschäftsunfähigkeit mit dem Betreuer bewirken (lt. Arztanordnung)**	**Sozialarbeiter/in einschalten:** - Gemeinsames Erstellen eines Strategieplanes - Sammeln aller Rechnungen und Unterlagen und Unterstützung bei der Regelung der Finanzlage - Mit dem Betreuer Bewirken einer Geschäftsunfähigkeit - Entwerfen und Besprechen von Antwortbriefen und eingehender Korrespondenz - Schuldenberater einschalten

Pflegeproblem:	Pflegeziel:	Pflegemaßnahmen/*Wirkung:*	Hinweise zur Durchführung:
Der/die Patient/in hat **keine finanziellen Möglichkeiten:**	Der/die Patient/in hat Taschengeld. Er/sie kann sich notwendige Dinge kaufen.	* **Sozialarbeiter/in einschalten** * **Angehörige bitten, Taschengeld zu ermöglichen**	
		* **Arbeitstherapie ermöglichen**	* Der/die Patient/in kann sich von dem Erlös der Arbeitstherapie etwas leisten.
- kann nicht an Freizeitaktivitäten teilnehmen.	Der/die Patient/in ist sozial in die Stationsgruppe integriert.	* **Kostengünstige Freizeitaktivitäten wählen** * **Kostenaufwendige Angebote langfristig planen** *Somit kann der/die Patient/in auf die Aktivität sparen.*	Es empfiehlt sich, auf der psychiatrischen Station eine Liste über kostengünstige Freizeitaktivitäten anzulegen. Häufig lassen sich Sondertarife aushandeln. Es kann vermehrt auf Billigangebote, z. B. „Montagskino", geachtet werden.
- kann sich keine Kleidung oder andere notwendigen Gebrauchsgegenstände kaufen	Der/die Patient/in kauft günstig ein.	* **Kleiderkassen ausnutzen** * **Sozialhilfe beantragen** * **Unterstützung beim gezielten Einkaufen von günstigen Kleidungsstücken und anderen Gebrauchsartikeln** * **Sommerschluß- und Winterschlußverkauf ausnutzen**	

Literaturliste zur ATL "sich beschäftigen"

Dollase, R., Grenzen der Erziehung, Schwann Verlag, Düsseldorf 1984

Dörner, K., Plog, U., Irren ist menschlich, Psychiatrie Verlag, Bonn 1992

Heim, E., Praxis der Milieutherapie, Springer Verlag, Berlin 1985

Juchli, L., Krankenpflege, Georg Thieme Verlag, Stuttgart, New York 1991

Kirst, W., Kontakttraining, Rowohlt Verlag, Stuttgart 1972

Kistner, W., Der Pflegeprozeß in der Psychiatrie, Gustav Fischer Verlag, Stuttgart, Jena 1992

Madders, J., Entspannung bei Streß, Hippokrates Verlag, Stuttgart 1983

Needham, I., Pflegeplanung in der Psychiatrie, Recom Verlag, Basel 1988

Rave-Schwank, M., Winter-v. Lersner, C., Psychiatrische Krankenpflege, Gustav Fischer Verlag, Stuttgart 1990

Roth, Rehm, Depressionsbewältigungsstrategie, 1986

Serge, K., Sulz, Depression, Cip-Mediendienst, München 1993

Schmid, B., Hartmeier,C., Bannert, C., Arzneimittellehre, Wissenschaftliche Verlagsgesellschaft, Stuttgart 1990

Schwäbisch, L., Siems, M., Anleitung zum Sozialen Lernen, Rowohlt Verlag, Hamburg 1974

Schwörer, C., Der apallische Patient, Gustav Fischer Verlag, Stuttgart 1988

GEDANKEN ZUR ATL "SINN FINDEN"

Über die Frage nach dem Sinn des Lebens haben schon viele Philosophen, Theologen und andere Fachleute laut oder leise nachgedacht. Daß diese Frage von jedem selbst beantwortet werden muß, wird oft dabei verschwiegen. Unsere moderne Gesellschaft lebt in dem Bewußtsein, daß alles machbar ist. Dabei wird die Frage nach dem Sinn des Lebens sehr schnell verdrängt. Treten jedoch schicksalhafte Veränderungen auf wie Krankheit, Tod oder andere Situationen ,die ungewollt hingenommen werden müssen, so erfahren wir eine zusätzliche Sinnkrise. Die Reaktion auf unvermeidliche Einschränkungen ist oft eine Verbitterung, wenn nicht eine Bewältigungsstrategie gefunden wird. Der, der eine persönliche Sinnerfüllung hat, erlebt seine Krisen nicht so schicksalhaft und hat eine Perspektive, bzw. ergreift eher eine Initiative das Leben zu gestalten als andere Menschen.

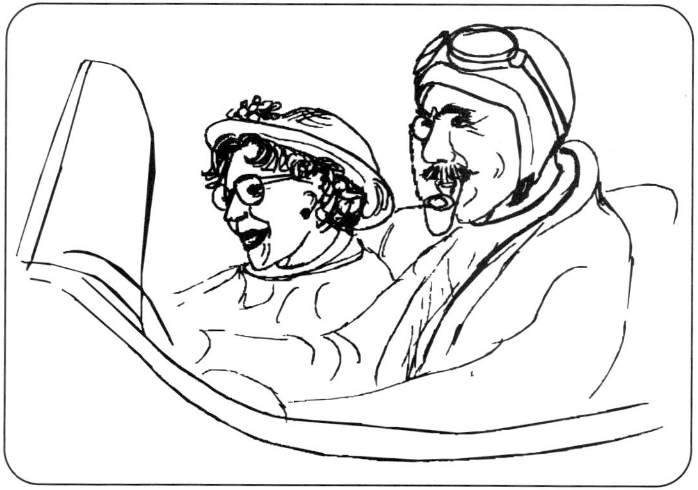

Freuden und Belastungen des Lebens wirken sich in der ATL "Sinn finden" aus. So werden die erfreulichen Begegnungen, der Stress und die negativen Stimmungen hier aufgelistet. Dabei kann eine Störung in dieser Aktivität Auswirkungen auf alle anderen Aktivitäten haben. So kann eine depressive Stimmungslage das Essen und Trinken beeinflußen wie auch die Körperpflege.

Beim Auftreten von psychischen Störungen verfällt der Patient oft in Passivität. Wird die Eigenaktivität gefördert, so schlägt sich das positiv auf den Gesundungsprozeß nieder. In der eigenständigen Ausführung von Verrichtungen des Täglichen Lebens kann ein Sinn liegen und ein neuer Sinn gefunden werden. Wird dann eine Situation bewältigt, so kann sich dies nur positiv bei der Krankheitsbewältigung auswirken.

Pflegerische Aufgaben in der ATL "Sinn finden" sind das Aufzeigen der Möglichkeit, einer seelischen Gesundheit und das Unterstützen seelischer Aktivitäten, um zu einer positiven Lebensgestaltung zu gelangen. Drüber hinaus soll der Patient in der Ausübung seiner Religiosität unterstützt und der Schmerzpatient in seinem Empfinden angenommen werden. Auf dem Weg zur Bewältigung des Leidens soll ihm Hilfe angeboten werden.

Liste zur Erfassung der ATL "Sinn finden"

Welche Gewohnheiten bestehen im Hinblick auf:
- Religiöses Leben
- Besuche von Gottesdiensten
- Kontakt zu Seelsorgern/Geistlichen
- Kontakt zu Bezugspersonen

Ist der/die Patient/in über Besuchsregelungen und Gottesdienstmöglichkeiten informiert?
- Besucherregelung
- Gottesdienstangebot
- Seelsorgedienst der Klinik

Welche Ressourcen könnte der/die Patient/in noch nutzen?
- andere Umgebung
- ______________

Ist der/die Patient/in über die Erkrankung vollständig aufgeklärt?
- Ist er über die Prognose informiert?
- Nur die engsten Bezugspersonen sind informiert
- Der/die Patient/in möchte nicht informiert werden

Können Gefühle und Ängste ausgedrückt und ausgelebt werden?
- Äußert Gefühle und Ängste in Anwesenheit von Bezugspersonen
- Äußert Gefühle und Ängste unabhängig von äußeren Umständen
- Zeigt keine Reaktionen und meidet Kontakte

Wie geht der/die Patient/in mit der Nachricht seines/ihres herannahenden Todes um?
- Isoliert sich und zieht sich zurück
- Befindet sich in einer depressiven Stimmungslage
- Richtet Aggressionen gegen andere Personen
- Akzeptiert die Situation und wünscht, noch Dinge zu regeln

Bestehen besondere Wünsche im Hinblick auf die Sterbephase?
- Einbeziehung von Bezugspersonen
- Herstellung von gewünschten Kontakten
- Vorlesen von Büchern
- Hören von bestimmter Musik

Leidet der/die Patient/in an Schmerzen?
- Chronische Gelenkschmerzen
- Chronische Muskelschmerzen/Verspannungen
- Chronische Schmerzzuständen
- Akute Schmerzen
- Schmerzen im Zusammenhang mit äußeren Einflüssen (z.B. Wetterveränderungen)

Treten Folgeerscheinungen auf ?
- Einschränkung der Mobilität
- Atembeeinträchtigungen
- Neigung zu Obstipation

Müssen Analgetika verabreicht werden?
- gelegentlich
- regelmäßig
- Schmerztherapie

Pflegeprobleme in der ATL "Sinn finden"

Seite

Pflegeproblem/ Stimmungslage - Suizidabsichten:

Pflegeproblem/ Schmerzen:

Pflegeproblem/ Sterben:

Pflegeproblem/ Ängste und Gefühle:

Pflegeproblem:	Pflegeziel:	Pflegemaßnahmen/*Wirkung:*	Hinweise zur Durchführung:
Der/die Patient/in macht sich **Sorgen um die Zukunft;** zieht sich zurück.	Der/die Patient/in hat eine Zukunftsperspektive. Der Patient fühlt sich verstanden.	* **Gesprächsbereitschaft signalisieren**	**Gesprächsregeln:** - Bezugsperson festlegen - Sorgen und Ängste konkret ansprechen ATL "Kommunizieren"
	Die individuellen Bedürfnisse werden erkannt.	* **Situationsanalyse und Aufspüren von individuellen Bedürfnissen**	**Ursachen:** - Wirtschaftliche Situation - Familiäre, soziale Situation - Krankheit - mangelnde Aufklärung
	Der/die Patient/in fühlt sich verstanden und erkennt seine Ressourcen.	* **Aufzeigen von Ressourcen und positives Verstärken von Eigenaktivitäten**	
	Der/die Patient/in kann seine Religiosität ausleben.	* **Kontakte zu Seelsorgern vermitteln** - **Berücksichtigung religiöser Bedürfnisse** * **Vermittlung von Selbsthilfegruppen**	**Religiöse Lebensweise:** - Abendmahl, Beichte, Gottesdienstbesuch - Ramadan, - Gebetszeiten
	Der/die Patient/in kann soziale Kontakte knüpfen.	* **Förderung sozialer Kontakte** * **Anbieten kultureller Veranstaltungen** *Möglichkeit, sich bei der Verarbeitung der Krankheitsbewältigung mit Situationen, Bildern, Gestalten zu identifizieren, kann eine Hilfe zur Krankheitsbewältigung sein.*	**Soziale Kontakte:** - Geeigneten Bettnachbarn aussuchen - Anbieten von gemeinsamen Mahlzeiten

Pflegeproblem:	**Pflegeziel:**	**Pflegemaßnahmen/*Wirkung*:**	**Hinweise zur Durchführung:**
Es besteht die **Gefahr eines Suizides** aufgrund der Verhaltensweise des Patienten.	Krankhafte Veränderungen werden frühzeitig erkannt.	* **Einschätzen der Situation und Abklären möglicher Ursachen**	**Mögliche Ursachen:** - Isolation und Einsamkeit - Persönliche Schicksalsschläge wie Tod einer nahestehenden Person oder Konflikte im sozialen Umfeld - Psychiatrische Erkrankungen
		* **Beobachtung abnormer Verhaltensweisen**	**Hinweise aufgrund von Verhaltensweisen:** - Äußerungen, unerwünscht zu sein - Heimliches Sammeln von Medikamenten - Suizidale Äußerungen und Abschiedsbrief - Häufige Schlafstörungen - Angst und innere Unruhe - Neigung zu Selbstzerstörungsträumen
		PRÄVENTIV E MASSNAHMEN * **Gemeinsame Aktivitäten im Heim oder im Krankenhaus**	**Gemeinsame Aktivitäten:** - Einnehmen der Mahlzeiten - Sportliche Aktivitäten - Kulturelle Veranstaltungen
		* **Integration von Lebensgefährten in die Behandlung**	
		* **Gesprächstherapie über mögliche Suizidgedanken mit Arzt oder Psychologen**	

Pflegeproblem:	Pflegeziel:	Pflegemaßnahmen/*Wirkung:*	Hinweise zur Durchführung:
Der/die Patient/in ist in einer **Krisensituation**. Es besteht die **Gefahr eines Suizides**. Möglich bei: - Depressiver Stimmung - Zwangsvorstellungen - Manischer Stimmung - Schizophrenie - Krebs - Erkrankungen mit schweren Beeinträchtigungen wie Querschnittslähmung - Psychosoziale Probleme, z.B. Verlust des Partners	Der/die Patient/in hat eine Zukunftsperspektive. Der/die Patient/in fühlt sich verstanden.	* **Sorge für eine sichere Umgebung** - **Geschlossene Abteilung** - **Beseitigung gefährlicher Gegenstände**	Bei Patienten mit Suizidgefahr haben die Regeln der Sicherheit höchste Priorität. Eine fehlerhafte Behandlung ist durch nichts wiedergutzumachen. Daher sollten diese Patienten engmaschig überwacht werden, am besten auf einer geschlossenen Station. **Gefährliche Gegenstände:** - Gürtel, Binden, Schnüre - Scharfe Gegenstände - Feuerzeug
		* **Aufspüren gefährlicher Situationen**	**Suizidale Situationen:** Die die Depression begleitende Antriebshemmung hindert diese Patienten, in einer tiefen Phase der Depression einen Suizid auszuführen. Wird die Antriebshemmung durch Medikamente oder durch eine neue Phase im Krankheitserleben verändert, so besteht wieder eine besondere Gefährdung. *Gesprächsregeln:* Siehe ATL "Kommunikation"
		* **Beobachtung des Verhaltens** * **Absprache im Behandlungsteam**	**Mögliche Zeichen einer Gefährdung:** - Isolation - Ankündigung von Suizidabsichten
		* **Festlegen einer Bezugsperson** *Der Aufbau einer therapeutischen Beziehung ist damit schneller möglich.*	

Pflegeproblem:	Pflegeziel:	Pflegemaßnahmen/*Wirkung:*	Hinweise zur Durchführung:
Der/die Patient/in **äußert suizidale Absichten**.	Der/die Patient/in hat eine Zukunftsperspektive. Der/die Patient/in fühlt sich verstanden.	* **Direktes Ansprechen auf geäußerte Absichten**	**Gesprächsregeln:** - Nicht bagatellisieren - Nicht dramatisieren
		* **Ablenkung und Verhindern suizidaler Handlungen**	- Literatur anbieten - Patient/in Kontakte vermitteln
		* **Verlegung in ein Mehrbettzimmer** *Gefährdungen werden frühzeitig durch Mitpatienten erkannt, und eine Vereinsamung ist verhindert.*	
		* **Behandelnden Arzt hinzuziehen**	
		* **Mögliche Besucher beziehungsweise Angehörige über den depressiven Zustand aufklären** *Mindert Ängste und Unsicherheiten bei Kontaktpersonen und fördert den Aufbau einer konstruktiven Beziehung.*	**Aufklärungsinhalte:** - Regelmäßiger Besuch, um den Patienten nicht zu isolieren - Aufzeigen der Gesprächsregeln s.o.

Pflegeproblem:	Pflegeziel:	Pflegemaßnahmen/*Wirkung:*	Hinweise zur Durchführung:
Der/die Patient/in ist **resigniert** und sieht die eigene Situation als **ausweglos** an.	Krankhafte Veränderungen werden frühzeitig erkannt.	* **Einschätzen der Situation und Abklären möglicher Ursachen mit dem behandelnden Arzt**	**Mögliche Ursachen:** - Ängste und innere Unruhe - Kontaktarmut, Einsamkeit - Erkrankungen
Möglich bei: - Exogener Depression - Schwerer körperlicher Beeinträchtigung	Der/die Patient/in ist in der Stimmungslage nicht beeinträchtigt.	PRÄVENTIVMASSNAHMEN * **Ernstnehmen durch Einhalten von Gesprächsregeln**	* Akzeptanz der Person * Verbalisieren (ATL "Kommunizieren")
		* **Festlegen eines sinnvollen Tageszeitplanes**	**Tageszeitplan:** - Feste Zeiten für Einzelgespräche berücksichtigen (ATL Raum und Zeit gestalten)
		* **Fördern positiver Erinnerungen aus dem persönlichen Leben**	**Möglichkeiten:** - Familienalben, Bücher, Erinnerungsstücke - Besuche von Angehörigen
		* **Förderung von Eigenaktivitäten**	**Möglichkeiten an Eigenaktivitäten:** - Auswahl der Kleider und Kosmetika - Anbieten eines Friseurs - Auswahl beim Speiseplan - Übernahme von kleinen Arbeiten
		* **Anbieten von gemeinsamen Gruppenaktivitäten**	**Mögliche Gruppenaktivitäten:** - Organisation gemeinsamer Spaziergänge - Schwimmbad
		* **Schaffen einer angenehmen Atmosphäre im Zimmer**	**Umgebungsgestaltung:** - Zimmerblumen, Bilder,

Pflegeproblem:	Pflegeziel:	Pflegemaßnahmen/*Wirkung:*	Hinweise zur Durchführung:
Der/die Patient/in **hat akute Schmerzen.**	Der/die Patient/in fühlt sich in seiner/ihrer Situation verstanden.	* **Beobachtung des Schmerzverhaltens und der Auswirkungen** **Möglichkeiten:** - Gespräche mit dem Patienten - Gespräch mit dem Lebenspartner - Beobachtung des Verhaltens - Beobachtung der Mimik und Haltung	**Beobachtungsmerkmale:** - Intensität - Lokalisation - Häufigkeit - Beeinträchtigungen, Einschränkungen - Begleiterscheinungen, z. B. nach dem Essen
	Der/die Patient/in akzeptiert die Situation.	* **Entspannende Lagerung**	**Bauchschmerzen:** - Knierolle unter die Knie legen - In Seitenlagerung Beine anziehen lassen **Verletzungen an den Extremitäten:** - Nach Möglichkeit auf einer Schiene hochlagern
	Die Schmerzen sind gelindert.	* **Verabreichung von Analgetika nach Arztverordnung** *Analgetika lindern die Schmerzen und lösen ein angenehmes Körpergefühl aus.*	**Analgetika-Nebenwirkungen:** - Bewußtseinsstörungen, Euphorie - Koordinationsstörungen - Leber- und Nierenschäden - Gastrointestinale Beschwerden (Azetylsalizylsäure) - Abhängigkeit
		* **Absprache mit dem behandelnden Arzt über Zeitschema der Verabreichung** *Ein konstanter Medikamentenspiegel vermindert den Bedarf und so die Dosis.* * Kälteanwendung nach Arztverordnung	**Opiat-Nebenwirkungen:** - Atemdepressiv - Gastrointestinale Beschwerden - Spasmus des Sphinkter oddi, Harnverhalt - Verminderte Darmmotorik - Nachlassende Wirkung bei längerer Einnahme

Pflegeproblem:	Pflegeziel:	Pflegemaßnahmen/*Wirkung:*	Hinweise zur Durchführung:
Der/die Patient/in leidet an chronischen **Gelenkschmerzen**. Er/sie hat einen **morgendlichen Anlaufschmerz**. Möglich bei: - Polyarthritis - Gelenkergüssen	Veränderungen werden frühzeitig erkannt.	* **Erfassen des Schmerzzustandes**	**Zeichen:** - Schwellung - Ruhestellung - Deformierung **Schmerzen:** - Heftig, bohrend, heiß, im Gelenk mit diffuser Ausstrahlung - Dauernd, nachts, Verschlimmerung am Morgen
	Die Schmerzen sind optimal reduziert.	* **Wärmeanwendungen** *Wärme dehnt den Muskel und senkt die Viskosität der Gelenkflüssigkeit. Dies wirkt entspannend.* - **Bäder bei 36°C** - **Wickel und Auflagen** - **Rotlichtanwendung nach Arztverordnung**	**Wärmeanwendungen:** Kreislaufbeeinträchtigung berücksichtigen (ATL "Körpertemperatur regulieren")
		* **Bewußte Berührung** *Senkt das Schmerzempfinden und wirkt entspannend.*	**Berührung - Therapeutic touch:** - Bewußte Konzentration bei Berührung
		* **Dehnungsübungen** - Aktive Bewegungsübungen	* Nach dem Leistungsvermögen des/der Patienten/in (ATL "Sich Bewegen")

Pflegeproblem:	Pflegeziel:	Pflegemaßnahmen/*Wirkung:*	Hinweise zur Durchführung:
Der/die Patient/in hat **Gelenkschmerzen nach Belastungen**. Ist dadurch kraftlos und hat eine Muskelschwäche bzw. degenerative Gelenkschmerzen.	Veränderungen werden frühzeitig erkannt.	* **Inspektion des Gelenkes und Erfassen des Schmerzustandes**	**Zeichen:** - Ruhestellung - Fehlbelastung - Milderung in Ruhe
Möglich bei: - Arthrose		* **Reduzierung des Körpergewichtes**	
Schmerzen: - Dumpf, ziehend, bohrend, akut zunehmend bei Überbelastung - Anlaufschmerz, - Ruhe- oder Nachtschmerz		* **Gehhilfen anbieten** * **Festes Schuhwerk beim Gehen**	

Pflegeproblem:	Pflegeziel:	Pflegemaßnahmen/*Wirkung:*	Hinweise zur Durchführung:
Der/die Patient/in hat **Schmerzen** aufgrund einer arteriosklerotischen **Veränderung** der Gefäße.	Der/die Patient/in hat eine physiologische Durchblutung. Die Schmerzen sind reduziert.	* **Beobachtung des Schmerzverhaltens**	**Beobachtungskriterien:** - Intensität - Position - im Liegen oder Stehen - Häufigkeit - Tageszeit - Schmerzfreie Gehstrecke erfassen
		* **Tieflagerung der Beine** *Durch den hydrostatischen Druck wird die Durchblutung unterstützt.*	**Tieflagerung:** - Bettkopfende höher stellen, oder Beinteil tiefer stellen.
	Die Extremitäten sind optimal durchblutet.	* **Wärmeschutz der Gliedmaßen**	**Wärme:** - Wollstrümpfe oder Wattepackungen - Synthetische Watte - Keine Wärmflasche - Verbrennungsgefahr
		* **Meiden von Einschnürungen**	**Achten auf:** - Bequeme große Schuhe - Meiden von Strumpfbändern
		* **Gefäßtraining** *Siehe auch ATL "Sich Bwegen"*	**Gefäßtraining:** - Ermittlung der schmerzfreien Gehstrecke - Tägliches Training von 2/3 der schmerzfreien Strecke; bei Auftreten von Schmerzen abbrechen
		* **Meiden von Risikofaktoren**	**Risikofaktoren:** - Nikotinabusus - Fehlernährung: zuviel Cholesterin - Psychosozialer Streß

Pflegeproblem:

Der/die Patient/in hat **Muskelschmerzen, Gelenk- oder Rückenschmerzen**.

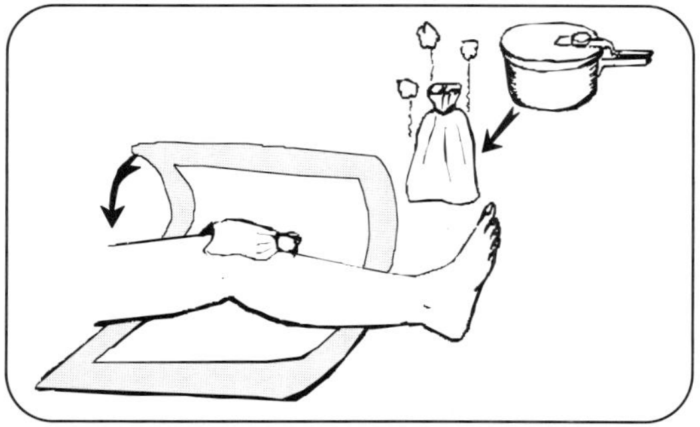

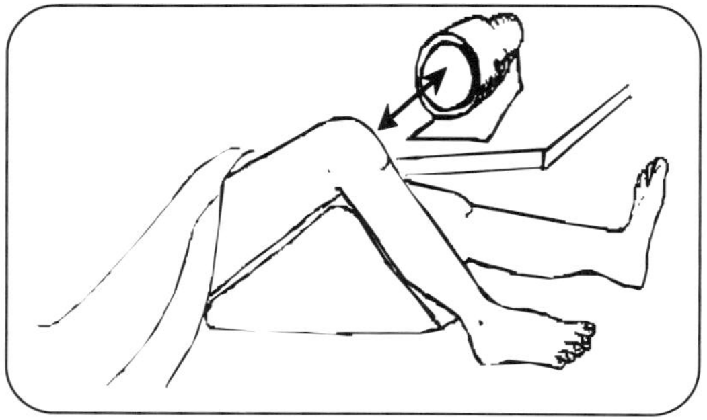

Pflegeziel:

Der/die Patient/in ist schmerzfrei und entspannt.

Pflegemaßnahmen/*Wirkung:*

* **Feuchtheiße Wickel- oder Kartoffelauflage**

* **Heublumensäckchen als Gelenkauflage**
Heublumen wirken nicht nur als Wärmeträger, sondern sie üben heilsame Reize auf die Haut aus und leiten Giftstoffe aus.

* **Fangopackung oder Fangokompresse**
Die feuchte Wärme wirkt schmerzlindernd und entspannend.

* **Rotlichtbestrahlung**
Rotlicht erzeugt im Bestrahlungsgebiet Wärme, die Durchblutung fördert und schmerzlindernd wirkt.

Hinweise zur Durchführung:

Die Wickel oder Auflagen werden auf das jeweilige Gelenk bzw. auf den Rücken gelegt und mit einem Wolltuch fixiert.

Heublumensäckchen:
Das mit Heublumen gefüllte Stoffsäckchen wird in einen Siebeinsatz in einen Kochtopf mit Wasser (Schnellkochtopf) gelegt. Das Säckchen darf das Wasser nicht berühren. Nun wird das Wasser zum Kochen gebracht. Das erwärmte Säckchen kann dann aufgelegt werden und wird mit einem Wolltuch fixiert.

Fango:
Fango ist ein mineralischer Schlamm aus vulkanischen Gebieten. Er kann die Wärme gut speichern und gibt sie so lange ab.

Rotlichtbestrahlungen:
Das Rotlicht sollte ca. 30 cm vom Patienten aufgestellt und dieser Abstand eingehalten werden. Nur so können Verbrennungen vermieden werden.

Pflegeproblem:	**Pflegeziel:**	**Pflegemaßnahmen/*Wirkung:***	**Hinweise zur Durchführung:**
Der/die Patient/in hat die **Information** bekommen, daß mit dem **Tod** aufgrund der Erkrankung zu rechnen ist. Es besteht Suizidgefahr. *Der/die Patient/in möchte keinen Menschen sehen und mit niemandem sprechen.* *Der/die Patient/in macht sich Sorgen um die Familie.*	Der/die Patient/in fühlt sich in seiner Situation verstanden.	* **Analyse der Situation und der Bedürfnisse**	In der Endphase des Lebens werden die Bedürfnisse intensiver erlebt als in anderen Phasen. **Objektive Bedürfnisse:** - Körperliche Beschwerden - Schmerzen **Subjektive Bedürfnisse:** - Möglichkeit des Gesprächs - Ruhe - Integration in soziale Gruppen
Der/die Patient/in ist handlungsunfähig und kann sich nicht konzentrieren.	Der/die Patient/in akzeptiert die Situation. Der/die Patient/in kann sein/ihr Leben in einer friedlichen Umgebung beenden.	* **Präsenz von Bezugspersonen** - **Lebenspartnern** - **Seelsorgern** - **Freunden** * **Ausübung des persönlichen Glaubens**	 * Auf Wunsch der Patienten: *Protestanten:* * Vorlesen von Bibelworten * Abendmahl feiern * Kontakt zu Seelsorger *Katholiken:* * Krankensalbung * Kontakt zu Geistlichen * Heilige Kommunion *Muslime*: * Kontakt zu einem Hoca

Pflegeproblem:	Pflegeziel:	Pflegemaßnahmen/*Wirkung:*	Hinweise zur Durchführung:
Der/die Patient/in befindet sich in der **Sterbephase**. Er/sie will dies **nicht wahrhaben** und isoliert sich. Es besteht **Suizidgefahr**.	Der/die Patient/in fühlt sich in der Situation angenommen. Der/die Patient/in erlebt ein ruhiges Klima, in der er/sie Abschied nehmen kann.	* **Beobachtung des Verhaltens und Erspüren von individuellen Bedürfnissen** - **Achten auf suizidale Äußerungen** - **Akzeptanz des Patienten** - **Unterstützung der Trauerarbeit**	**Mögliches Verhalten des Patienten:** - Ignoranz der Diagnose - Flucht in Isolation - Sinn für die Realität wird gemindert Auch in dieser Phase neigt der Patient dazu, seine bisherigen Abwehrstrategien einzusetzen. **Mögliche Bedürfnisse:** - Nach *körperlichem Wohlbefinden* bei Schmerzen, Durst und Schwäche - Nach *Zuwendung durch Dasein* und Körperkontakt - Nach der Wirklichkeit durch *wahre und vollständige Information* über Tatsachen - Nach *Ausübung individueller religiöser Bedürfnisse*
*Der/die Patient/in befindet sich in der **Sterbephase**. **Er/sie lehnt sich dagegen auf;** versucht Schuldgefühle bei anderen aufzubauen.*	Der/die Patient/in kann Gefühle zum Ausdruck bringen.	* **Beobachtung der Stimmungslage** * **Gesprächstechniken**	**Stimmungslage:** - Gereizt - Neigung zur Depression - Versuch innerlich zu verhandeln **Gesprächstechniken:** - Aktives Zuhören - Direktes Ansprechen der Gefühle - Ratschläge vermeiden

Pflegeproblem:	Pflegeziel:	Pflegemaßnahmen/*Wirkung:*	Hinweise zur Durchführung:
Der/die Patient/in hat **Angst** und ist verunsichert aufgrund: - neurotischer und psychotischer Störungen - persönlicher Sorgen - veränderter Umgebung - eines freistehenden Bettes	Die Angst des Patienten/der Patientin ist reduziert. Der/die Patient/in fühlt sich angenommen. Der/die Patient/in kann über seine/ihre Angst reden. Der/die Patient/in kann seine/ihre persönlichen Probleme verarbeiten.	*SCHAFFUNG EINER ANGSTFREIEN ATMOSPHÄRE UND EINES KLIMAS DER GEBORGENHEIT* * **Beobachtung auf Begleiterscheinungen** * **Gesprächsbereitschaft anbieten** ATL "Kommunikation" * **Zuhören, Dabeisein** * **Bett in eine gewohnte Position bringen, z. B. an die Wand stellen** *Vermittelt dem Patienten/der Patientin ein Sicherheitsgefühl, und er/sie fühlt sich verstanden und angenommen.*	**Begleiterscheinungen:** - Vegetative Erscheinungen wie Durchfall, gastrointestinale Beschwerden, Mundtrokkenheit und Tachykardie - Häufiges Wasserlassen und Schlafstörungen **Gesprächsbereitschaft:** - Blickkontakt - Zeit nehmen - Offene Körpersprache - Kein Zwang zum Gespräch
- der Dunkelheit im Zimmer		* **Nachtlicht brennen lassen, Türe nur anlehnen**	
- des Alleinseins im Zimmer	Der/die Patient/in akzeptiert vorübergehend die neue Umgebung.	* **Organisation eines geeigneten Bettnachbarn** * **Patientenruf in erreichbare Nähe plazieren** * **Hinweis auf ständige Anwesenheit einer Pflegekraft geben**	

Pflegeproblem:	Pflegeziel:	Pflegemaßnahmen/*Wirkung:*	Hinweise zur Durchführung:
Der/die Patient/in hat **Angst aus dem Bett zu fallen** aufgrund: - eines fehlenden Bewußtseins für die gelähmte Körperseite; - einer Sehbehinderung; - eines Verwirrtheitszustandes.	Der/die Patient/in fühlt sich sicher und kann sich orientieren.	* **Bett an die Wand stellen und senken.** *Vermittelt dem Patienten ein Gefühl von Sicherheit.*	Bei Patienten mit einer Hemiplegie sollte die gesunde Seite zur Wand zeigen, damit über die gelähmte Seite die Aktivitäten erfolgen können.
		* **Bewußte und direkte Berührung bei Beginn und Durchführung von Pflegemaßnahmen** * **Einsatz von Sehhilfen (Brille, usw.)**	Bei oberflächlichen Berührungen und Kontaktaufnahmen werden Abwehrbewegungen verstärkt. Das Festlegen von Berührungsritualen erleichtert den Aufbau einer therapeutischen Beziehung.
		* **Bettgitter nach Arztverordnung**	* Bettgitter zu bestimmten Zeiten anbringen, z. B. nur nachts.
		* **Besucher über die Pflegemaßnahmen informieren und um Einhaltung bitten** *Besucher werden nicht zusätzlich verunsichert.*	
Der/die Patient/in hat Angst vor: - Operation - Biopsie - Ärztlicher Untersuchung	Der/die Patient/in akzeptiert die Situation und ist über alles informiert.	* **Information über den Ablauf, die Vorbereitung und das Verfahren** *Information über das bevorstehende Ereignis hilft, dem Patienten die Ungewißheit und die Ängste zu nehmen.*	Bagatellisieren und bewußtes Herabspielen dieser Ängste sind keine Hilfen für den Patienten. Eine Operation z.B. ist ein existenzielles Ereignis, das keiner gerne durchmacht.
	Der/die Patient/in fühlt sich in seiner/ihrer Umgebung angenommen und verstanden.	* **Sorge für Ruhe und eine entspannte Atmosphäre bei der Ankunft des Patienten im Operationssaal bzw. Untersuchungsraum**	

Pflegeproblem:	Pflegeziel:	Pflegemaßnahmen/*Wirkung:*	Hinweise zur Durchführung:
Der/die Patient/in **kann die Gefühle nicht äußern**. Seine Aggressionen und Wut richten sich:	Der/die Patient/in akzeptiert die Gefühle. Kann die Gefühle zum Ausdruck bringen.	* **Analyse der Situation**	**Analyse:** - Ursache klären; Gespräche mit Bezugspersonen führen - Verbalisieren von vermuteten Gefühlen
- gegen den Patienten selbst; - gegen das Pflegepersonal.		* **Rollenspiel**	* Versuch, im Rollenspiel Gefühle auszuspielen
Der/die Patient/in ist es nicht gewöhnt, Gefühle zu äußern. Möglich bei: - Depressionen		* **Integration in Gruppen** *Im Gruppenerlebnis können in entspannter Situation Rückmeldungen über die Gefühlswelt erfolgen.*	**Integration:** - Kegelrunden anbieten
*Der/die Patient/in **äußert Gefühle nur indirekt**. Es kommt zu Mißverständnissen, und die Bedürfnisse werden nicht berücksichtigt.*	Der/die Patient/in kann seine/ihre Gefühle artikulieren.	* **Aufzeigen der Auswirkungen von indirekten Äußerungen** - **Aufzeigen der Vorteile direkter Gefühlsäußerungen**	* Therapeutisches Gespräch im Team * Festlegen von Bezugspersonen
		* **Raum schaffen, in dem ein verändertes Verhalten ausprobiert werden kann** *Sozialpartner werden in einer spielerischen Atmosphäre nicht in eine Verteidigungshaltung gedrängt; Spannungen lassen sich dadurch reduzieren.*	**Rollenspiel:** - mit dem Sozialpartner können Lösungsmöglichkeiten leichter gefunden werden
		* **Übungen, um direktes Ansprechen von Gefühlen einzuüben**	

Pflegeproblem:	Pflegeziel:	Pflegemaßnahmen/*Wirkung*:	Hinweise zur Durchführung:
Der **soziale Kontakt ist** aufgrund von Verunsicherung und Schuldgefühl der Angehörigen und Bekannten **reduziert**.	Die Angehörigen und die Bekannten haben ausreichend soziale Kontakte zum/zur Patienten/in.	* **Offene, angstfreie Atmosphäre** - **Vermittlung von Gesprächen mit dem behandelnden Arzt** Berücksichtigung der Schweigepflicht	**Hilfen:** - Wertfreie Grundhaltung gegenüber Angehörigen - Sinnvolle Integration zur Unterstützung in den ATL's - Raum schaffen für Gespräche
		* **Förderung sozialer Kontakte** - **Kegelrunden** - **Gruppengymnastik** - **Ergotherapie**	Bei der Freizeitgestaltung können bisherige Kontakte unterstützt und durch sinnvolle Gruppenaktivitäten gefördert werden.
		* **Therapeutische Gespräche mit Psychologen, Pflegekraft, Patient/in und weiteren Bezugspersonen**	**Gesprächsinhalte:** - Emotionen von Bezugspersonen - Überfürsorge - Dramatisieren von Gefühlen - Paradoxe Kommunikation - Beziehungsformen
Der/die Patient/in **hat Heimweh**.	Der/die Patient/in kann über Gefühle sprechen.	* **Wahrnehmung der Gefühlswelt** * **Akzeptanz der Gefühle** * **Problematik nicht bewußt ansprechen** *Verstärkt ansonsten die Gefühle, wenn sie thematisiert werden.*	**Wahrnehmung:** - Alle Äußerungen wertschätzen - Konkretes Fragen nach dem Gefühlserleben Das offensichtliche Zeigen von Heimweh kann auch eine Verdrängung der ursächlichen Problematik sein.
		* **Kommunikationshilfen anbieten**	**Kommunikationshilfen:** - Telefon, Briefutensilien

Literaturliste zur ATL "Sinn finden"

Abermeth, H. D., Ethische Grundfragen in der Krankenpflege, Vandenhoeck & Ruprecht, Göttingen 1989

Dietrich, M., Psychologie und Seelsorge, Brockhaus Verlag, Wuppertal 1989

Fish, S., Ein Kranker braucht mehr als Tabletten, Brockhaus Verlag, Wuppertal 1983

Gnamm, E., Köther, I., Altenpflege in Ausbildung und Praxis, Thieme Verlag, Stuttgart 1990

Juchli, L., Krankenpflege, Thieme Verlag, Stuttgart 1991

Köther, I., Altenpflege in Ausbildung und Praxis, Thieme Verlag, Stuttgart 1990

Langer, R., Krankenpflege, Verlag Haus & Gross, Völklingen 1992

Meier, R., Elementare Pflege, Bardtenschlager Verlag, München 1988

Riemann, F., Grundformen der Angst, Reinhardt Verlag, München 1987

Roper, N. u.a., Die Elemente der Krankenpflege, RECOM Verlag, Basel 1987

Schwäbisch, L., Siems, M., Anleitung zum Sozialen Lernen für Paare, Gruppen und Erzieher, Rowohlt Taschenbuch Verlag, Hamburg 1974

Seel, M., Die Pflege des Menschen, Brigitte Kunz Verlag, Hagen 1992

Gedanken zur ATL "Kind, Frau, Mann sein"

Wir werden nicht als Mann oder Frau geboren, sondern dazu gemacht!“ Ein Kind wird geboren, es erblickt das Licht der Welt. Es weiß noch nicht, ob es ein „Er“ oder eine „Sie“ ist. Es weiß noch nichts von Geschlechtsrollen. Mit der Geburt nimmt es unmittelbar Kontakt mit der Umwelt auf und wird in Zukunft von Umwelt, Gesellschaft und Kultur geprägt. Die Zuordnung, ob Junge oder Mädchen, hat gesellschaftliche Folgen, angefangen bei der Farbe der Kleidung bis hin zum Wehrdienst. Und sie hat eine entscheidende Auswirkung bei der Entwicklung der Persönlichkeit des kleinen neuen Erdenbewohners. **Sozialisation** ist der Prozeß der Integration des Menschen in bestehende gesellschaftliche Rollensysteme (auch "Vergesellschaftung" genannt). Es kann eine Erleichterung sein, sich an bestehenden Stereotypen zu orientieren, aber es kann auch eine große Einschränkung bedeuten. Das Pendel schlug in der vergangenen Zeit in unserer Gesellschaft heftig zwischen traditioneller Rolle als Frau oder Mann und der modernen Frau und dem modernen Mann hin und her.

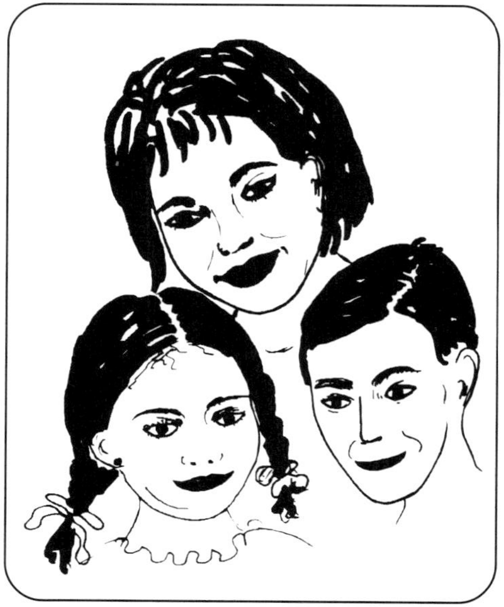

Aus der Entwicklungspsychologie wissen wir, daß das Kind etwa ab dem 24. Monat beginnt, sein eigenes ICH oder SELBST zu entdecken. Dies ist eine wichtige Voraussetzung zur Übernahme von kindlichen Geschlechtsrollen. Im zweiten bis dritten Lebensjahr entwickelt sich das subjektive Geschlecht. Die Frage, ob sie ein Mädchen oder ein Junge sind, können die meisten Kinder dann richtig beantworten.

Durch Gesellschaft, Erziehung, Status und eigene Erfahrungen entwickelt sich im Laufe des Lebens die Geschlechtsidentität. Identifiziert sich die/der Frau/Mann mit ihrer/seiner Geschlechtsrolle, ist dies ein wichtiger Bestandteil der psychischen Ausgeglichenheit. Besonders schwer haben es Menschen, die transsexuell oder homosexuell sind. Zu den gesellschaflichen Randgruppen gehören auch Behinderte.

Im Krankenhaus werden wir tagtäglich mit dem „Kind,-Frau,-Mann-Sein“ konfrontiert. Sexualität, Schamgefühle und Eingriffe in die Intimsphäre sind an der Tagesordnung. Bei der Ganzwaschung z. B. berühren wir Tabuzonen, berühren den Patienten/die Patientin und haben engen Körperkontakt. In der Regel verbinden Pflegende und Patienten Berührungen bei der Verrichtung von Pflegetätigkeiten nicht mit Sexualität. Bei Patienten/Patientinnen ist aufgrund der Kankheit bzw. existentiellen Bedrohung die Geschlechtlichkeit in den Hintergrund gedrängt. Trotzdem ist es wichtig, als Pflegeperson Bedürfnisse des Patienten/der Patientin wahrzunehmen, eine Bereitschaft zu Wärme und Nähe zu zeigen, dabei aber die nötige Distanz zu wahren. Im täglichen Umgang mit dem Patienten/der Patientin ist die Achtung der Intimsphäre, z. B. die Ermöglichung von Intimität unter Eheleuten zu berücksichtigen. Das beginnt mit dem einfachen Klopfen an der Tür vor Betreten des Patientenzimmers und endet bei Gedanken, wie z.B. Langzeitpatienten/-patientinnen ein Sexualleben zu ermöglichen ist.

Liste zur Erfassung der ATL "Kind, Frau, Mann sein"

Sexualität
- Welche Vorstellungen verbindet der/die Patient/in mit Sexualität?
- Welchen Stellenwert hat Sexualität in seinem/ihrem Leben?
- Spricht er/sie häufig über Sexualität?
- Hat er/sie Schwierigkeiten mit seinem/ihrem Sexualpartner?
- Kann er/sie die Probleme ansprechen?
- Verbindet der/die Patient/in Verrichtungen von Pflegetätigkeiten mit Sexualität?
- Hat der/die Patient/in einen Sexualpartner?
- Ist die Sexualität durch Erkrankungen verhindert bzw. eingeschränkt?
- Leidet der/die Patient/in darunter?

Interaktion zwischen Pflegeperson und Patient/in
- Ist die Interaktion durch erotische Spannungen gekennzeichnet?
- Stört Sexualität die Beziehung zwischen Patient und Pflegeperson?
- ______________________

Intimsphäre
- Ist der/die Patient/in sehr schamhaft?
- Ist dem Patienten/der Patientin der Eingriff in die Intimsphäre unangenehm?
- Welche Gefühle löst es bei ihm/ihr aus?
- Wie kann der/die Patient/in bei der Wahrung der Intimität unterstützt werden?
- Möchte er/sie von bestimmten Pflegepersonen nicht gewaschen werden?
- Ist es dem Patienten/der Patientin egal, ob er/sie von einem Pfleger oder einer Schwester gewaschen wird?
- Oder fühlt er/sie sich wohler, wenn er/sie von gleichgeschlechtlichen Pflegepersonen versorgt wird?
- ______________________

Körperkontakt
- Empfindet der/die Patient/in den Körperkontakt mit Pflegepersonen als unangenehm?
- Kann er/sie Berührungen zulassen?
- Empfindet er/sie die Berührungen als eindeutig?
- ______________________

Geschlechtsidentität
- Identifiziert sich der/die Patient/in mit seinem/ihrem Geschlecht?
- Kann er/sie seine Weiblichkeit/Männlichkeit annehmen?

Geschlechtsstereotype
- Hat der/die Patient/in als Kind, Frau, Mann seine/ihre Rolle in der Gesellschaft gefunden?
- Welche Rollen hat er/sie übernommen?

PFLEGEPROBLEME IN DER ATL "KIND, FRAU, MANN SEIN"

Seite

Pflegeproblem:	**Pflegeziel:**	**Pflegemaßnahmen/*Wirkung:***	**Hinweise zur Durchführung:**
Der/die Patient/in **verdrängt** seine/ihre **Sexualität.**	Der/die Patient/in kann über seine/ihre Probleme sprechen. Er/sie akzeptiert seine/ihre Sexualität und kann diese ausleben.	* **Gespräche über Sexualität** - **mit gleichgeschlechtlichen Gesprächspartnern** - **mit gegengeschlechtlichen Gesprächspartnern** - **mit dem Sexualpartner** * **Psychologen einschalten** * **Eheberatung einschalten**	Es ist wichtig, daß der/die Patient/in seine/ihre Sexualität akzeptiert. Gespräche können ihm/ihr dabei helfen. Er/sie erfährt, was andere Menschen über Sexualität denken, fühlen und welche Sexualpraktiken sie haben. Dies kann zum Abbau von Bedenken führen, daß etwa die eigenen Gefühle und Wünsche unnormal sind.
Der/die Patient/in kann über **Probleme im Sexualleben** nicht sprechen.	Der/die Patient/in spricht über seine/ihre Probleme und findet Lösungswege.	* **Gespräche über Sexualverhalten, Sexualleben**	
Die Patientin leidet an **Frigidität.**	Die Patientin kennt die Ursache für die Frigidität. Sie lernt, mit dem Problem anders umzugehen und erreicht Zufriedenheit.	* **Gynäkologen einschalten** * **Vermitteln von professioneller Hilfe** - **Partnergespräche** - **Therapiemöglichkeiten**	Sexuelle Störungen bei Frauen zählen zu den häufigsten psychosomatischen Störungen im Bereich der Gynäkologie. Organische Störungen sind selten. Ursachen für eine Frigidität: - Negativerlebnisse in der Kindheit - Vergewaltigung und Mißbrauch - Konstellation der Partnerbeziehung - Sexualpraktiken - Persönlichkeitsstörungen
Der Patient ist **impotent.**	Der Patient kennt die Ursache für die Impotenz. Er akzeptiert sie und erreicht auf anderem Weg Zufriedenheit. Er kennt Alternativen.	* **Urologen einschalten** * **Eventuelle Versteifung des Gliedes**	

Pflegeproblem:	Pflegeziel:	Pflegemaßnahmen/*Wirkung:*	Hinweise zur Durchführung:
Der/die Patient/in ist **sexuell distanzlos** und enthemmt.	Der/die Patient/in akzeptiert die Grenzen seiner/ihrer Mitmenschen.	* **Körperlich und emotional Grenzen zeigen** * **Sexuelle Handlungen auf Station verbieten** * **Über Verhütung nachdenken** * **Vor Mißbrauch schützen** * **Für angemessene Kleidung sorgen**	Häufig sind manische Patienten/Patientinnen distanzlos und sexuell sehr aufdringlich. Es ist wichtig, im Stationsleben und dem Patientin/der Patientin gegenüber klare Grenzen aufzuzeigen. Zum Beispiel: - Verbot von sexuell aufreizender Kleidung - Kein Sexualleben mit Mitpatienten - Auf körperliche Distanz achten
Der/die Patient/in bekommt **bei der Körperpflege sexuelle Gefühle.**	Der/die Patient/in fühlt sich verstanden.	* **Intimsphäre des Patienten/der Patientin beachten** * **Gleichgeschlechtliche Pflegepersonen führen die Körperpflege durch** * **Taktvolles Eingehen auf den/die Patienten/in** *Die Situation ist entspannter; das Problem ist angesprochen, und es kann konstruktiv an Lösungsmöglichkeiten gearbeitet werden, ohne daß es dem Patienten/der Patientin peinlich sein muß.*	Bei Manipulationen im Intimbereich, z. B. bei der Intimwaschung kann es sein, daß der/die Patient/in sexuelle Gefühle bekommt. Es ist wichtig, hier als Pflegekraft nicht schokkiert zu reagieren, denn dem Patienten/der Patientin ist das mindestens genauso peinlich wie der Pflegekraft. Ein taktvolles Umgehen könnte wie folgt aussehen: Die Pflegekraft unterbricht die Pflegetätigkeit, deckt den Patienten ab und weist den Patienten darauf hin, daß es eine normale Reaktion von ihm sei. Sie erkundigt sich, ob es ihm lieber wäre, von gleichgeschlechtlichen Pflegepersonen versorgt zu werden.

Pflegeproblem:	Pflegeziel:	Pflegemaßnahmen/*Wirkung:*	Hinweise zur Durchführung:
Die Körpermerkmale des Patienten/der Patientin **stimmen nicht mit** seinem/ihrem **Bewußtsein überein.** (Transsexualität)	Der/die Patient/in ist akzeptiert und fühlt sich wohl.	* **Akzeptierende Grundhaltung** **- Wertschätzung** **- Wertfreier Umgang** * **Vermitteln von Kontaktadressen** * **Anbieten von psychotherapeutischer Unterstützung**	Transsexuelle Menschen haben das Gefühl, im falschen Körper gefangen zu sein. Ihr Empfinden ein Mann/eine Frau zu sein, steht im Gegensatz zu den körperlichen Merkmalen. Es gibt die Möglichkeit einer Geschlechtsumwandlung, und die Erfahrung zeigt, daß die Patienten in ihrer Persönlichkeit durch einen solchen Eingriff stabilisiert werden. Das Transsexuellengesetz von 1980 ermöglicht den Betroffenen auch eine Änderung ihres Vornamens.
Der/die Patient/in fühlt sich zu **gleichgeschlechtlichen Menschen hingezogen.** - Lesben - Homosexuelle	Der/die Patient/in ist akzeptiert und fühlt sich wohl.	* **Akzeptierende Grundhaltung** **- Wertfreier Umgang** **- Wertschätzung** * **Klare Stellungnahme zu eigenen Gefühlen**	Ähnlich wie Transsexuelle haben auch die Homosexuellen und Lesben große Probleme, Anerkennung in der Gesellschaft zu finden. Für das psychische Gleichgewicht der betroffenen Menschen ist es wichtig, daß man ihrer „Andersartigkeit" wertfrei und mit einer akzeptierenden Grundhaltung gegenübertritt.

Pflegeproblem:	Pflegeziel:	Pflegemaßnahmen/*Wirkung:*	Hinweise zur Durchführung:
Der/die Patient/in akzeptiert sich als Mann oder Frau nicht. Er/sie kann sich **nicht mit seiner/ihrer Rolle identifizieren.**	Der/die Patient/in findet seine/ihre Identität und ist zufrieden.	* **Beobachtung des Rollenverhaltens** * **Gespräche über Rollenverhalten** **- Ursachen für Identitätsprobleme erkennen** **- Professionelle Hilfe vermitteln**	**Beobachtung:** - Wie drückt er/sie die Rolle Mann/Frau aus? - Auf welche Weise drückt er/sie seine/ihre Sexualität aus? - Wie steht er/sie im Leben, welche Positionen und Rollen nimmt er/sie ein? - Vorstellungen und Phantasien? - Verhältnis zur Mutter und zum Vater? - Verhalten gegenüber gleich- und gegengeschlechtlichen Mitmenschen?
Der/die Patient/in **verhält sich gegenüber gegengeschlechtlichen Mitmenschen ungeschickt.**	Der/die Patient/in kann Kontakt aufnehmen.	* **Beobachtung der Kontaktaufnahme** * **Gespräche über die Problematik** *Der/die Patient/in bekommt die Möglichkeit, Ursachen für seine/ihre Unsicherheit zu erkennen.* * **Verhaltenstraining in Rollenspielen** *Der/die Patient/in bekommt mehr Sicherheit in für ihn/sie schwierigen Situationen.*	**Beobachtung:** - Wo liegt das Problem bei der Kontaktaufnahme? - Tritt es bei gegengeschlechtlichen oder bei gleichgeschlechtlichen Gesprächspartnern auf? - Besteht das Problem nur bei Gesprächspartnern, die er/sie besonders attraktiv findet?

Pflegeproblem:	**Pflegeziel:**	**Pflegemaßnahmen/*Wirkung:***	**Hinweise zur Durchführung:**
Der/die Patient/in hat **großes Schamgefühl.** Zum Beispiel: - Bei Erkrankung im Intimbereich - Bei sehr jungen Patienten/innen	Die Intimsphäre ist so weit wie möglich gewahrt. Der/die Patient/in fühlt sich wohl.	* **Schamgefühl akzeptieren**	Bei allen Pflegetätigkeiten ist auf die Wahrung der Intimsphäre zu achten. (Siehe auch ATL "Sich Waschen und Kleiden")
		* **Problematik thematisieren** - **Strategien mit dem Patienten/der Patientin entwickeln.** *Der/die Patient/in fühlt sich ernstgenommen.*	
		* **Pflegetätigkeiten von gleichgeschlechtlichen Pflegepersonen durchführen lassen!** *Reduziert in der Regel Schamgefühle.*	
		* **Tabuzonen beachten**	**Tabuzonen** sind Körperzonen, bei denen Patienten Körperkontakt (in Abhängigkeit zu der Beziehung, die sie zur Pflegeperson haben) als Eingriff in ihre Intimsphäre erleben. Da in der Pflege Berührungen auch in die Tabuzonen des Patienten/der Patientin eingreifen, ist es besonders wichtig, einfühlsam und behutsam mit dem Patienten/der Patientin umzugehen.

Pflegeproblem:	Pflegeziel:	Pflegemaßnahmen/*Wirkung:*	Hinweise zur Durchführung:
Die Patientin ist in der "Lebensphase" des **Klimakteriums.** Sie hat klimakterische Symptome wie zum Beispiel: - Erschöpfungszustände - Hitzewallungen - Herzklopfen - Reizbarkeit - Depressive Verstimmung - Kolpitiden	Die klimakterischen Symptome sind reduziert. Die Frau fühlt sich akzeptiert.	* **Hilfestellung in der klimakterischen Krisensituation** **- Gespräche** **- akzeptierende Grundhaltung** **- Wertschätzung der Frau** **- neue Lebensperspektiven erarbeiten** * **Hormonbehandlung lt. Arztanordnung**	Die klimakterischen Symptome sind auf Östrogenentzug und psychosomatische Aspekte zurückzuführen. Hitzewallungen und Kolpitiden sind nachweislich durch den Östrogenmangel zu erklären. Erscheinungen wie Reizbarkeit, Passivität und depressive Verstimmung sind eher Ausdruck der psychischen Probleme der Frau im Alter. Der Verlust der Menstruation und der damit verbundenen Möglichkeiten von Schwangerschaft bzw. Mutterschaft beeinflussen das Selbstwertgefühl. Die Auseinandersetzung mit dem Alter und dem Verlust an „Schönheit" macht der Frau, gerade in unserer Gesellschaft, zu schaffen. Viele Frauen erleben die Menopause als deutlichen Ausdruck ihres Alterns. Hinzu kommt, daß im Klimakterium auch andere Faktoren die psychische Stabilität beeinflussen, zum Beispiel der Tod der Eltern, das Flügge-Werden der Kinder usw..
Die Patientin fühlt sich nicht mehr als **vollwertige Frau** aufgrund einer: - Uterusentfernung - Brustamputation	Die Patientin fühlt sich angenommen und hat neue Lebensperspektiven.	* **Unterstützung bei der Bewältigung eines Organverlustes** **- Gespräche** **- Partnergespräche** **- Versorgung mit Brustprothesen** * **Vermitteln von Selbsthilfegruppen**	

Pflegeproblem:	**Pflegeziel:**	**Pflegemaßnahmen/*Wirkung:***	**Hinweise zur Durchführung:**
Die Patientin hat ihre **Menstruation und fühlt sich unwohl.**	Die Patientin fühlt sich wohl.	* **Regelmäßige Intimhygiene ermöglichen** **- mindestens 3 mal tägl.** * **Vorlagen besorgen und regelmäßig wechseln** * **Intimsphäre wahren**	(Siehe auch ATL "Sich Waschen und Kleiden")
Die Patientin verhütet mit der **Antibabypille.**	Die Patientin kennt die Gefahren der Antibabypille und ist über andere Verhütungsmöglichkeiten aufgeklärt.	* **Aufklärungsgespräche über:** **- die Pille und damit verbundene Gefahren** **- alternative Verhütungsmöglichkeiten** *Die Patientin entwickelt mehr Verantwortungsgefühl ihrer Gesundheit gegenüber.*	**Antibabypille:** "Die Pille" hat zahlreiche Nebenwirkungen, vom Verlust der Libido bis hin zu Gefäßwandveränderungen. Deshalb soll die Pille nicht bedenkenlos über Jahre hinweg eingenommen werden. Gerade Konstellationen wie Rauchen und Einnehmen der Antibabypille erhöhen das Risiko eines Schlaganfalls enorm. **Alternative Verhütungsmittel:** - Basaltemperatur messen und Errechnen der fruchtbaren und unfruchtbaren Tage - Präservativ beim Mann - Scheidendiaphragma bei der Frau - Vaginalzäpfchen, -schaum usw.

Pflegeproblem:	Pflegeziel:	Pflegemaßnahmen/*Wirkung:*	Hinweise zur Durchführung:
Der/die Patient/in hat eine Erkrankung, die durch **Geschlechtsverkehr übertragen wird.** Zum Beispiel: - Syphilis (synonym für Lues) - AIDS	Der/die Patient/in ist sich seiner/ihrer Verantwortung gegenüber Sexualpartnern bewußt und kennt Möglichkeiten, eine Infektion zu verhindern.	* **Aufklärungsgespräche über die Verantwortung gegenüber Sexualpartnern**	Die Aufklärungsgespräche wird in der Regel der behandelnde Arzt durchführen.
		* **Aufzeigen der Möglichkeiten, eine Infektion zu verhüten**	
		* **Festlegen von Schutzmaßnahmen, um eine Kontaktinfektion und Schmierinfektion zu vermeiden**	(Siehe ATL "Für Sicherheit sorgen“)
		* **Angehörige im Umgang mit dem Patienten/der Patientin einweisen**	

Pflegeproblem:	Pflegeziel:	Pflegemaßnahmen/*Wirkung:*	Hinweise zur Durchführung:
Der/die Patient/in hat ein **sehr enges Verhältnis zu den Eltern.**	Der/die Patient/in hat mehr Distanz zu den Eltern.	* **Beobachtung des Kontaktes und des Beziehungsverhältnisses**	**Beobachtung:** - Wie oft ruft der/die Patientin die Eltern an? - Wie häufig haben sie Kontakt? - Wie ist die Verabschiedung? - Wie verhält sich der/die Patient/in nach einem Besuch? - Wohnt der/die Patientin noch bei den Eltern? - Ist der Einfluß der Eltern stark? - Wie wird der/die Patientin beeinflußt? - Ist er/sie dadurch in seiner/ihrer Selbständigkeit eingeschränkt?
		* **Besuchszeiten der Eltern verringern** * **Telephongespräche reduzieren**	In Absprache mit dem Therapeuten und dem Patienten wird der Kontakt mit den Eltern reduziert.
		* **Gespräche über die Problematik** **- Familientherapie** **- Einzeltherapie**	Abhängig von den Schwierigkeiten, die der/die Patient/in hat, wird der Therapeut die Problematik ansprechen.

Literaturliste zur ***ATL*** *"Kind, Frau, Mann sein"*

Dörner, K., Plog, U., Irren ist menschlich, Psychiatrie Verlag, Bonn 1992

Juchli, L., Krankenpflege, Georg Thieme Verlag, Stuttgart 1991

Willhauk, K., Frausein im Alter: Benachteiligung oder Chance, Könighausen und Neumann Verlag, Würzburg 1986

Fachzeitschrift

Deutsche Krankenpflegezeitschrift, Kohlhammer Verlag Heft 3, März 1992:

Buch, B., Risau-Peters, J., Die Entwicklung der Sexualität und Geschlechtsidentität

Hollstein, W., Männlichkeit als soziales Problem

Klass-Siegel, Hein A., Ziesen, J., Eßelborn, H., Sexualität im Krankenhaus

Schlagwortregister

Schlagwortregister

S

T

U

V

W

Z